Prof. Dr. Ingo Froböse

Das ANTI-JOJO-Prinzip

Einmal ***abnehmen*** *für immer*

Stoffwechsel und Gewicht . . . Seite 6

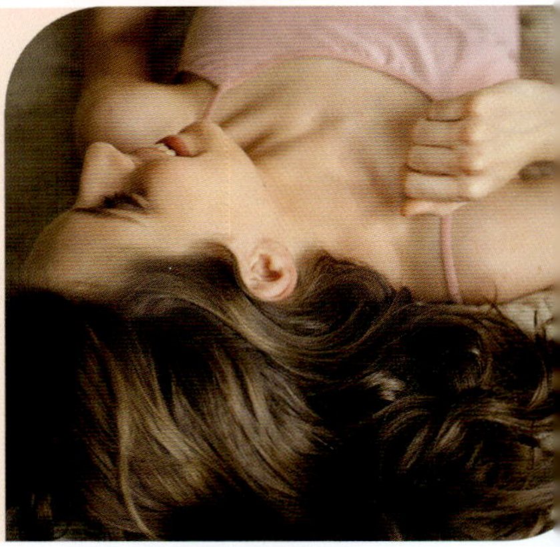

Muskelaufbau für einen aktiven Stoffwechsel . . . Seite 22

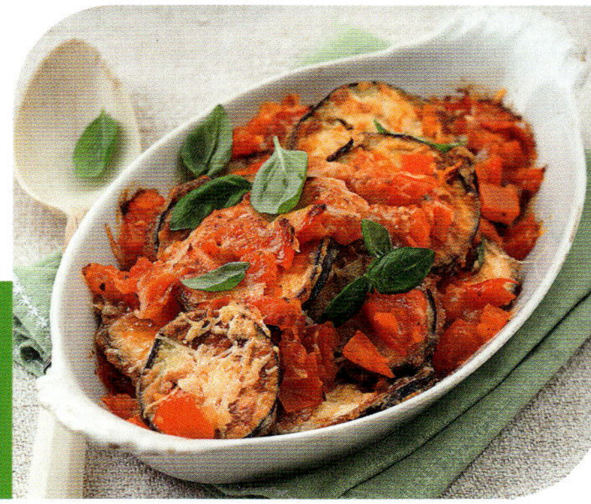

Die Ernährung für den Turbo-Stoffwechsel . . . Seite 84

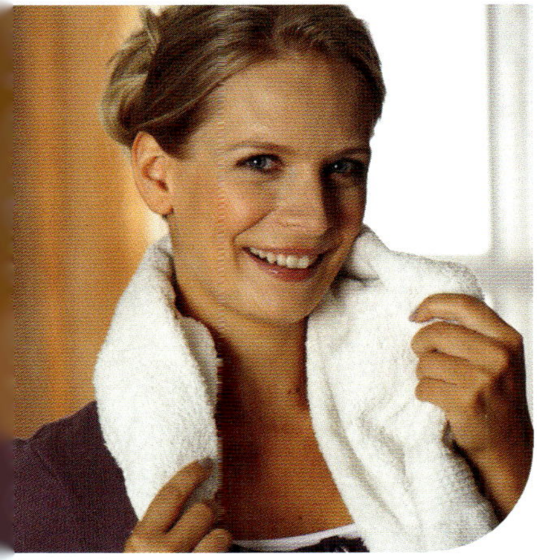

ZUM NACHSCHLAGEN

EIN WORT ZUVOR

Während einer Diät, bei der Sie weniger Kalorien zu sich nehmen, als Sie benötigen, fährt der Körper seinen Stoffwechsel zurück. Er geht auf Sparflamme, um Energie zu sparen. Dieser Trick hat die Menschheit vor dem Aussterben bewahrt, wenn Nahrung Mangelware war. Wir tragen diesen Mechanismus immer noch in uns, und er ist verantwortlich für den bekannten Jojo-Effekt (»Fünf Kilo runter, zehn Kilo rauf«). Unser Anti-Jojo-Prinzip dagegen zielt darauf ab, die Flamme des Stoffwechsels anzufachen, damit die Kalorien nicht als Fettpolster auf der Taille landen.

In jedem von uns läuft ein Motor, der rund um die Uhr Nahrungsenergie verbrennt, jede Körperzelle versorgt und antreibt – aber jeder Mensch hat einen anderen Motor. Deshalb können manche so unglaublich viel essen, ohne zuzunehmen, und andere fast gar nichts. Der Schlüssel dazu ist unser Stoffwechsel. Er ist verantwortlich dafür, wie viel Energie jeder von uns täglich braucht. Dass dies individuell so unterschiedlich ist, liegt zum einen in den Genen. Sie selbst können aber auch eine Menge dafür tun, dass Ihr Stoffwechsel zur Hochform aufläuft und Ihnen beste Voraussetzungen bietet, für immer fit und schlank zu bleiben.

Diäten mit ihren vollmundigen Versprechungen schaden dem Stoffwechsel fast immer. Unsere zahlreichen Versuche am Zentrum für Gesundheit der Deutschen Sporthochschule Köln dokumentieren eindrucksvoll Symptome Verhungernder noch lange nach einer Diät. Diäten veranlassen den Körper dazu, seinen Stoffwechsel herunterzufahren und Energie zu sparen. Der Energieverbrauch des Stoffwechsels kann nach einer Diät um bis zu 50 Prozent niedriger sein als vorher. Mit dem Ende der Diät wird er nicht wieder schnell hochgefahren, sondern bleibt oft über Monate so niedrig. Isst man dann wieder normal, ist das mühsam abgelegte Gewicht schnell wieder zurück auf den Hüften. Viele wiegen dann sogar mehr als vorher: Der Jojo-Effekt hat zugeschlagen.

So geht es allen Abnehmwilligen im Anschluss an eine kalorienarme Diät. Mein Rat: Lassen Sie die Finger von Diäten. Die versprechen vieles, aber halten können sie nichts.

Entscheidend, um langfristig gesund, schlank und fit zu bleiben und zu werden, ist einzig und allein ein aktiver »Turbo-Stoffwechsel«. Nach zahlreichen wissenschaftlichen Studien an meinem Institut entwickelten wir ein spezielles Programm für einen aktiven Stoffwechsel und gegen den Jojo-Effekt. Das Programm ist ganz einfach durchzuführen – und vor allem macht es Spaß! Sie müssen und dürfen nie mehr hungern und verzichten. Ganz im Gegenteil sogar: Sie nehmen dauerhaft ab, indem Sie sich im Biorhythmus des Stoffwechsels ernähren und Ihrem »Motor« über gezielte Bewegung mehr Power geben. So nehmen Sie nicht nur dauerhaft ab, sondern werden so fit und leistungsfähig, wie Sie es vielleicht schon lange nicht mehr waren. Probieren Sie es mit dem Anti-Jojo-Prinzip – nehmen Sie noch ein einziges Mal ab und halten Sie Ihr Gewicht ein Leben lang. Es lohnt sich! Ich wünsche Ihnen viel Erfolg und Spaß dabei,

Ihr
Prof. Dr. Ingo Froböse

INGRID BAUER – EINE ERFOLGSGESCHICHTE OHNE JOJO-EFFEKT

Mit 50 Jahren gab die Rheinländerin Ingrid Bauer ihrem Leben eine Wende: Sie nahm an einem Casting für ein Abnehm-Projekt unseres Zentrums für Gesundheit der Deutschen Sporthochschule (DSHS) Köln teil – und wurde als Kandidatin ausgewählt. Dabei ging es um ein wissenschaftlich betreutes Langzeitprojekt, bei dem Ingrid Bauer ihre Art sich zu ernähren und zu bewegen dauerhaft verändern und zu mehr Lebensqualität und Gesundheit finden sollte.

» Für mich war es wie ein Sechser im Lotto, dass ich fürs Projekt von Prof. Froböse ausgesucht wurde. Ich hatte alle Diäten ausprobiert, und am Ende war ich noch dicker als vorher.«

Mit einem Gewicht von 119 Kilogramm bei einer Größe von 1, 56 Metern fühlte sich Ingrid Bauer nicht mehr wohl – und erinnerte sich zugleich daran, dass es auch einmal anders gewesen war: Bewegungen fielen ihr einmal leicht, Sport und Aktivsein machte ihr Spaß, und die Auswahl beim Klamottenkauf war früher fast unendlich groß.

Als Kind war Ingrid Bauer immer zierlich gewesen. Dann kam die Pubertät, die unregelmäßigen Mahlzeiten und das viele Naschen, weil die Eltern beruflich stark gefordert waren. In ihrer ersten Schwangerschaft aß sie pflichtbewusst für zwei – und landete nach der Geburt bei 80 Kilo, vor der Schwangerschaft waren es 63 gewesen. Nach dem zweiten Kind waren es 95 Kilo – das war Ingrid Bauer nun doch zu viel. Sie probierte fast alle gängigen Diäten aus. Meist nahm sie tatsächlich gut ab, konnte das Gewicht aber nie länger halten: Immer wieder schlug der Jojo-Effekt zu und brachte sie letztlich auf 119 Kilo. Denn keine der Schlankheitskuren ließ sich dauerhaft in den Alltag und ins Familienleben integrieren.

Mit dem »Gesund-und-fit-Programm« der DSHS wollte Ingrid Bauer es noch einmal versuchen. Dabei zugesehen und selbst Mut geschöpft haben die Zuschauer des ARD-Morgenmagazins, die ein Jahr lang ihre Fortschritte, aber auch ihre Rückschläge begleiten konnten. Auch die Kölnische Rundschau berichtete über das Projekt – ging es doch um angewandte Wissenschaft. Unter dem Titel »Gesund und fit – Mein neues Leben« hatten wir an der DSHS ein neues, ganzheitliches Konzept entwickelt, das sich an den individuellen Bedürfnissen und Vorlieben orientiert.

Am Ende des Projektjahres hatte Ingrid Bauer 16 Kilo abgenommen, war aktiver und leistungsfähiger, fühlte sich fitter und gesünder. Speziell ihre Ausdauerwerte und der Grundumsatz verbesserten sich – Ingrid Bauer besitzt nun einen aktiven Turbo-Stoffwechsel.

16 Kilo sind deutlich weniger, als die meisten Schlankheitskuren versprechen, und genau hier liegt das Geheimnis der Anti-Jojo-Formel: Das Ziel ist nicht ein hoher Gewichtsverlust durch Hungern, sondern mehr Lebensqualität durch bewussten Genuss und Spaß an körperlicher Aktivität.

Aus der Zusammenarbeit mit Ingrid Bauer haben wir an der DSHS viel gelernt. Und sie ist nun fit und gesund, kann wieder mit ihrem Lebensgefährten tanzen und Tennis spielen.

Stoffwechsel und Gewicht

Wissen Sie eigentlich, wie Ihr Stoffwechsel funktioniert und wie viele Kalorien Sie wirklich zu sich nehmen dürfen oder sogar müssen? Dies ist extrem wichtig, um fit und gesund zu bleiben. Hier können Sie sich ein Bild machen, wie sich Ihre Ernährungsgewohnheiten auswirken.

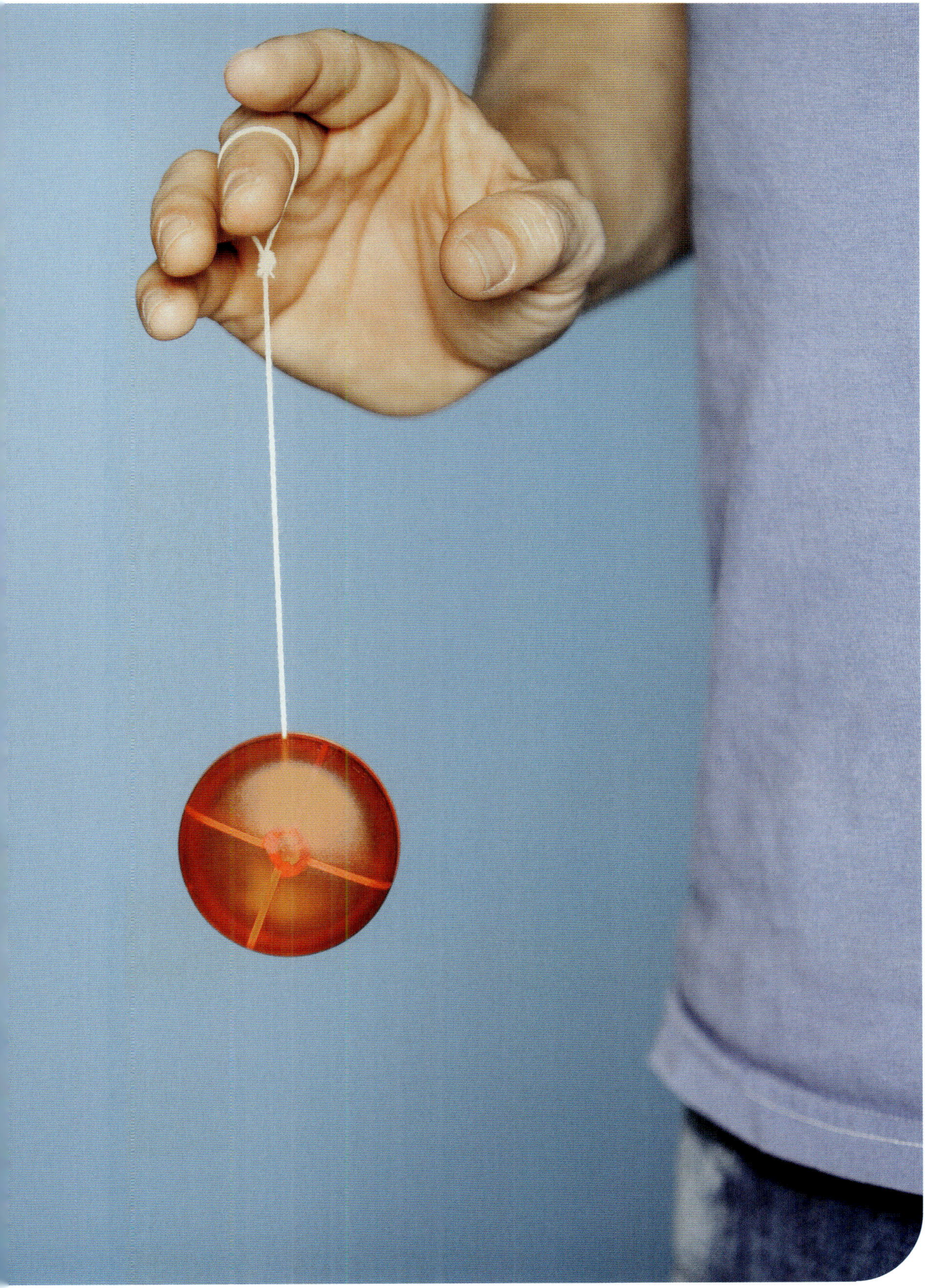

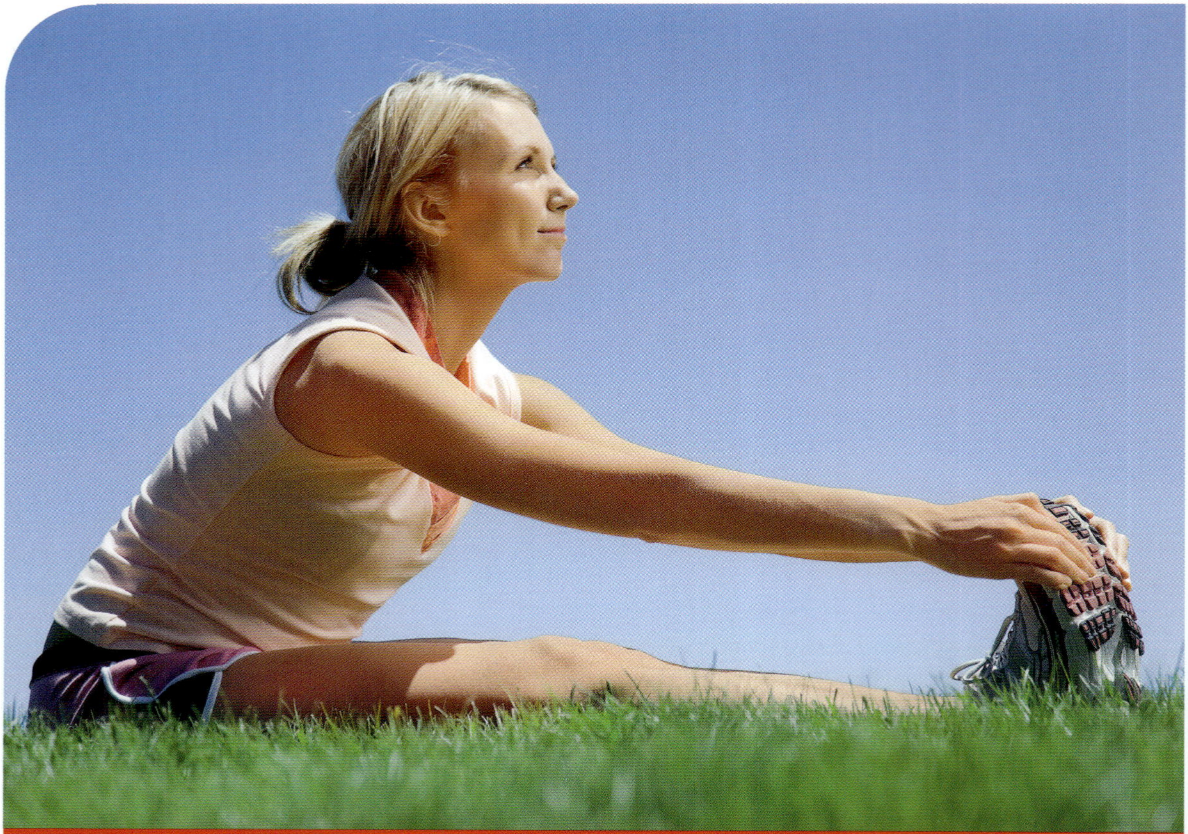

Warum Abnehmen sich lohnt

Im Jahre 2000 war es so weit: Erstmals gab es auf der Erde mehr Menschen mit Übergewicht als unterernährte Menschen. Die Weltgesundheitsorganisation geht davon aus, dass derzeit etwa 2,3 Milliarden Menschen übergewichtig sind und rund 700 Millionen unter sehr starkem Übergewicht (Adipositas) leiden. Dieser Trend des stetig zunehmenden Übergewichts in den Industrienationen hält ungebrochen an. Die Kosten, die daraus für die Gesundheitssysteme entstehen, sind enorm: Experten schätzen sie auf etwa sechs bis acht Prozent der Gesamtausgaben des Gesundheitswesens. Das entspricht zum Beispiel in Deutschland einem Betrag von 15 bis 20 Milliarden Euro pro Jahr.

GESUNDHEIT UND SCHÖNHEIT

Das überschüssige Fett bewirkt im Körper eine Reihe schwerwiegender, auf Dauer krank machender Veränderungen. Abnehmen lohnt sich, weil Übergewicht keineswegs nur ein ästhetisches Problem ist. Es abzubauen ist wichtig für unsere Gesundheit und unser Wohlbefinden.

Ohne Körperfett geht's nicht

Fett im Körper ist nicht grundsätzlich schlecht und macht nicht immer krank. Denn Fette sind wichtige Regulatoren für zahllose Vorgänge im Stoffwechsel. Sie wirken bei der Produktion von Hormonen mit und spielen eine bedeutende Rolle für die Funktionstüchtigkeit des Gehirns, der Bauchspeicheldrüse, der Leber sowie des Immunsystems: Mehr als 120 verschiedene Stoffe entdeckten Wissenschaftler bisher in den vielen Milliarden Fettzellen. Fett schützt außerdem die Organe und regelt die Körpertemperatur. Ein Leben ohne Fett wäre also gar nicht möglich. Es kommt aber auf die Menge an: Wenn es zu viel wird, besonders in der Körpermitte, wird das Fett unserer Gesundheit gefährlich.

Wie Übergewicht uns krank macht

Überschreitet der Bauchumfang (siehe Seite 10) das gesunde Maß, nehmen die entzündungsfördernden Stoffe in den Zellen überhand. Das fördert kleinste Entzündungen speziell an den Wänden der Blutgefäße, die völlig unbemerkt ablaufen. Da sich gleichzeitig Ablagerungen an den Gefäßwänden nicht mehr richtig auflösen, kann sich die gefürchtete Arteriosklerose bilden. Übergewicht verengt also die Blutgefäße, und Herzinfarkt sowie Schlaganfall drohen. Überfüllte Fettzellen stören darüber hinaus die Zusammenarbeit der Körperzellen. Der bei Normalgewichtigen fein ausbalancierte Stoffwechsel läuft nicht mehr rund, sondern gleicht einem stotternden Motor. Der Organismus wird nicht mehr ausreichend mit Nährstoffen versorgt, und der Abtransport der Schadstoffe funktioniert nicht mehr reibungslos.

Mit dem Fettüberschuss geht auch ein Überschuss an Entzündungsstoffen, sogenannten Zytokinen, einher. Sie werden vom Immunsystem gebildet und lösen Entzündungen aus – eigentlich ein normaler und wichtiger Vorgang, um Eindringlinge wie Bakterien zu bekämpfen. Durch zu viele Zytokine werden jedoch vermehrt Fresszellen des Immunsystems, die Makrophagen, ins Fettgewebe eingeschleust. Dort entwickeln sie einen Zelltypus, der noch mehr Entzündungen entstehen lässt und auch eine Immunität der Körperzellen gegen Insulin hervorruft, die sogenannte Insulinresistenz. Die Folge: das metabolische Syndrom mit seinen oftmals tödlichen Auswirkungen wie Herzinfarkt und Schlaganfall.

ACHT GUTE GRÜNDE FÜRS ABNEHMEN

Wenn Sie abnehmen …

- … reduziert sich die Gefahr, an Diabetes zu erkranken, um fast 300 Prozent.
- … normalisiert sich Ihr Fettstoffwechsel, und das Risiko für Arteriosklerose sinkt.
- … sinken Ihre Blutzuckerwerte, das Herz muss viel weniger pumpen und arbeiten.
- … steigert sich die Leistung Ihres Immunsystems, da die entzündungsfördernden Stoffe in den Zellen weniger werden und Ihre Abwehrkräfte wieder zur Ruhe finden.
- … haben Sie sehr viel mehr Energie und Widerstandskraft für die Belastungen des Alltags.
- … verlangsamen Sie den Alterungsprozess Ihrer Zellen.
- … verringern Sie Ihr Risiko, an Krebs zu erkranken, erheblich.
- … fühlen Sie sich rundum viel besser!

Body-Mass-Index und Bauchumfang

Ob jemand übergewichtig ist, wird üblicherweise am Verhältnis von Größe und Gewicht, sprich mithilfe des Body-Mass-Index (BMI) berechnet. Mit dem Taschenrechner lässt sich der BMI nach folgender Formel berechnen:

$$\text{BMI} = \frac{\text{Körpergewicht in kg}}{(\text{Körpergröße in m})^2}$$

Beispiel: Sie wiegen 90 kg und sind 1, 75 m groß.

$$\text{Ihr BMI:} \quad \frac{90 \text{ kg}}{(1{,}75 \times 1{,}75)} = 29{,}4.$$

Sie können auch rechnen lassen (Web-Adresse siehe Seite 152). Ab einem BMI über 25 spricht man von Übergewicht, ab 30 von Adipositas. Liegt er über 35, wird es gefährlich: Dann ist das Diabetesrisiko um das 50-Fache erhöht, das Risiko, einen Herzinfarkt oder Schlaganfall zu bekommen, etwa verdoppelt.

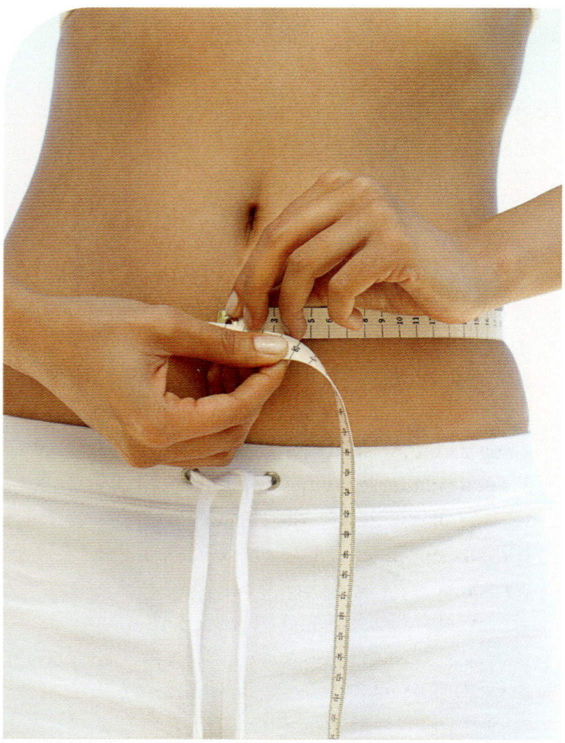

Messen Sie den Umfang morgens vor dem Frühstück im Stehen an der dicksten Stelle Ihres Bauches. Führen Sie das Maßband gerade um den Körper herum und atmen Sie leicht aus.

Viel aussagekräftiger als die Berechnung des BMI ist aber die Messung des Bauchumfangs. Denn am Bauch ist zu viel Fett viel riskanter als an Hüften, Po oder Oberschenkeln. Die kritische Grenze liegt für Frauen bei 80 Zentimetern, für Männer bei 94 Zentimetern. Richtig gefährlich wird es bei einem Bauchumfang von 88 beziehungsweise 100 Zentimetern, da sich die Risiken dann vervielfachen.

ERMITTELN SIE IHREN ENERGIEUMSATZ

Bevor Sie mit dem Anti-Jojo-Prinzip loslegen, sollten Sie herausfinden, auf welcher »Drehzahl« Ihr Stoffwechsel derzeit läuft. Ist er durch Diäten geschwächt und braucht eine gründliche Sanierung, oder läuft er eigentlich ganz gut und benötigt nur einen kleinen Schubs? Wie viel Energie brauchen Sie wirklich, um sich gesund und leistungsfähig zu fühlen?

Der Grundumsatz

Der Grundumsatz ist die Menge an Energie, also an Kilokalorien, die Ihr Körper auch in Ruhe für die Aufrechterhaltung aller Funktionen braucht. Bei Menschen, die sich wenig bewegen, liegt der Grundumsatz deutlich unter dem Soll. Wer sich dagegen regelmäßig viel bewegt, verbrennt auch dann noch viele Kalorien, wenn er abends gemütlich auf der Couch sitzt. Um festzustellen, ob und wie weit der Grundumsatz von dem entfernt ist, was individuell möglich wäre, gibt es eine zuverlässige Messmethode: die Spirometrie. Aus der Menge an Sauerstoff, die der Organismus verbraucht, lässt sich errechnen, wie viel Energie er verbrennt. Mithilfe eines Spirometriegeräts werden die Atemgase untersucht: Über eine Atemmaske ermittelt man die Menge an aufgenommenem Sauerstoff (O_2) und abgegebenem Kohlendioxid (CO_2) sowie das Atemvolumen pro Minute.

An der Atmung sind neben Atemtrakt und Lunge auch Muskulatur, Herz-Kreislauf-System, Skelett- und Nervensystem sowie jede einzelne Zelle im Zuge ihres Stoffwechsels (Zellatmung) beteiligt. Mithilfe der Spirometrie werden also nicht nur die Lungenfunktionen, sondern alle biomechanischen Verarbeitungsprozesse wie Wachstum, Transport, Speicherung und Reizweiterleitung und ihr Zusammenspiel im Organismus gemessen.

Oftmals liegen die Messergebnisse gerade bei stark Übergewichtigen, die viele Diäten hinter sich haben, unter 1000 Kilokalorien Grundumsatz und damit deutlich niedriger, als dieser sein sollte und könnte (siehe Seite 12)! Wenn der Stoffwechsel – meist durch mehrfache Diäten – so heruntergefahren und regelrecht abgewirtschaftet ist, befindet er sich quasi dauerhaft im Hungerzustand und läuft auf Sparflamme. In einer solchen Situation ist erfolgreiches Abnehmen kaum möglich.

Messungen des Grundumsatzes mithilfe der Spirometrie werden von Arztpraxen, leistungsdiagnostischen Zentren und Gesundheitseinrichtungen angeboten. Im Einzelfall übernimmt die Krankenkasse die Kosten, Voraussetzung ist, dass eine vom Arzt begründete Notwendigkeit wie etwa eine Stoffwechselunterfunktion vorliegt. Ansonsten kostet eine solche Messung 30 bis 50 Euro. Wiederholen Sie die Spirometrie nach einigen Monaten mit unserem Programm unbedingt noch einmal, um Ihre Fortschritte auch schwarz auf weiß zu sehen! Adressen finden Sie im Anhang ab Seite 154.

Neben der Spirometrie gibt es noch die bioelektrische Impedanzanalyse, kurz BIA. Sie bestimmt den Körperfettanteil, die Körperzellmasse und die extrazelluläre (zwischen den Zellen gelegene) Masse. Auf dieser Grundlage können weitere Berechnungen vorgenommen und der Grundumsatz ermittelt werden. In der Qualität der Aussage bleibt die Messmethode jedoch deutlich hinter der Spirometrie zurück, weil allein der Flüssigkeitshaushalt zahlreichen Schwankungen unterliegt und bei nicht sachgerechter Ausführung schnell Fehlerquellen auftreten. Eine aussagekräftige BIA kann nur mit hochwertiger Technik und geschultem Personal durchgeführt werden und kostet etwa 50 Euro.

WARUM »FETTWAAGEN« NICHT FUNKTIONIEREN

In den letzten Jahren waren Fettmesswaagen Verkaufsschlager. Mittlerweile gibt es sogar Geräte, die den individuellen Grundumsatz berechnen können. Doch die Messungen sind mit extremen Fehlern behaftet: In großen Studien, die das Kölner Zentrum für Gesundheit durchgeführt hat, zeigten sich Schwankungen der Ergebnisse von über 30 Prozent. Die Messwerte beziehen sich meist nur auf die Beine, denn der ausgesendete Strom erreicht den Oberkörper fast nie. Da sagt der mutige Blick in den Spiegel mehr aus!

Der Gesamt-Kalorienumsatz

Um zu wissen, wie viel Energie Ihr Körper verbraucht, müssen Sie auch Ihren Leistungsumsatz kennen. Denn Ihr Gesamtenergiebedarf errechnet sich aus Grundumsatz plus Leistungsumsatz plus 10 Prozent Thermogenese (die Wärmeproduktion im Körper aufgrund seiner Stoffwechselaktivitäten). Wenn Sie Ihren Grundumsatz kennen (siehe Seite 10 f.), können Sie Ihren ungefähren Leistungsumsatz und Ihren Gesamtumsatz ermitteln.

- Büroarbeiter, die viel sitzen und kaum Sport treiben, nehmen den Leistungsfaktor 0,4. Die Rechnung lautet: Grundumsatz + Grundumsatz x 0,4 + 10 Prozent vom Ergebnis.
- Aktive Menschen, die viel Sport treiben (mindestens 3- bis 4-mal pro Woche) und auch sonst viel körperlich arbeiten, nehmen den Faktor 1,1, also: Grundumsatz + Grundumsatz x 1,1 + 10 Prozent vom Ergebnis.
- Wenn Sie zwischen inaktiv und aktiv liegen, zum Beispiel mit dem Rad zum Büro fahren und oft Treppen steigen, aber sonst viel sitzen, verwenden Sie nach Ihrer persönlichen Einschätzung einen Faktor zwischen 0,4 und 1,1.

Berechnen Sie Ihren Grundumsatz mit der Anti-Jojo-Formel

Ihren aktuellen Grundumsatz, also den Ist-Wert, können Sie exakt messen lassen (siehe Seite 12 f.). Ihren Soll-Wert, also Ihren persönlichen Anti-Jojo-Umsatz, müssen Sie aber ebenfalls kennen, damit Sie endlich aus der Sackgasse herauskommen. Benutzen Sie unsere Anti-Jojo-Formel, um ihn zu errechnen. In der Formel werden für Frauen als Rechenfaktor 1 Kilokalorie und für Männer 1,1 Kilokalorien angegeben, weil Frauen etwa 10 bis 15 Prozent weniger aktive Muskelmasse besitzen, die den Grundumsatz direkt beeinflusst.

Unser Programm zielt darauf ab, den Grundumsatz anzukurbeln, sodass Ihr Organismus sein Potenzial ausschöpfen kann. Wenn dann noch der Leistungsumsatz durch körperliche Aktivität sowie der Energieverbrauch durch die Thermogenese hinzuaddiert werden, dann sind leicht 2500 Kilokalorien pro Tag drin, die Sie zu sich nehmen können – ohne dass Sie auch nur ein Gramm zunehmen. Dann haben Sie wieder einen Turbo-Stoffwechsel, und Sie können dem Jojo-Effekt endlich Adieu sagen!

SETZEN SIE SICH REALISTISCHE ZIELE

Gerade stark Übergewichtige scheuen sehr häufig vor dem Abnehmen zurück, weil sie keine Chance sehen, das gepriesene Normalgewicht zu erreichen. Es ist einfach zu weit weg. Doch

DIE ANTI-JOJO-FORMEL

Bei leichtem Übergewicht (BMI bis 30):

- Frauen: 1 Kilokalorie pro Kilo Körpergewicht pro Stunde: Gewicht in kg x 1 x 24
- Männer: 1,1 Kilokalorien pro Kilo Körpergewicht pro Stunde: Gewicht in kg x 1,1 x 24

Bei starkem Übergewicht (BMI ab 31):
Berechnen Sie zuerst Ihr sogenanntes Normalgewicht (Körpergröße x Körpergröße x 25). Bei einer Körpergröße von 1,60 m würde sich beispielsweise folgendes Normalgewicht (Sollgewicht) ergeben: 1,60 x 1,60 x 25 = 64 kg. Diesen Wert setzen Sie als Gewicht in die obige Formel ein.

auch mit einem leichter zu erreichenden Ziel ändern sich für Ihre Gesundheit bereits Welten: Die Deutsche Adipositasgesellschaft empfiehlt bei starkem Übergewicht als Idealziel, etwa zehn Prozent vom Ausgangsgewicht abzunehmen. Denn bereits dann stellen sich zahlreiche positive gesundheitliche Veränderungen ein. Wenn Sie diese erste Etappe gemeistert haben, können Sie ja immer noch ein neues, greifbares Ziel in Angriff nehmen. Auch wenn sich zehn Prozent nicht nach viel anhören, sind die Erfolge der meisten Diäten langfristig davon meilenweit entfernt.

Übertreiben sollten Sie es auf keinen Fall, denn zu schnelles Abnehmen schadet dem Organismus sogar oft noch mehr als die überflüssigen Pfunde. Ein halbes bis maximal ein Kilo Gewichtsabnahme in 10 bis 14 Tagen sind ideal.

Fitness ist wichtiger als Gewicht

Eine aktuelle Studie des US-amerikanischen Gesundheitsministeriums ergab, dass einige überschüssige Pfunde nicht so schlimm sind, wenn die Fitness stimmt. Denn die körperliche Fitness beeinflusst viele Vorgänge im Organismus so positiv, dass ein paar Pfunde mehr nicht stören: Der Herzmuskel ist stärker, die Energieverbrennung höher, die Durchblutung besser, die Immunabwehr stärker und die Blutgefäße sind flexibler. Deshalb spielt Bewegung eine wichtige Rolle beim Anti-Jojo-Prinzip.

Schluss mit Diäten!

72 Prozent der Frauen, 59 Prozent der Männer in Deutschland haben sich bereits mindestens einmal den Versprechungen einer Diät hingegeben. Tatsächlich hat aber keine Diät, abgesehen von erfolgreichen Einzelfällen, bei vielen Menschen zur langfristigen Gewichtsabnahme geführt! Vielmehr wogen die Abnehmwilligen nach zwei, drei Jahren mehr als zu Beginn der Diät. Viele versuchen es erneut – mit dem gleichen Ergebnis. Durch den Nahrungsmangel hat der Körper seinen Grundumsatz nach unten gefahren und bleibt für Monate im Sparmodus, auch wenn wieder normal gegessen wird. »Schuld« daran ist unser Stoffwechsel, der noch funktioniert wie zu Zeiten des Neandertalers, als es nicht immer genug Nahrung gab.

Das »Weight-Cycling« erhöht deutlich das Herzinfarktrisiko und führt oft zu einem massiv erhöhten Blutdruck. Die Weltgesundheitsorganisation (WHO) spricht sogar von einer erhöhten Sterblichkeitsquote. Machen Sie Schluss mit Diäten!

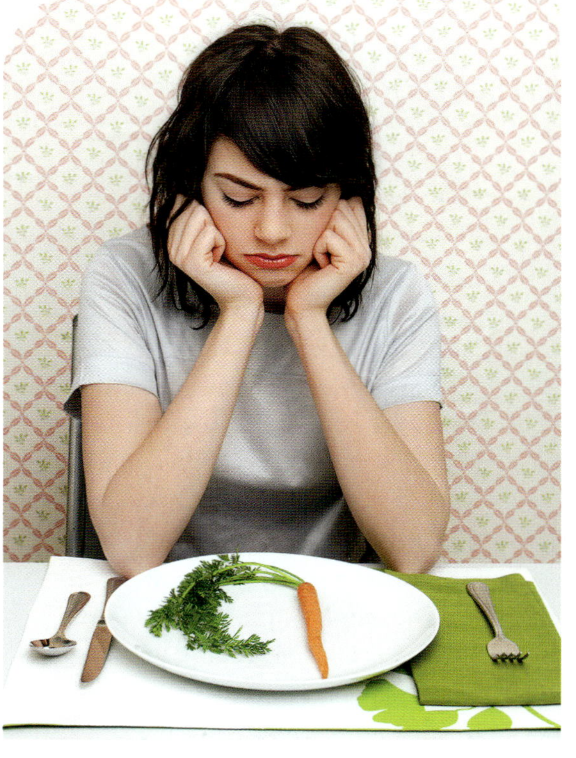

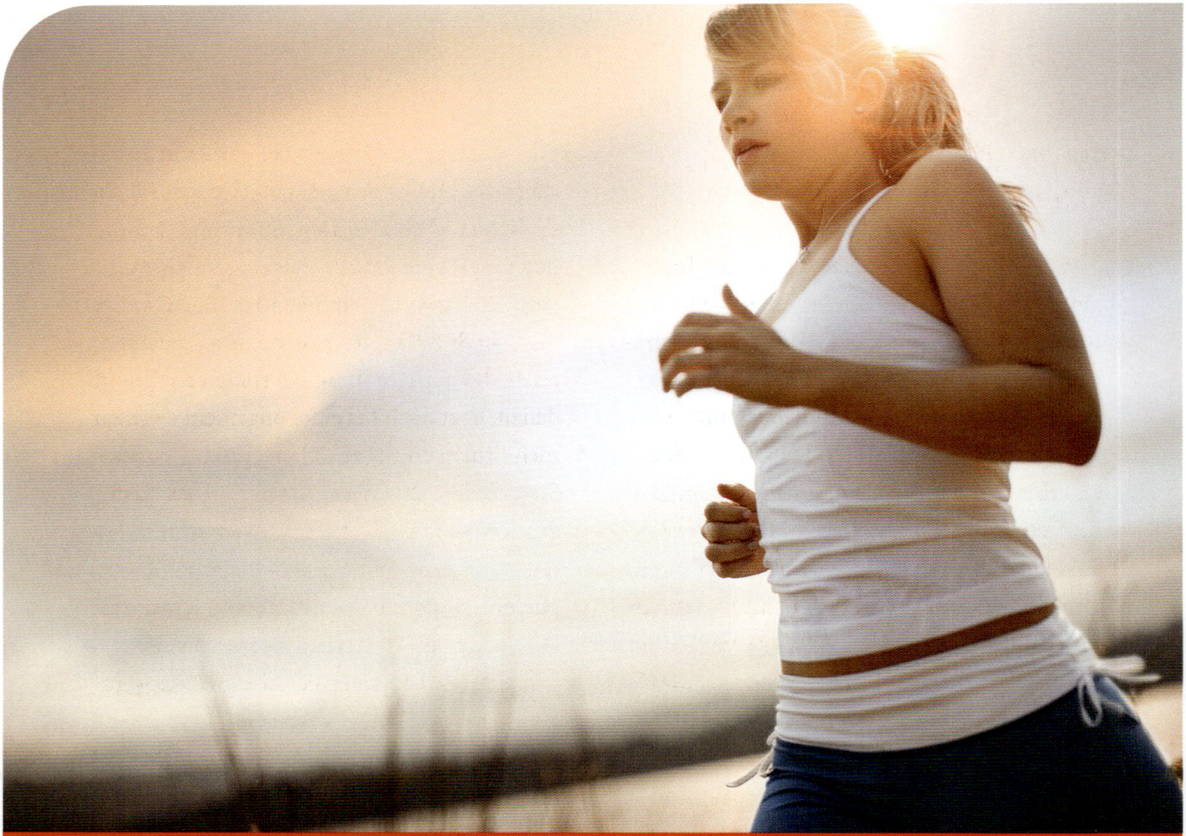

So bringen Sie Ihren Stoffwechsel auf Trab

Alles, was wir trinken und essen, wird vom Organismus umgearbeitet: Aus der Nahrung bastelt er sich einzelne Bausteine und formt daraus neue Zellen, Hormone, Haare, Knochen oder Muskeln. Leber, Herz, Nieren und Darm arbeiten nur, weil der Stoffwechsel sie versorgt, denn sie benötigen Energie – rund um die Uhr. Der Stoffwechsel transportiert alle Materialien und Bausteine immer genau dorthin, wo sie gerade gebraucht werden, und sorgt für den Abtransport dessen, was verbraucht ist und entsorgt werden muss.

Als Baustofflieferant, Kraftwerk und Entsorgungsunternehmen in unserem Körper ist der Stoffwechsel ein perfekt ausgefeilter Dauermechanismus, der so komplex ist, dass die Wissenschaft ihn bisher noch nicht vollständig versteht. Eine besondere Rolle spielen die Hormone, die alles steuern – auch die Geschwindigkeit des Stoffwechsels. Da unser Anti-Jojo-Programm für Fitness und Gesundheit hier ansetzt, werfen wir zuerst einen Blick auf einige wichtige Aspekte des Stoffwechsels, darunter die Energieversorgung und Hormone.

WIE DIE ENERGIEGEWINNUNG IM KÖRPER FUNKTIONIERT

Da in jeder unserer Körperzellen ständig hunderte von chemischen Reaktionen ablaufen, benötigen alle Zellen Energie. Über die Ernährung bieten wir dem Stoffwechsel Nähr- und Baustoffe an, sodass je nach Bedarf immer genügend Baumaterial und Energie für jede einzelne Körperzelle zur Verfügung stehen. Ein gesunder Organismus benötigt dauerhaft ein Mindestmaß an Energie für die ständigen Umbauprozesse in den Zellen. Ein Mangel an Energie (Kalorien), wie er im Zuge von Diäten entsteht, stört den Stoffwechsel genauso wie der Mangel an einem bestimmten Nährstoff.

Aus Eiweiß wird Baumaterial

Im Proteinstoffwechsel werden die Eiweißstrukturen verarbeitet, die für den Zellaufbau und die Regeneration, aber auch für das Immunsystem enorm wichtig sind. Gerade Diäten führen dazu, dass zu wenig Eiweiß über die Nahrung aufgenommen wird. Das ist fatal, denn neun dieser zwanzig Eiweißbausteine kann der Körper nicht selbstständig produzieren. Sie müssen ihm über die Nahrung zugeführt werden – jeden Tag in ausreichender Menge! Geschieht dies nicht, dann zehrt der Organismus sich quasi von innen auf, indem er zum Beispiel Muskeln abbaut, die viel Eiweiß enthalten. Außerdem kann er defekte Zellen nicht reparieren – vorzeitiges Altern ist programmiert. Es kann aber noch schlimmer kommen: Auch Nierenerkrankungen und speziell die Alzheimer-Erkrankung sind Folgen eines gestörten, meist unterversorgten Eiweißstoffwechsels. Damit Ihrem Körper die notwendigen Baustoffe für eine ständige Erneuerung immer in ausreichendem Maße zur Verfügung stehen, sollten Proteine täglich auf Ihrem Speiseplan stehen, denn sie können nur in begrenztem Umfang gespeichert werden. Etwa 150 bis 250 Gramm fasst der Speicher, der nur wenige Tage ausreicht. So entsteht meist bei Diäten ein Eiweißdefizit, aber auch bei einer allgemein eiweißarmen Ernährung ist ein Mangel zu beobachten. Sind Sie körperlich aktiv, dann sollten Sie für einen optimalen Proteinstoffwechsel mindestens 1 Gramm Eiweiß pro Kilogramm Körpergewicht täglich essen. In Trainingsphasen, Wachstumsphasen, bei Schwerarbeit und in der Schwangerschaft kann sich dieses Minimum zeitweise auf 2 Gramm erhöhen.

Fette – gut zu speichernde Energie

Damit der Körper die Fette (Lipide) aus tierischer oder pflanzlicher Nahrung nutzen kann, wandelt unser Verdauungssystem sie so um, dass sie wasserlöslich werden und in den Blutkreislauf gelangen können. Fette bestehen aus dem dreiwertigen Alkohol Glyzerin und drei Fettsäuren und werden daher auch Triglyzeride genannt. Fett, das nicht im Stoffwechsel gebraucht wird, landet als Triglyzeridmoleküle in den Depots – von kleinen Polstern über Speckröllchen bis zu großen »Schwimmringen«.
Fette werden im Fettstoffwechsel zu vielen Bausteinen und Strukturelementen von Zellen umgewandelt und genutzt. Ohne Fette würden uns keine Haare und Nägel wachsen, und unsere Körperzellen könnten nicht mehr untereinander kommunizieren. Fette sind außerdem eine wichtige Energiequelle: Bei nahezu allen körperlichen Aktivitäten wird Fett als Energieträger verbraucht. Fett schützt Sie bei winterli-

chen Temperaturen oder im Schwimmbad vor Auskühlung, denn der natürliche Fettanteil des Unterhautfettgewebes isoliert den Körper. Triglyzeride sind für den Organismus viel schwieriger abzubauen als Eiweiß und Kohlenhydrate, denn bevor sie genutzt werden können, müssen sie erst in Glyzerin und Fettsäuren gespaltet werden. Die Fettsäuren müssen anschließend eine Reihe von Reaktionen durchlaufen, bevor sie in den besonders aktiven Organen des Körpers wie Leber, Herz und vor allem Muskeln verbrannt werden können. Obwohl aus jedem Gramm Fett mehr als die doppelte Menge an Kilokalorien wie aus einem Gramm Eiweiß oder Kohlenhydrate gewonnen werden kann, bevorzugen unsere Körperzellen den Kohlenhydrat- beziehungsweise Glukosestoffwechsel, da Kohlenhydrate schneller und einfacher als Energielieferanten verfügbar sind.

Kohlenhydrate sind zuverlässige Energielieferanten

Kohlenhydrate sind aus Kohlenstoff, Wasserstoff und Sauerstoff zusammengesetzt und wirken im Körper als schnell verfügbare Energiequellen. Wenn wir Treppen steigen, schwere Gegenstände heben oder Fußball spielen, verbrennen wir besonders viele Kohlenhydrate. Entsprechend ihrer Größe werden Monosaccharide (einfache Zuckermoleküle), Disaccharide (Moleküle aus zwei Einfachzuckern) und Polysaccharide (langkettige Verbindungen von vielen Einfachzuckermolekülen) unterschieden. Die wichtigsten Einfachzucker für den menschlichen Organismus sind Glukose (Traubenzucker), aber auch Fruktose (Fruchtzucker). Glukose kann von fast allen Körperzellen gut und schnell verarbeitet werden, deshalb werden Mehrfachzucker zuerst in Glukose aufgespalten, um für den Organismus verfügbar zu sein. Der Großverbraucher im Körper ist das Gehirn: Etwa 120 Gramm Glukose verbrennt es täglich.
Milchzucker (Laktose), Malzzucker (Maltose) oder Rohrzucker (Saccharose) sind Vertreter der Disaccharide, die vom Körper bei Bedarf in Einfachzucker aufgespalten werden. Der bekannteste Vertreter der Polysaccharide ist Stärke, die vor allem in Samen, Knollen, Kartoffeln, Weizen und Mais vorkommt. Häufig wird beschrieben, dass diese langkettigen Kohlenhydrate den Blutzuckerspiegel langsamer ansteigen lassen, weil sie erst in einzelne Glukosemoleküle zerlegt werden müssen. Aber dieser Vorgang geht womöglich schneller als oft angenommen. Wichtig ist vor allem, wie ein Lebensmittel zubereitet wird und was außer Kohlenhydraten noch in ihm enthalten ist.

Die Rolle des Insulins

Normalerweise befinden sich etwa 0,7 bis 1 Gramm Glukose pro Liter Blut im menschlichen Organismus. Um den Blutzuckerspiegel

ZAPFEN SIE IHRE FETTZELLEN AN

Fettzellen entwickeln sich aus sogenannten Vorläuferzellen im Fettgewebe. Zuerst sind sie noch winzig und leer. Wenn sich aber Fett darin ablagert, können sie das Zehnfache ihrer Ausgangsgröße erreichen. Sind die Fettzellen voll, senden sie Signale aus, und neue Zellen werden gebaut. Sind sie einmal da, verschwinden sie nicht mehr. Aber sie können bei einer ausgewogenen Ernährung und genug Bewegung wieder auf ihre winzige Ausgangsgröße schrumpfen.

auf niedrigem Level stabil zu halten, spielt das Hormon Insulin eine wichtige Rolle: Es dockt an die Rezeptoren der Zellen an und schließt diese auf, damit Zucker, Fett und Eiweiß zur Verarbeitung in die Zellen gelangen können. Essen wir Lebensmittel mit einer sehr hohen Konzentration an Kohlenhydraten, etwa Baguette, schüttet die Bauchspeicheldrüse in kürzester Zeit enorm viel Insulin aus. Sobald der Zucker in den Zellen ist, sinkt der Blutzuckerspiegel, und zwar rapide. Der Hunger meldet sich rasch wieder, denn ein niedriger Blutzuckerspiegel macht Appetit auf neuen Zucker. Ist unsere Nahrung dauerhaft reich an »geballten« Kohlenhydraten, gerät das Insulinsystem aus dem Gleichgewicht. Die Kraftwerke in den Zellen, die Mitochondrien, haben so viel Brennmaterial, dass sie zu überhitzen drohen. Davor schützen sich die Zellen und ziehen ihre Insulinrezeptoren ein – das Insulin kann nicht mehr andocken. Es entsteht eine Insulinresistenz, die Auslöser vieler Krankheiten ist (siehe Seite 9). Das Ganze hat außerdem Folgen für die Figur: Der Organismus bemüht sich, die überschüssige Energie schnell aus dem Blut zu schaffen, und diese landet in den Fettzellen an Bauch, Oberschenkeln und Po.

Stark bearbeitete Lebensmittel mit »geballten« Kohlenhydraten, wie Weißmehlprodukte, Fastfood, Limonaden oder Süßigkeiten, ziehen immer eine hohe Insulinreaktion nach sich. Lebensmittel dagegen, in denen die Kohlenhydrate zusammen mit anderen Nahrungsbestandteilen wie Ballaststoffen und Wasser vorkommen – etwa Vollkornbrot und Gemüse –, lassen den Insulinspiegel nur flach ansteigen und liefern zudem viele wichtige Nährstoffe. Das nutzen wir für unser Programm.

Insulin blockiert die Fettreserven: Benötigt der Körper Energie, greift er in der Regel zunächst auf Zucker zurück, weil dieser ohne viel Zerlegearbeit schnell zur Verfügung steht. Bei längeren Aktivitäten wie Spazierengehen oder einer Radtour versucht er aber auch, Energie aus den Fettreserven zu beziehen. Auch wenn er nachts regeneriert, verbraucht er zunehmend Fette, die zum Verbrennen ins Blut geschleust werden. Doch zu viel Insulin im Blut – weil wir ständig essen, Obst naschen oder Säfte und Limo trinken – gefährdet diesen Vorgang: Hat Insulin am Rezeptor angedockt, ist die Tür der Zelle blockiert. Das Fett bleibt dauerhaft in den Zellen – so haben Sie keine Chance, an die »Rettungsringe« heranzukommen!

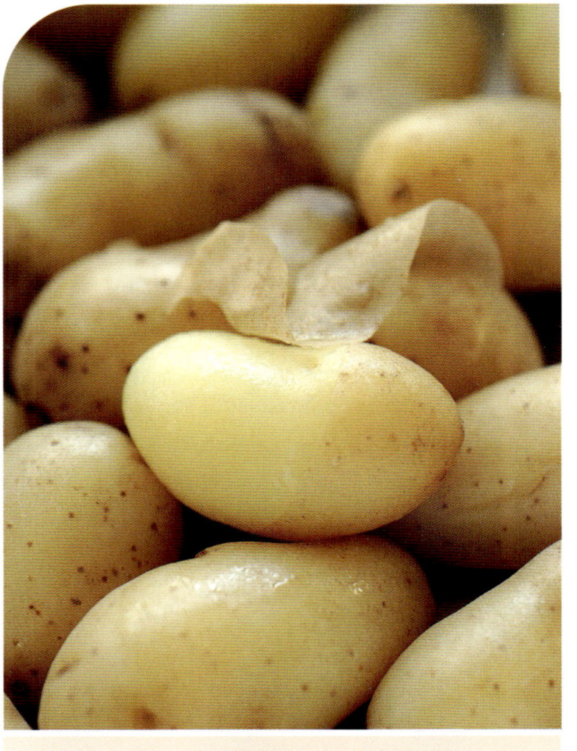

Junge Kartoffeln liefern viele Kohlenhydrate – aber auch Ballaststoffe und Wasser. Deshalb lassen sie den Blutzuckerspiegel nur flach ansteigen und machen lange satt.

Die Schilddrüse: Gaspedal des Stoffwechsels

Neben dem Insulin (siehe Seite 17) greifen noch viele weitere Hormone in den Stoffwechsel ein, die ebenfalls auf die eine oder andere Weise den Blutzuckerspiegel regulieren. So fördert das Hormon Adrenalin die Energiebereitstellung aus den Zellen, mobilisiert die Glukose und öffnet sogar die Türen für die Fettreserven. Das Wachstumshormon Somatotropin regt den Stoffwechsel an, fördert beim Schlafen in der Nacht Wachstumsprozesse und kann, wenn der Insulinspiegel dann genügend weit abgesunken ist, ebenso die Pforten der Fettzellen aufschließen. Speziell aber regen die Hormone der Schilddrüse – das Trijodthyronin (T3) und das Thyroxin (T4) – die Arbeit des Stoffwechsels an und beeinflussen den Energiehaushalt und die Temperatur in unserem Körper.

Die Schilddrüse ist die zentrale Energieverwaltung in unserem Körper. Wenn sie nicht richtig arbeitet, geraten der Stoffwechsel und mit ihm die gesamte Energieverarbeitung des Organismus aus dem Takt. Eine Studie der Deutschen Gesellschaft für Endokrinologie spricht davon, dass hierzulande jeder dritte Erwachsene Störungen an der Schilddrüse hat. Speziell die Unterfunktion der Schilddrüse scheint sehr viele Frauen zu betreffen, wodurch der Stoffwechsel bei ihnen deutlich langsamer arbeitet und der Grundumsatz massiv sinkt. Übergewicht ist in solchen Fällen fast vorprogrammiert, denn:

- Der Energieumsatz und die Wärmeproduktion des Körpers sinken, weshalb die Betroffenen auch oft frieren.
- Die Reifung und das Wachstum vieler Körperzellen wird durch den »heruntergefahrenen« Stoffwechsel behindert.
- Die Aktivität des Nervensystems wird zurückgefahren, was oft antriebslos macht.
- Die Pumpleistung des Herzens sinkt, mehr Fette lagern sich an den Blutgefäßen ab.

Wenn die Schilddrüse also nicht ausreichend gut funktioniert, leiden der Stoffwechsel und das Wohlbefinden.

Die Hungerhormone Ghrelin und Leptin

Fehlt ein wichtiger Nährstoff, ein Mineral oder ein Vitamin im Körper, erkennt Ihr Gehirn das sofort und lässt Sie weiteressen – nicht immer das Richtige. Das Hungerhormon Ghrelin wird im Magen gebildet und meldet dem Gehirn: »Ich habe (noch) Hunger.«

Leptin dagegen ist der Appetitzügler: Aus den Fettzellen abgesendet, informiert es die Zentrale, also das Gehirn, dass sie gefüllt sind. Dieser Vorgang funktioniert aber bei Übergewicht nicht reibungslos. Denn wer ständig fett isst, gewöhnt das Hungerzentrum in seinem Gehirn allmählich an das Leptin. Dieses Phänomen können Sie umdrehen und für sich nutzen, wenn Sie abnehmen.

STRESS MACHT DICK

Der Spiegel des Stresshormons Kortisol im Blut ist bei viel Stress ständig erhöht, mit fatalen Konsequenzen. Es schwächt die körpereigene Abwehr und vertreibt auch das gute Cholesterin (HDL). Kortisol drosselt die Stoffwechselaktivität, sodass viel weniger Energie verbraucht wird. Es unterdrückt außerdem die Ausschüttung unseres Sättigungshormons Leptin, sodass wir bei Stress ständig Hunger haben.

EIN FITTER STOFFWECHSEL BENÖTIGT KALORIEN

Die Summe aus Grundumsatz, Leistungsumsatz und Thermogenese (siehe Seite 10 ff.) beschreibt, wie viel Nahrung beziehungsweise Energie, also Kalorien, wir täglich brauchen. Wird diese Menge dauerhaft über- oder unterschritten, gerät das energetische Gleichgewicht unseres Körpers aus den Fugen. Ein Zuviel an Nahrung im Verhältnis zum Gesamtbedarf führt zwangsläufig zur Gewichtszunahme. Ein Zuwenig an Nahrung allerdings bedeutet nicht automatisch, dass Sie abnehmen.

Weniger Kalorien, weniger Kilos?

Unser Körper kann leicht über eine längere Zeit mit 800 oder 1000 Kilokalorien auskommen, ohne dabei auch nur ein Gramm Fett abzunehmen, denn er schützt sich bei geringer Energiezufuhr mit einem Notfallprogramm.

In früheren Zeiten waren Hungersnöte keine Seltenheit: erfolglose Jagdperioden, lange, kalte Winter oder wochenlange Dürren im Sommer ... Ein uraltes, auch heute noch in unseren Genen verankertes Programm fährt in solchen Situationen den Stoffwechsel herunter. Die Leistungsfähigkeit bleibt aber weitgehend erhalten, indem das gesamte System einfach sparsamer und ruhiger läuft: Die Muskeln verbrennen weniger Energie, Pulsfrequenz und Blutdruck sinken, Auf- und Abbauprozesse werden eingestellt oder laufen langsamer, Haare und Nägel wachsen langsamer, die gesamte Regeneration des Organismus wird eingeschränkt. Bei einer Diät schaltet unser Stoffwechsel also genau wie damals auf die sogenannte Hungeradaption um.

SCHNELL RUNTER, LANGSAM HOCH

Der Stoffwechsel braucht etwa vier bis sechs Tage Zeit, um sich auf weniger Nahrung und einen geringeren Grundumsatz umzustellen. Aus diesem Grund nimmt man zu Beginn einer Diät erst einmal tatsächlich ab. Der Grundumsatz bleibt jedoch viele Monate auf einem sehr niedrigen Level, auch wenn Sie wieder normal essen. Wenn Sie nur wenig abnehmen möchten wie zum Beispiel die üblichen zwei, drei Weihnachtskilos, legen Sie pro Woche maximal zwei Diättage ein, damit Ihr Grundumsatz gar nicht erst absinkt.

Sport und Diät?

Bewegung und Sport sind unverzichtbar zum Abnehmen. Doch wenn Sie sehr wenige Kalorien zu sich nehmen und untrainiert mit einem Sportprogramm beginnen, besteht die Gefahr, dass der ohnehin geschwächte Stoffwechsel durch Sport noch weiter abbaut. Wer Sport treibt, braucht schnell verfügbare Energie in ausreichender Menge! Der Körper beruft sich für die Ermittlung seines Grundumsatzes nicht auf die Menge seiner Fettdepots, sondern nur die kürzlich zugeführte Nahrung.

Es ist auch nicht möglich, während einer Diät, die eine Kalorienmenge unter dem Anti-Jojo-Umsatz beinhaltet, Muskelmasse aufzubauen, weil der Körper die wenige Energie für Reparatur und Aktivität benötigt. Diäten werden oft zum Muskelfresser – verlieren Sie in den ersten Tagen viel Gewicht, stammt dieses zur Hälfte aus einem Abbau von Muskelmasse!

DEN ENERGIEUMSATZ ANKURBELN

Wenn wir keine Leistungssportler oder Schwerstarbeiter sind, ist unser Grundumsatz eher gering. Genau hier gilt es anzusetzen, denn mit einer Steigerung des Grundumsatzes verbrennen wir ständig – auch wenn wir uns nicht bewegen – mehr Energie, und alle Stoffwechselprozesse kommen wieder in Schwung. Mit einem auf Sparflamme laufenden Stoffwechsel ist es nahezu unmöglich abzunehmen – egal wie energiearm, gesund oder fettbewusst wir essen. Mit dem Anti-Jojo-Programm werden Sie Ihren Grundumsatz und damit Ihren Stoffwechsel so beeinflussen, dass Sie rund um die Uhr viel mehr Energie verbrauchen und alle Ihre Körperzellen optimal versorgen. Unser Programm besteht aus ineinandergreifenden Elementen, die nur gemeinsam zum Ziel führen.

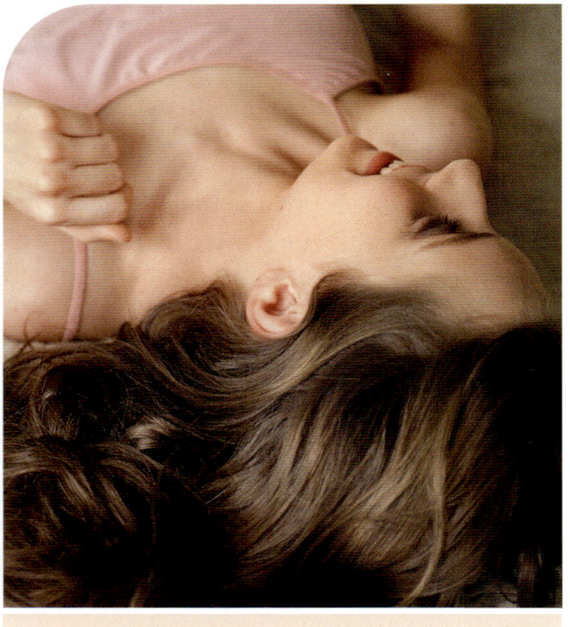

Ein fitter Stoffwechsel sorgt für geschmeidige, kräftige Muskeln, die sich auch gut entspannen können. Und er ist wichtig für dichtes Haar, feste Nägel und eine schöne Haut.

Muskel- und Ausdauertraining gehören also genauso zwingend dazu wie die richtige Nährstoffzufuhr zum richtigen Zeitpunkt, eine gut funktionierende Verdauung sowie Entgiftung und Entspannung, denn ein gestresster Organismus ist nicht bereit, sich zu verändern.

Muskel- und Fettanteil im Körper

Aus der täglichen Erfahrung und aus unseren Studien wissen wir, dass je nach Körpergewicht die Verteilung von Muskelmasse und Körperfett direkten Einfluss auf den Stoffwechsel hat.

- Bei leichtem Übergewicht (BMI zwischen 26 und 30) sind Stoffwechselaktivität und Grundumsatz einfacher und schneller wieder auf den Normalwert zu bringen, dafür haben wir speziell angepasste Trainingsprogramme und Rezepte zusammengestellt.
- Bei starkem Übergewicht (BMI ab 31) ist der Weg etwas länger und intensiver. Dies haben wir in den entsprechenden Trainingsplänen und Rezepten berücksichtigt.

Gehen Sie unser Programm zielstrebig, aber gelassen an, seien Sie motiviert, aber bleiben Sie realistisch und setzen sich greifbare Ziele. Dann werden Sie auch Erfolg haben.

Schritt für Schritt zum Wunschgewicht

Vier von fünf Abnehmwilligen scheitern: Weil sie sich unerreichbare Ziele setzen und den vielen Fallen des Alltags nicht entgehen können. In einem Jahr von 120 Kilo runter auf 90 Kilo – das ist ein verständlicher, aber unrealistischer Wunsch. Denn mehr als 1,5 bis 2 Kilogramm Gewichtsabnahme pro Monat kann der Organismus nicht gut wegstecken. Auch sollte Muskelmasse stets schonend aufgebaut werden und nicht im Hauruck-Verfahren.

Statt 20 oder 30 Kilogramm abnehmen zu wollen, ist ein Nahziel von zwei Kilogramm in den ersten vier Wochen viel sinnvoller. Im nächsten Monat können Sie sich wieder zwei Kilogramm vornehmen und so weiter. Die unterwegs erreichten Erfolge helfen Ihnen dabei, Verführungen im Alltag und Gelegenheiten zum Rückfall zu widerstehen. Dokumentieren Sie Ihre Etappensiege, indem Sie sich eine Gewichtskurve über vier Wochen anlegen und sie zum Beispiel an den Kühlschrank kleben – den Ort der größten Versuchung.

So klappt die Umstellung:

- Beginnen Sie am besten an einem langen Wochenende mit Ihrem Anti-Jojo-Programm, oder gehen Sie mit einigen Urlaubstagen an den Start ins neue Leben. Dann können Sie sich viel leichter auf Änderungen einlassen und müssen vor allem nicht so »funktionieren« wie im normalen Alltag. Dadurch tappen Sie auch nicht so schnell in die Kalorienfalle.
- Benutzen Sie die Waage nur an festgelegten Tagen und maximal ein- bis zweimal pro Woche. Dann können die normalen kleinen Schwankungen Sie nicht irritieren, die sich selbst im Laufe des Tages ergeben. Vielmehr erkennen Sie auf längere Sicht eine Tendenz. Schauen Sie statt auf die Waage lieber öfter in den Spiegel und erfreuen sich an Veränderungen – wie der Lieblingshose, die wieder passt.
- Gerade alte, lieb gewordene Gewohnheiten machen das Abnehmen so schwer: das Salamibrot am Abend, der Griff zur Chipstüte vor dem Fernseher, die Sahnesauce in der Kantine. Solche Gewohnheiten abzulegen ist eine Herausforderung, denn unser Denken und Fühlen ist sehr daran interessiert, dass alles so bleibt, wie es ist. Setzen Sie deshalb Belohnungen aus: Wenn Sie eine Gewohnheit nachhaltig durchbrochen und damit ein Etappenziel erreicht haben, gönnen Sie sich ein Luxus-Bad in der Wanne, ein Wellness-Wochenende, ein schickes Paar Schuhe, eine CD ... Alles, was Sie mit einem Glücksgefühl verbinden, hilft Ihrem Durchhaltevermögen.
- Wenn Sie das Gefühl haben, es nicht allein zu schaffen, erzählen Sie Freunden von Ihrem Vorhaben oder tauschen sich mit Ihrem Partner aus. Sprechen Sie mit Menschen, die erfolgreich abgenommen haben, oder schließen Sie sich einer Abnehm- oder Sportgruppe an (Adressen siehe ab Seite 152). Wenn Sie mit Ihrem Jogging- oder Walkingtraining beginnen, ist auch ein gleichgesinnter Trainingspartner in der Nachbarschaft sehr hilfreich.

SEIEN SIE NICHT ZU STRENG MIT SICH

Gesund und schlank leben – das funktioniert auf Dauer, wenn Sie Spaß daran haben. Gesundheit und Genuss gehören zusammen: Gönnen Sie sich ab und zu Sachen, auf die Sie gerade richtig Appetit haben. Wenn Sie mal keine Lust auf Sport haben, verschieben Sie den Trainingstag ausnahmsweise. Das darf nicht zur Gewohnheit werden, aber 100-prozentige Disziplin macht auf Dauer keinen Spaß. Aus Studien wissen wir, dass diejenigen, die sich den strengsten Regeln unterwerfen, am häufigsten scheitern. Und gerade sie nehmen viel mehr Kalorien zu sich als Menschen, die sich ab und zu etwas erlauben, da sie unbewusst doch immer wieder nach kleinen Fluchten suchen.

Muskelaufbau für einen aktiven Stoffwechsel

Ohne Muskelaufbau ist gesundes, nachhaltiges Abnehmen kaum möglich. Lesen Sie in diesem Kapitel, was die Muskeln alles für Sie tun – und wie Sie mehr davon bekommen. Parallel dazu nehmen Sie sich das Ernährungsprogramm ab Seite 84 vor.

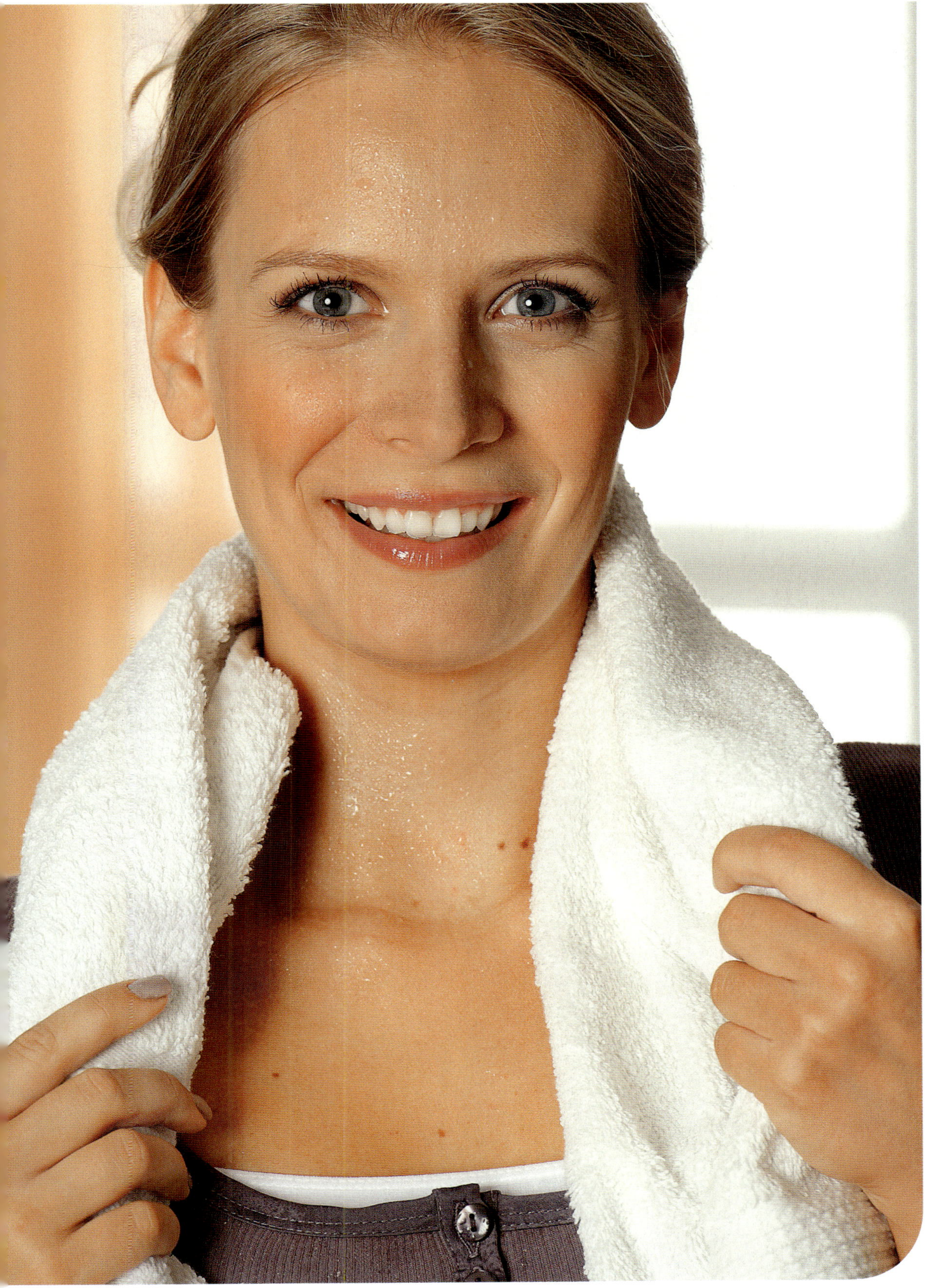

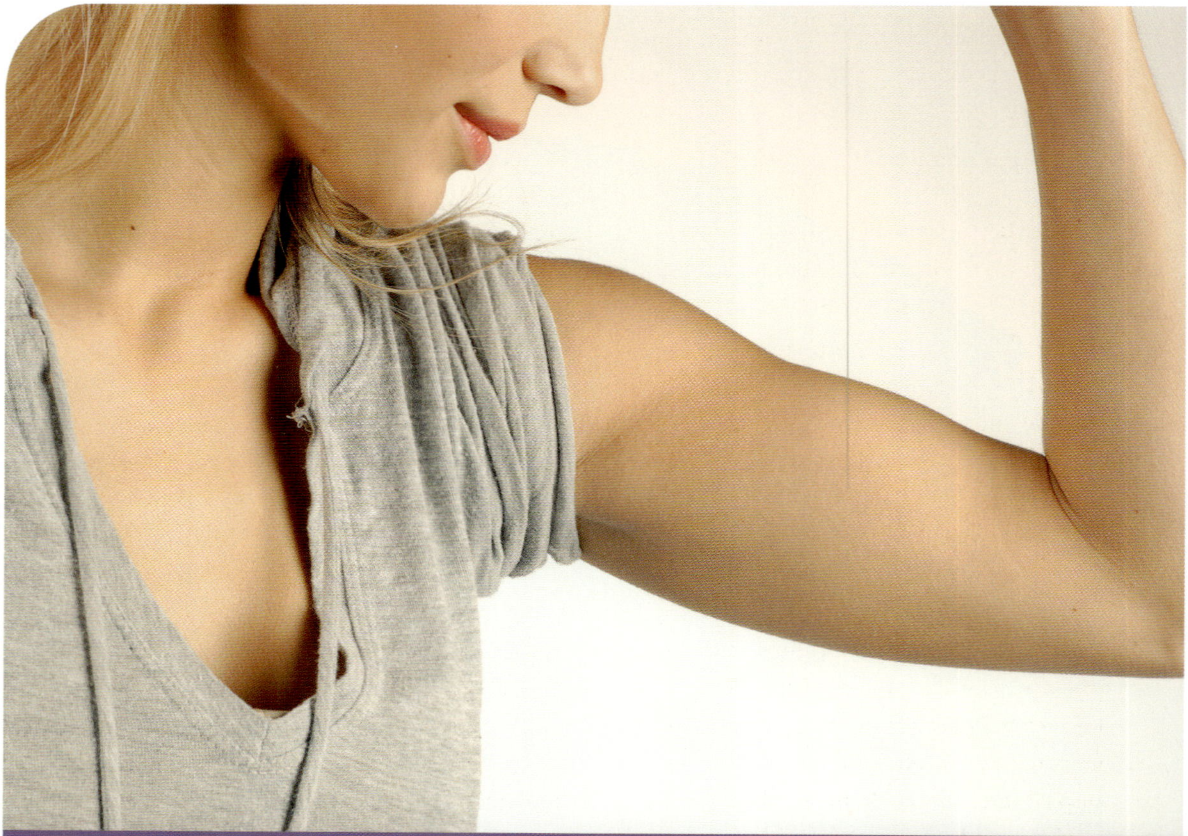

Muskeln heizen dem Grundumsatz ein

Muskeln wiegen mehr als Fett (etwa 12 bis 13 Prozent mehr) und sorgen deshalb gelegentlich für Schrecksekunden auf der Waage, wenn man mehr körperlich trainiert als bisher gewohnt. Sie sind aber ganz entscheidend dafür, dass wir unseren Grundumsatz steigern und Fettgewebe abbauen können, und damit für unsere Fitness, Gesundheit und Attraktivität. In einem fitten Körper machen die Muskeln, 640 sind es insgesamt, mit rund 40 Prozent den größten Teil des Körpergewichts aus. Werden sie zunehmend vom Fett verdrängt, kehrt sich das Verhältnis allmählich um. Normalerweise sind die Muskeln das größte und aktivste »Organ« unseres Stoffwechsels – und damit auch das wichtigste. Denn Muskeln verbrennen Fett und Glukose bei allem, was Sie tun. Selbst wenn Sie nichts tun, sind Ihre Muskeln noch aktiv und verbrennen weiter Kalorien – das ist der Grund, warum gut Trainierte auch dann nicht zunehmen, wenn sie beim Essen mal über die Stränge geschlagen haben. Muskeln sind richtige Kalorienfresser, und sie sind für sehr viele biologische Prozesse unbedingt notwendig.

WÄRMEKRAFTWERK MUSKELN

Der Mensch gehört wie alle Säugetiere zu den Warmblütern mit einer Körpertemperatur von etwa 36 Grad Celsius. Nur bei dieser Temperatur funktionieren alle Stoffwechselvorgänge optimal, weil die Enzyme hier ihre maximale Aktivität entfalten können. Sie beschleunigen chemische Reaktionen und ermöglichen so die Arbeit des Stoffwechsels.

Da es in unseren Breiten oft kühl ist, gibt der Organismus sehr viel Wärme nach außen ab. Dieser Wärmeverlust muss aber ständig ersetzt werden. Hier kommen unsere Muskeln ins Spiel; zusammen mit der Leber haben sie den größten Anteil an der Wärmeproduktion. In der Muskulatur entsteht Wärme durch Anspannung, den sogenannten Muskeltonus. So wird im Winter der Muskeltonus hochreguliert – man wird steifer –, um die Wärmebildung anzuregen. Auch Zittern bei Kälte ist nichts anderes als Muskelarbeit, bei der Wärme produziert wird. Bei Hitze dagegen wird der Muskeltonus gesenkt, weil genug Wärme vorhanden ist. Fettdepots isolieren den Körper zusätzlich, schlanke Menschen benötigen also viel mehr aktive Muskelwärme.

Muskelarbeit in Erholungsphasen

Muskeln verbrauchen viel Energie, in Ruhe ebenso wie bei der Arbeit. 70 Prozent der vom Körper verbrauchten Energie werden in Wärme umgesetzt – auch dann, wenn die Muskeln sich gerade erholen. Denn auch die Erholung und Regeneration ist ein ständiger Stoffwechselprozess, durch den Muskelzellen repariert, aufgebaut und auf die nächste Belastung vorbereitet werden.

Muskeln setzen uns also nicht nur in Bewegung, sondern sind an zahlreichen Vorgängen des Stoffwechsels und somit am Grundumsatz beteiligt. Deswegen sind sie eine wichtige Quelle für den Erfolg unseres Programms.

Ohne Energie nichts los

Die Muskulatur benötigt ständig Energie, selbst in Ruhe sorgt der »Ruhetonus«, eine gewisse Grundspannung, dafür, dass sie ständig einsatzbereit ist und ihren Beitrag zum Stoffwechsel leistet. Die Energie hierfür wird von den Mitochondrien jeder einzelnen Muskelzelle selbstständig produziert. Der Brennstoff für die Muskelarbeit ist das Adenosintriphosphat (ATP), das auf unterschiedlichen Wegen und aus verschiedenen »Grundmaterialien« zur Verfügung gestellt wird. Je nachdem, wie intensiv und wie lange Ihre Muskeln aktiv sind, werden vier unterschiedliche Energietanks angezapft, denn das im Muskel vorhandene ATP reicht nur für zwei bis drei Kontraktionen:

- Kreatinphosphat: Diese in Nieren, Leber und Bauchspeicheldrüse gebildete Säure ist die Energiequelle für Sprinter, der Speicher reicht für fünf bis maximal zehn Sekunden.
- Glukose: Sie ist unser Hauptenergielieferant bei allen Alltagsaufgaben sowie bei moderatem Ausdauertraining. Wenn Sie schnell etwas aus dem Keller holen, die Tasche ins Auto stellen, ein Paket hochheben, verbrennen Sie »Zucker-Energie« (siehe auch Seite 16).
- Energiefette: Dies sind schnell verfügbare Fette, die direkt in der Muskulatur und im inneren Bauchraum liegen. Dieses Fett wird im Körper des Mannes besonders rasch und gern eingelagert, denn seine Vorfahren brauchten auf der Jagd Fettenergie, die schnell zur Verfügung

stand. Besonders für Belastungen, die länger als 20 bis 30 Minuten dauerten, waren sie dadurch energetisch abgesichert, denn die Energie reicht meist für mindestens zwei Stunden. Leider finden sich solche Belastungen heute kaum noch. Sind die Depots geleert, wie nach einem Halbmarathon, einer Mountainbiketour oder einem langen Spaziergang, füllt der Organismus die Speicher sofort wieder auf, ohne auf Depotfett zurückzugreifen.

- Depotfette: Unsere Hauptdepots finden sich als »Rettungsringe« und Polster an Taille, Hüften, Po und Oberschenkeln. Auch sie werden ständig als Energieträger angezapft – für unseren Grundumsatz. Mit diesen Depots sorgt der Organismus dafür, dass er »auf Betriebstemperatur« bleibt und alle lebensnotwendigen Funktionen aufrechterhalten kann. Genau hier setzen wir mit unserem Stoffwechsel-Programm an. Speziell um das Depotfett im Unterhautgewebe zu verbrauchen, benötigen Sie genug Muskelmasse. Den Grundumsatz zu erhöhen heißt gleichzeitig: Die Depots werden angezapft. Da unser Körper das Depotfett für Notzeiten speichert, kann dieses nur langsam abgebaut werden: 1,5 bis 2 Kilogramm sind unser Maximum pro Monat, um den Körper nicht zu belasten (siehe auch Seite 21).

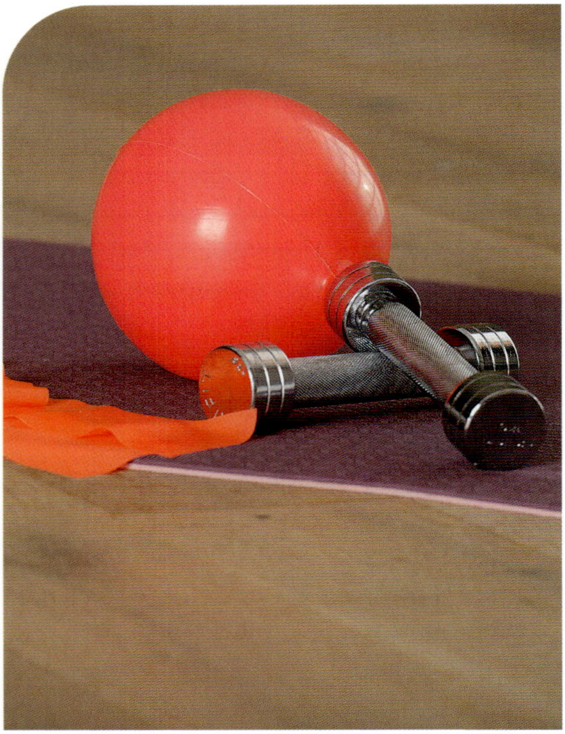

Ihr kleines, effektives Fitnessstudio für zu Hause: eine Trainingsmatte, Hanteln, ein Thera-Band und ein Gymnastikball. Bezugsadressen finden Sie auf Seite 153.

Muskelmasse gegen Depotfette

Wie oben beschrieben, sind die energieliefernden Fette jene Reserven, die unsere Muskelzellen für längere, moderate Belastungen benötigen. Ausdauertraining ist daher die beste Methode, um die Verbrennung dieser Fette anzukurbeln (siehe ab Seite 28). Für den Abbau der Depotfette dagegen brauchen Sie neben dem Ausdauertraining einen aktiven Stoffwechsel sowie einen erhöhten Grundumsatz. Denn diese Fette verbrennen Sie immer, wenn Sie nicht aktiv sind. Der Mediziner Detlef Pape hat einmal ausgerechnet, dass ein Sportler von 70 kg Körpergewicht in Ruhe über 300 kcal pro Tag mehr verbraucht als ein vergleichbarer »Sitzmensch«. Bei Schwergewichten fällt dieser Zugewinn noch deutlicher aus.

In Fettmengen ausgedrückt, gehen wir davon aus, dass ein Sitzmensch zwischen 80 und 100 Gramm Fett täglich verbraucht, ein Sportler an einem Ruhetag etwa 120 bis 130 Gramm und an einem Sporttag 170 bis 200 Gramm. Wie Sie Ihre Muskeln optimal trainieren und damit Ihren Grundumsatz nachhaltig optimieren, lesen Sie im Übungsteil ab Seite 41.

DAS ZWEI-STUFEN-PROGRAMM FÜR TURBO-MUSKELN

Muskeltraining zielt hauptsächlich auf das hartnäckige Depotfett (siehe linke Seite) an Bauch, Hüften Po und Taille ab. Um es angreifen zu können, bedarf es eines gezielten Trainings, für das wir innerhalb unserer Übungsprogramme einen Zwei-Stufen-Plan entwickelt haben. Der Grund: Unsere Muskeln gleichen einander nicht völlig, sondern sie weisen – je nach ihrer Aufgabe – ein unterschiedliches Innenleben auf und müssen deshalb entsprechend anders trainiert werden.

Rote und weiße Muskelfasern

Wir unterscheiden zwei Typen von Muskelfasern, aus denen jeder Muskel zusammengesetzt ist. Um beide Muskelfasertypen in ihrer Funktion zu fordern, müssen wir unterschiedliche Muskelkräftigungsmethoden anwenden. Dies haben wir in den Übungen ab Seite 41 jeweils berücksichtigt und entsprechend als Stufe 1 und Stufe 2 gekennzeichnet.

Stufe 1: Kraftausdauer verbessern. Für die Kraftausdauer sind vor allem die kleinen roten Fasern zuständig, die langsam kontrahierenden Slow-Twitch-Fasern. Sie sind auf Dauerleistung und langsame Bewegungen ausgelegt und ermüden sehr langsam. Sie bleiben nur bei ausreichender Sauerstoffzufuhr aktiv, benötigen daher eine relativ niedrige Belastung, dafür viele Wiederholungen. Die erste Stufe in unseren Übungen dient vor allem der Verbesserung der Kraftausdauer der großen Muskelgruppen, besonders an den Beinen und am Rumpf. Dadurch kann mehr Energie verbrannt werden, weil die Muskelzellen besser versorgt werden, weil mehr Sauerstoff zur Fettverbrennung zur Verfügung steht und die Kraftwerke effektiver arbeiten. Darüber hinaus bilden sich lokale Kohlenhydratdepots in den Muskeln, sodass Sie bald eine erhöhte Widerstandskraft gegen Ermüdung feststellen werden. Da wir in Stufe 1 der Übungen viele Wiederholungen pro Durchgang ausführen, wird auch das Zusammenspiel von Muskeln wie Armbeuger und -strecker oder Bauch und Rücken verbessert, und der Bewegungsablauf wird damit zusehends ökonomischer.

Stufe 2: Muskelmasse erhöhen. Um für höhere Beanspruchungen aus Alltag, Freizeit und Sport gerüstet zu sein, ist ein Training der großen weißen Muskelfasern nötig – dies sind schnell kontrahierende Muskelfasern, die mehr Energie als die roten Fasern verbrauchen und daher auch schneller ermüden. Im zweiten Schritt geht es darum, allmählich die Muskelmasse zu erhöhen. Man spricht hierbei vom Hypertrophietraining (Hypertrophie = Größenzunahme des Gewebes). Beim Hypertrophietraining (weniger Wiederholungen, dafür eine höhere Belastung als in Stufe 1) wird der Muskel vorübergehend nicht mit ausreichend Sauerstoff versorgt, denn die hohe Spannung unterbindet die Blutzirkulation. Sie müssen Ihre Muskeln dafür spürbar »brennen« lassen. Dadurch kommt es zu Mikrorissen in der Eiweißstruktur der Muskeln. Wenn der Körper diese Risse repariert, fällt seine Reparatur großzügiger aus, um den Muskel zukünftig für höhere Beanspruchungen vorzubereiten. Der Muskel lagert vermehrt Proteine ein und wächst dadurch von innen heraus.

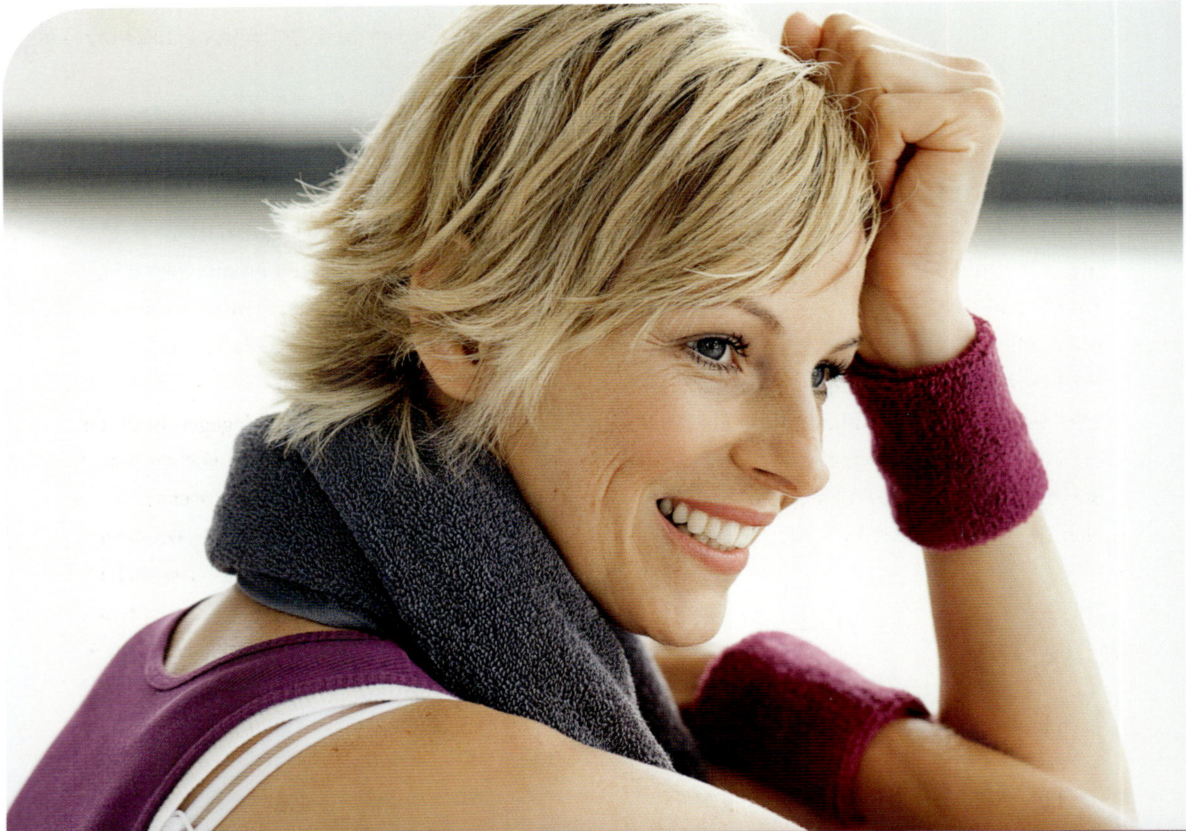

Die ideale Ergänzung: Ausdauertraining

Forscher der Yale Universität in Connecticut stellten fest, dass bei Ausdauersportlern die Mitochondrien, die Minikraftwerke der Körperzellen, bis zu 54 Prozent mehr Energie verbrennen als bei Untrainierten. Die Studie kam zu dem Schluss, dass gut trainierte Sportler selbst im Ruhezustand einen deutlich höheren Grundumsatz besitzen und dadurch viel mehr Nahrung und Energie verarbeiten.

Unser Körper ist stets bestrebt, seine Reserven zu schonen, aber auch effektiv zu nutzen. So ist es für den Organismus nur konsequent, bei allen weniger anstrengenden, aber länger andauernden Belastungen auf die Fettverbrennung zurückzugreifen. Darüber hinaus speichern Aktive die (überschüssigen) Fettsäuren immer sofort in unmittelbarer Nähe der Mitochondrien. Dadurch entfallen längere Transportwege, dem Muskel steht sofort Energie zur Verfügung. Die Fette kommen bei aktiven Menschen also gar nicht bis in Bauch, Po oder Hüften, sondern stehen als Brennstoff sofort parat. Ausdauertraining ist deshalb die ideale Ergänzung zu unseren Muskeltrainingsprogrammen.

Ziel unserer Stoffwechselprogramme ist, dass der Organismus lernt, viel mehr Energie aus den riesigen Fettdepots zu nutzen, die schneller verfügbaren Kohlenhydratdepots aber zu schonen. Durch Training können einerseits unsere Enzyme das Fett besser verarbeiten. Der wichtigste Effekt von Ausdauertraining besteht aber darin, dass die Anzahl und Funktion der Zellkraftwerke vergrößert und optimiert wird. Das können Sie mit Walken und Radfahren ebenso erreichen wie mit Joggen oder Schwimmen.

MEHR MINIKRAFTWERKE FÜR DIE MUSKELN

Durch lockeres Ausdauertraining kommt mehr Sauerstoff ins Blut, die Leistungsfähigkeit der Lunge steigt und in der Folge die Anzahl der roten Blutkörperchen sowie der Sauerstoffaustausch zwischen Lunge und Blut. Der Stoffwechsel wird fitter für den Transport aller wichtigen Stoffe, und die Anzahl der Mitochondrien steigt. Menschen mit derart »viel PS«, also mit einem gut laufenden, leistungsfähigen Stoffwechsel, verbrennen mehr Kalorien in Ruhe wie auch beim Sport, weil sie mehr Muskeln und viel mehr kleine Minikraftwerke in den Muskelzellen haben. Die Mitochondrien entscheiden darüber, wie viel Sie verbrennen und wie hoch Ihr Grundumsatz ist. Die Anzahl der Mitochondrien kann durch Bewegung und Sport – vor allem durch Ausdauertraining – positiv beeinflusst werden. Denn wenn der Organismus während und nach dem Training signalisiert, dass er zu wenig Energie aus den Zellen bekommt, dann vermehren sich die Mitochondrien durch Teilung. Der Bochumer Sportwissenschaftler Horst de Marées konnte nachweisen, dass ein trainierter Muskel etwa doppelt so viele Mitochondrien besitzt wie ein untrainierter Muskel. Zudem ist auch die Oberfläche der Mitochondrien im Körper von Sportlern bis zu 40 Prozent größer, sodass eine größere Austauschfläche für die Herstellung von Energie entsteht.

Untrainierte Übergewichtige dagegen besitzen nur halb so viele Mitochondrien wie normalgewichtige Sportler, zudem legt das überschüssige Fett die wichtigen Kraftwerke lahm, wie finnische Forscher um die Ernährungswissenschaftlerin Kirsi Pietiläinen aus Helsinki nachgewiesen haben. Dadurch können Fette und auch andere Nährstoffe schlechter verarbeitet werden. Es entstehen größere Mengen an ungesunden Abfallprodukten, wie bei einem schlecht eingestellten Automotor, der zu viele Abgase produziert. Das Gute ist: Es lässt sich jederzeit etwas daran ändern! Beim Auto nennen wir das Tuning – bei uns heißt es Training.

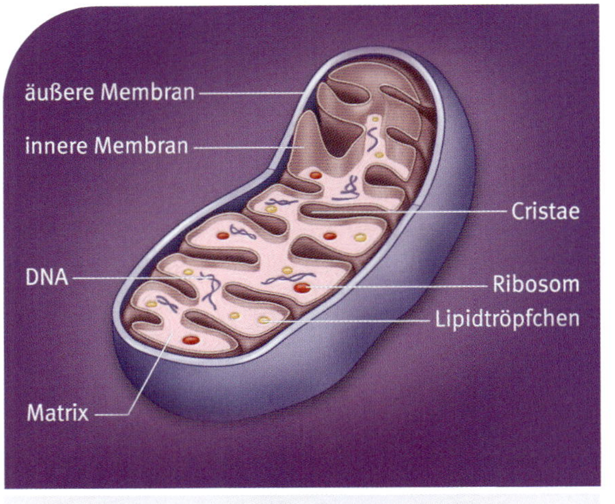

Die äußere Membran des Mitochondriums kontrolliert den Austausch von Stoffen. Die Cristae der inneren Membran, die die Flüssigkeit (Matrix) umschließt, vergrößern die Oberfläche und so die Leistung. Die Ribosomen erledigen die Eiweißsynthese. Das Mitochondrium hat auch eine eigene DNA.

EINFACH, ABER SEHR EFFEKTIV: WALKING UND JOGGING

Walking hat für Einsteiger im Ausdauersport – und speziell auch für Einsteiger mit Gewichtsproblemen – viele Vorteile. Es ist eine Bewegungsform, die fast jeder schnell lernt, und man kann direkt vor der Haustür loslegen. Das Körpergewicht wirkt beim Walken nicht so intensiv auf die Gelenke wie beim Joggen, das minimiert die Gefahr von Gelenkreizungen. Sollten Sie keine Hüft-, Knie- oder Sprunggelenkprobleme haben, spricht bei leichtem Übergewicht nichts dagegen, bald vom Walken zum Joggen überzugehen. Um loszulegen, müssen Sie sich nicht einmal extra aufwärmen. Sie brauchen lediglich gute Schuhe, gut sitzende Funktionskleidung (siehe Kasten) und eine Uhr zur Zeitabnahme.

Nichts übertreiben

Damit die Mitochondrien (siehe Seite 29) vermehrt Energie aus den Fettreserven beziehen können, müssen Sie keine Höchstleistungen vollbringen – im Gegenteil: Die sportliche Belastung darf nicht zu intensiv sein! Denn nur bei moderater Bewegung schaltet Ihr Organismus seinen Fettverbrennungsmotor ein. Dafür muss den Zellen und den Kraftwerken immer ausreichend Sauerstoff zur Verfügung stehen (aerobes Training). Das Motto heißt also: »Walken und Laufen, ohne zu schnaufen.« Starten Sie mit einem Intervallprogramm: bei starkem Übergewicht mit einem Wechsel zwischen normalem Gehen und Walken, bei leichtem Übergewicht zwischen schnellem Walken und leichtem Joggen. So bleiben Sie motiviert und kurbeln viele hilfreiche Prozesse im Organismus an.

Geringe Belastung genügt: Aus der Puste zu geraten bringt Ihnen fürs Abnehmen gar nichts. Wenn Sie sich beim Walking/Jogging noch unterhalten könn(t)en, ohne außer Atem zu kommen, trainieren Sie genau auf dem richtigen Level. Laufen Sie allein? Dann erzählen Sie ruhig mal dem Gras oder den Bäumen etwas. So steht Ihrer Muskulatur immer ausreichend Sauerstoff zur Verfügung, um gezielt Fette verbrennen zu können. Gleichzeitig werden die Kohlenhydratspeicher Ihrer Muskeln weitgehend geschont, sodass Sie auch außerhalb des Sports Energiereserven haben – etwa wenn Sie zur Bushaltestelle sprinten.

Steigern Sie sich Woche für Woche

Unser Trainingsplan ab Seite 52 ist für Einsteiger konzipiert. Wenn Sie bereits regelmäßig laufen, suchen Sie in der folgenden Übersicht Ihren aktuellen Level heraus und steigen, unabhängig von Ihrem Gewicht, an dieser Stelle ein.

- **1. bis 6. Woche:** Anfangs sollten Ihre Trainingseinheiten mindestens 30 Minuten dauern. Suchen Sie sich eine schöne Laufstrecke zwischen 0,5 und 2 Kilometern, die Sie mit dem Rad (am besten mit Tacho, um die Strecke zu messen) schon mal auskundschaften können. Vor allem Untrainierte mit starkem Übergewicht beginnen ihr Training mit der sogenannten aktiven Pause, indem sie 2 Minuten langsam gehen. Trainiertere und leicht Übergewichtige können stattdessen 2 Minuten mit aktivem Armeinsatz walken. So bereiten Sie sich mental bestens auf die kommende Belastung vor und kurbeln sanft Ihren Organismus an. Achten Sie bereits jetzt auf Ihren Atemrhythmus, indem Sie versuchen, auf vier Schritte ein- und auf die nächsten vier Schritte auszuatmen.

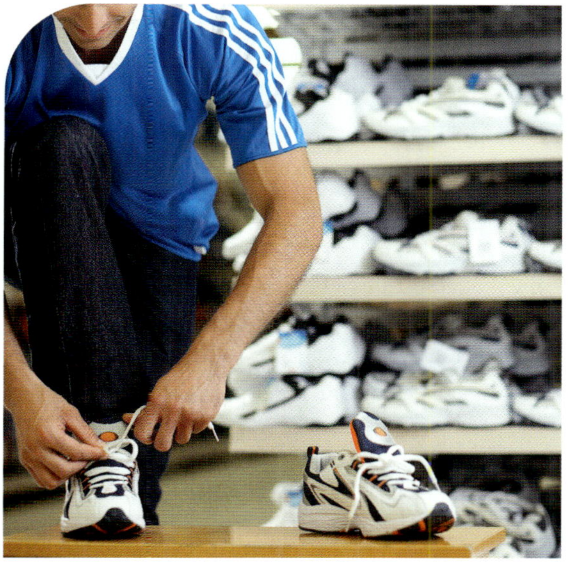

Danach legen Sie einen Gang zu: Haben Sie mit Gehen begonnen, folgt nun eine Walking-Phase; war Walken Ihr Ausgangspunkt, folgt lockeres Joggen. Nach weiteren 5 Minuten schalten Sie wieder runter und gehen/walken erneut 2 Minuten entspannt bei gleichmäßiger Atmung weiter. Beim nächsten 5-Minuten-Intervall sollten Sie Ihren Atemrhythmus der aktiven Pause auch bei der höheren Belastung immer beibehalten können. Fahren Sie so lange fort, bis Sie auf eine halbe Stunde Bewegung kommen. In den Erholungsphasen pumpt Ihre Muskelpumpe das Blut aus der Muskulatur zum Herzen zurück. Es versackt somit nicht in den äußeren Gefäßen, vor allem der Beine. Ihre Trainingseinheit sollte mit einer Abwärmphase enden: Gehen Sie so lange weiter, bis sich Ihr Puls wieder auf höchstens 100 Schläge pro Minute normalisiert hat (siehe Seite 34).

- **Ab der 7. bis zur 12. Woche** weiten Sie Ihre Strecke auf 45 Minuten aus. Zusätzlich verlängern Sie das intensivere Walking- oder Joggingintervall auf 10 Minuten und gönnen sich wieder jeweils 2 Minuten aktive Pause.
- **Ab der 12. Woche** wechseln 20 Minuten am Stück zügiges Walken beziehungsweise Joggen mit 5-minütigen aktiven Geh- oder Walkingpausen – so lange, bis Sie eine Gesamtzeit von rund 60 Minuten erreicht haben.
- **Ab der 13. Woche:** Sie joggen oder walken ohne Unterbrechung rund 45 Minuten, ohne aus der Puste zu kommen.
- **Ab der 21. Woche:** Laufen Sie 60 Minuten am Stück, ohne aus der Puste zu kommen.
- **Ab der 26. Woche:** Laufen Sie 60–75 Minuten am Stück, mit gelegentlichen kurzen Sprints.

SCHUHE UND KLEIDUNG FÜR IHR LAUFTRAINING

Gut passende Schuhe sind unverzichtbar fürs erfolgreiche Lauftraining. Kaufen Sie sie abends, da die Füße im Lauf des Tages breiter werden. Beim Anprobieren muss in den Schuhen noch daumenbreit Platz vor den Zehen sein. Vor allem untrainierte Übergewichtige sollten eine Laufbandanalyse durch einen qualifizierten Verkäufer oder Trainer durchführen lassen und auf eine etwas stärkere, ans Körpergewicht angepasste Dämpfung achten. Lassen Sie sich im Fachhandel beraten und erwähnen Sie, ob Sie eher walken oder joggen wollen. Legen Sie sich bequeme, gut sitzende, atmungsaktive und feuchtigkeitsableitende Kleidung aus Funktionsfasern zu (Unterwäsche, Trikot, Fleecejacke, Hose) sowie eine wind- und wasserfeste Laufjacke – schlechtes Wetter gibt es dann nicht mehr. Frauen brauchen außerdem einen stützenden, angenehm sitzenden Sport-BH.

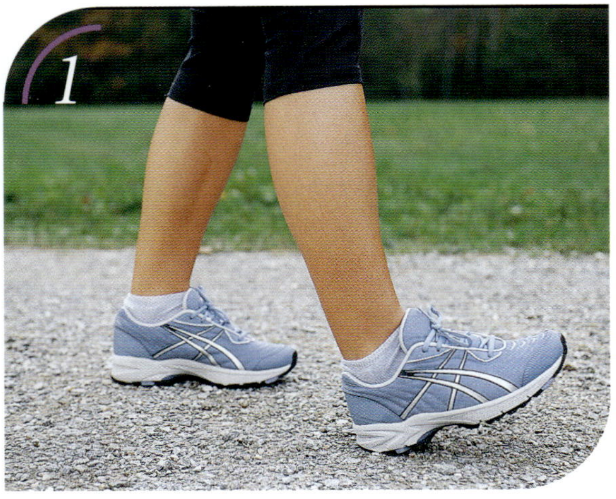

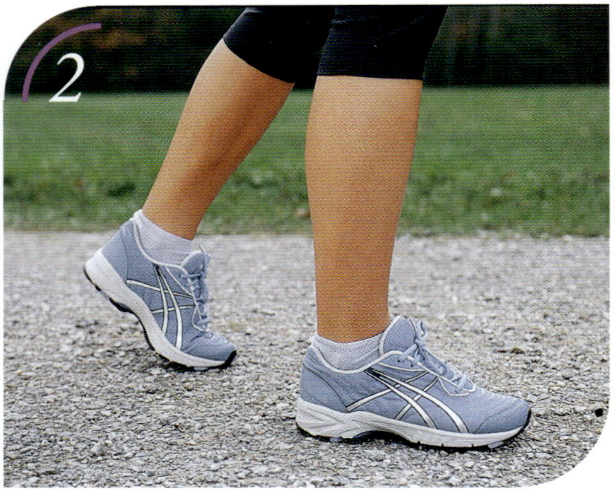

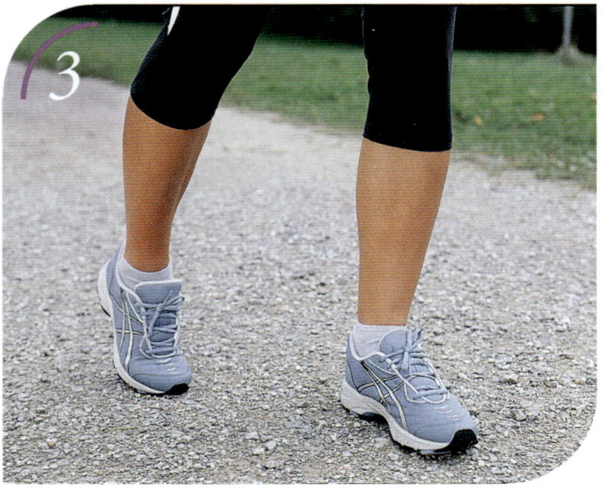

Die richtige Technik für Walking und Jogging

Der grundlegende Unterschied zwischen Walking und Jogging ist, dass beim Walken (wie beim normalen Gehen) immer ein Fuß Bodenkontakt hat, beim Joggen dagegen gibt es eine kurze »Flugphase«, in der beide Füße den Boden nicht berühren. Hier die wichtigsten Regeln für beide Bewegungsabläufe:

1. Beginnen Sie Ihr Training in mäßigem Tempo und steigern Sie sich langsam.
2. Setzen Sie zuerst die Ferse auf, 1 und rollen Sie über die ganze Fußsohle ab, Tendenz zur Außenkante. 2
3. Die Fußspitzen zeigen während des ganzen Bewegungsablaufs möglichst in Gehrichtung und nicht nach außen oder innen. 3
4. Die Knie werden beim Aufsetzen nie völlig durchgestreckt.
5. Ihre Arme winkeln Sie etwa auf Taillenhöhe an und lassen sie in dieser Haltung locker gegengleich mitschwingen.
6. Sie atmen bewusst gleichmäßig ein und aus.
7. Ihr Blick ist vier bis fünf Meter nach vorn auf den Boden gerichtet.
8. Ihre Schultern sind entspannt und rotieren durch den Armschwung leicht mit.
9. Sie heben den Brustkorb an (»Brust raus!«) und bleiben dadurch aufrecht. Dies unterstützt auch Ihren Atemfluss.
10. Sie erhöhen Ihre Geschwindigkeit über die Schrittfrequenz, nicht über die Schrittlänge. Mittelgroße, zügige Schritte können die Gelenke viel besser abfedern als große, raumgreifende Schritte.
11. Im Zweifel hilft Ihnen ein erfahrener Lehrer oder Trainer, etwa im Sportverein oder bei der Volkshochschule.

Vom Intervall- zum Dauerläufer

Ab der 16. Woche Ihres Ausdauertrainings haben Sie sich bereits eine so gute Grundlagenausdauer aufgebaut, dass Sie jetzt erstmals ohne Unterbrechung längere Strecken am Stück walken oder joggen können. Ihr Stoffwechsel ist nun fit genug dafür! Mit einem Lauf ohne Pausen beziehungsweise ohne langsamere Etappen gewinnen Sie nicht nur entscheidend an Durchhaltevermögen, sondern verbessern auch die Regenerationsfähigkeit Ihres Körpers, weil beim Laufen (wie bei allen Sportarten) anfallende Ermüdungsstoffe wie Laktat (Milchsäure) oder Ammoniak schneller und effektiver abgebaut werden können.

Ihr Dauerläufer-Ziel sollte zunächst bei etwa 45 Minuten liegen. Falls Sie das noch nicht ganz schaffen, ist es aber auch kein Beinbruch! Füllen Sie in diesem Fall die letzten Minuten der Gesamtzeit dann einfach mit normalem, langsamerem Gehen (wenn Sie walken) oder mit Walken (wenn Sie joggen) auf. Bald werden Sie feststellen, dass Sie immer länger durchhalten, bis schließlich die vollen 45 Minuten erreicht sind.

Wenn Sie nach weiteren vier Wochen die 45 Minuten problemlos bewältigen, legen Sie noch mal 15 Minuten drauf – für eine volle Stunde Walking oder Jogging. Auch hier können Sie wieder, falls Sie es anfangs noch nicht ganz schaffen, die letzten Minuten bis zum Ziel mit langsamem Gehen oder Walken auffüllen.

Wenn Sie langfristig etwa dreimal pro Woche 60 bis 75 Minuten walken oder joggen, investieren Sie viel in Ihre Gesundheit: Sie stärken vor allem Herz und Kreislauf sowie das Immunsystem. Und natürlich unterstützen Sie Ihre Fettverbrennung ganz entscheidend.

Sorgen Sie für neue Reize

Sie haben nach 20 Wochen Lauftraining einen so guten Ausdauerlevel erreicht, dass Sie jetzt auch mal intensive Reize in Ihr Training integrieren können. Auf diese Weise bleibt Ihr Organismus gefordert, sich immer wieder neuen Beanspruchungen anzupassen, und Sie festigen damit das bisher Erreichte. Außerdem schaffen Sie sich Abwechslung – und die ist ganz wichtig für die Motivation!

Gute Möglichkeiten bieten vor allem Treppen, Hügel, gewölbte Brücken, kleine Hindernisse zum Drüberspringen oder einfach kurze Sprints. Auch neue Laufstrecken bereichern Ihr Training, etwa im Urlaub – es gibt nichts Schöneres als einen morgendlichen Strand- oder Waldlauf! Das Tolle am Laufen ist ja: Es ist überall möglich, und Sie müssen nicht viel dafür mitnehmen.

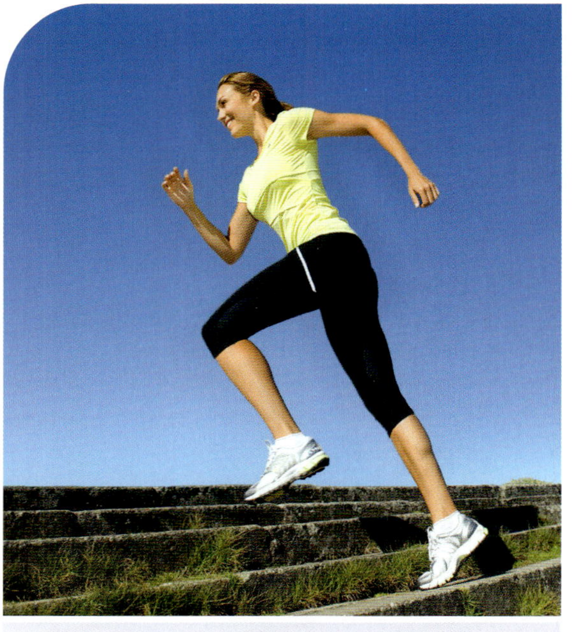

Abwechslung in Form von Geländewechseln wie etwa Treppenlaufen macht nicht nur Spaß, sondern bietet auch Ihrem Herz-Kreislauf-System und Ihren Muskeln wirkungsvolle neue Trainingsimpulse.

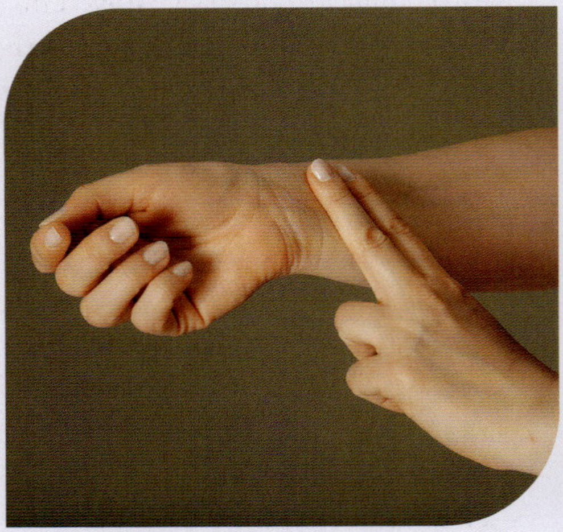

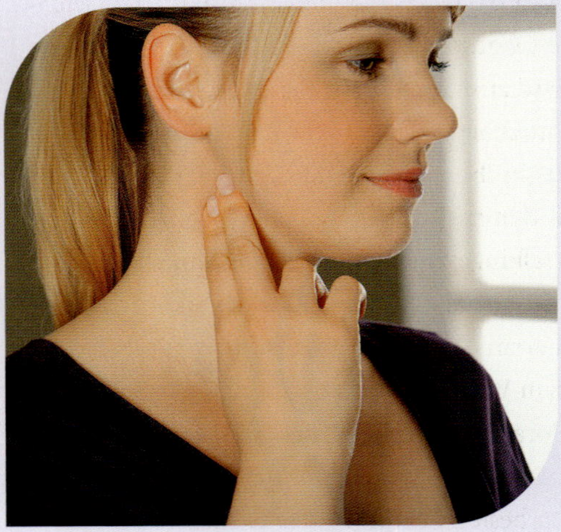

PULSKONTROLLE AM MORGEN NACH DEM TRAINING

Um zu kontrollieren, ob Ihr Training nicht zu intensiv war, bietet Ihnen das Wissen um Ihren Ruhepuls eine hervorragende Hilfe. Ermitteln Sie ihn vor Beginn Ihrer ersten Trainingseinheit, indem Sie direkt nach dem Aufwachen und noch in der Horizontalen (also noch bevor Sie Richtung Wecker aufspringen!) mit Zeige- und Mittelfinger Ihren Puls am Handgelenk oder an der Halsschlagader erfühlen. Sie brauchen dazu eine Uhr (oder den besagten Wecker) mit Sekundenzeiger.

Sobald Sie Ihren Puls deutlich spüren (siehe Bild), zählen Sie diesen 15 Sekunden lang und multiplizieren das Ergebnis mit 4: Dies ist Ihr Ruhepuls. Fühlen (oder wissen) Sie, dass Ihr Herzrhythmus unregelmäßig ist, sollten Sie die volle Minute durchzählen.

Notieren Sie den Ruhepuls an drei aufeinanderfolgenden Tagen, und errechnen Sie von diesen Ergebnissen den Mittelwert. Nun haben Sie eine recht zuverlässige Zahl.

Am Morgen nach Ihrer ersten Trainingseinheit (und natürlich beliebig nach jedem weiteren Training) sollten Sie wieder Ihren Ruhepuls nach dem gleichen Schema ermitteln. Liegt der ermittelte Wert nun mehr als sechs bis acht Schläge über dem zuvor errechneten Ausgangswert, war Ihr Training zu intensiv. Schalten Sie dann einfach beim nächsten Mal wieder einen Gang zurück! Ein Training im richtigen Maß und Umfang lässt Ihren Ruhepuls über die Monate hinweg absinken.

Die Herzfrequenz in Ruhe liegt normalerweise irgendwo zwischen 60 und 80 Schlägen pro Minute. Professionelle Ausdauersportler haben einen Ruhepuls von 40 Schlägen pro Minute! Je niedriger der Ruhepuls, umso schonender ist es fürs Herz, weil es so im Lauf des Lebens viele Millionen Schläge weniger machen muss. Durch unsere Trainingsprogramme wird Ihr Ruhepulswert längerfristig sinken – ein zuverlässiger Anzeiger für mehr Fitness und Gesundheit.

Nordic Walking – fit mit zwei Stöcken

Walking oder Jogging mit zwei speziellen, leichten Stöcken aus Carbon oder Aluminium – so wird aus dem flotten Gehen ein wirkungsvolles Ganzkörpertraining. Sie können es als »Extra« in Ihr wöchentliches Training einbauen und immer wieder mal eine Jogging- oder Walkingeinheit dadurch ersetzen. Die »aktive Pause« besteht beim Nordic Walking in langsamerem Gehen, beim Nordic Jogging gehen Sie zum Walkingtempo über.

Voraussetzung für den Trainingserfolg ist zum einen, dass Sie die korrekte Technik erlernen, am besten in einem Kurs bei der VHS oder einem Sportverein. Zum anderen ist die richtige Wahl der Stocklänge entscheidend. Dafür gibt es die Faustformel Körpergröße (in cm) x 0,66. Lassen Sie sich aber in jedem Fall im Sportfachhandel beraten! Dasselbe gilt für die Schuhe (siehe Kasten Seite 31).

Um die Nordic-Walking-Technik richtig auszuführen, sollten Sie auf Folgendes achten:

1. Der Kopf ist aufrecht, Sie schauen vier bis fünf Meter vor sich auf den Boden.
2. Ihr Oberkörper ist aufgerichtet und befindet sich in einer dem Tempo und der Steigung angepassten leichten Vorlage.
3. Beim Stockeinsatz umfasst die ganze Hand den Griff, nicht nur einzelne Finger. 1
4. Das Handgelenk bleibt beim Greifen gerade und knickt nicht ab!
5. Beim Stockeinsatz wird über die Schlaufe gleichmäßig Druck in Richtung Stockspitze nach hinten unten ausgeübt. Kommt das linke Bein nach vorn, schwingt der rechte Arm lang gestreckt in einer raumgreifenden Bewegung nahe dem Körper vor und umgekehrt.
6. Der Abdruck erfolgt unterhalb des Körperschwerpunkts (etwa in der Höhe des Hüftgelenks), woraufhin der Stock bis hinter den Körper bzw. die Hüfte geführt wird; die Hand in der Schlaufe wird nun geöffnet. 2
7. Die Ferse wird mit leicht gebeugten Knien sanft auf dem Boden aufgesetzt und der Fuß danach aktiv über die Sohle abgerollt, mit einer Tendenz zur Außenkante.
8. Die Armtechnik steuern Sie überwiegend aus dem Schultergelenk, sodass der Oberarm den Hauptanteil der Armbewegung übernimmt.
9. Arm und Stock bilden in der letzten Abdruckphase eine gerade Linie und befinden sich in Verlängerung des Oberkörpers.
10. Der Arm pendelt nach dem Abdruck über die Handschlaufe entspannt nach vorn.

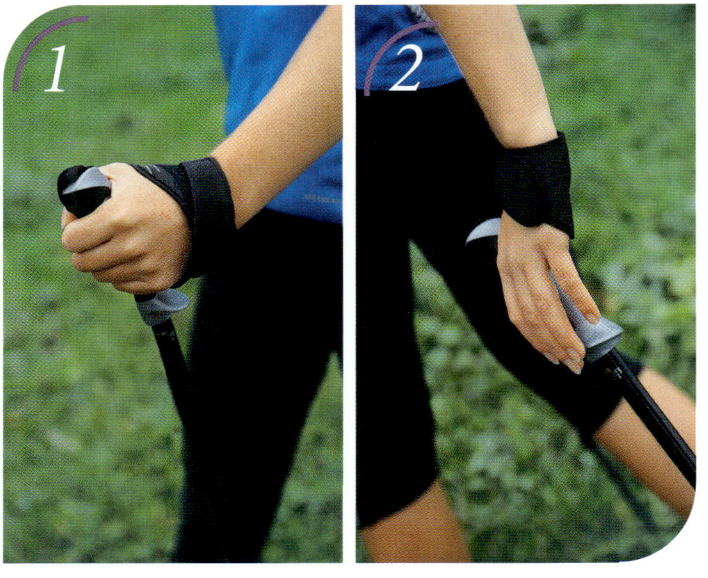

RADFAHREN: OFT UNTERSCHÄTZT

Sie haben keine Lust auf Walken oder Joggen oder suchen einfach eine Abwechslung zu Ihrem Lauftraining? Dann fahren Sie doch Rad! Fahrradfahren ist gerade für stark Übergewichtige eine ideale Trainingsform, weil es effektiv den Fettstoffwechsel trainiert, ohne dabei die Gelenke zu belasten.

Auch gut für starke Muskeln

Auf dem Fahrrad(ergometer) werden fast 70 Prozent des Körpergewichts vom Sattel übernommen! Dadurch, dass die Beine nicht mehr das volle Gewicht tragen müssen, können sie mehr Kraft in der Vorwärtsbewegung entwickeln und viel mehr Muskeln aufbauen. Auch Ihr Rücken wird Ihnen das Radfahren danken, denn bei einer optimalen Haltung auf dem Rad mit leicht nach vorn gebeugtem Oberkörper gerät die Rückenmuskulatur unter Spannung und stabilisiert Ihren gesamten Rumpf. Die gleichmäßige kreisende Tretbewegung übt einen Reiz auf die untere Rückenmuskulatur aus, wovon besonders die Lendenwirbelsäule und das Iliosakralgelenk (Verbindung von Kreuz- und Darmbein) profitieren: Eine gekräftigte Muskulatur in diesem Wirbelbereich schützt die Wirbelsäule besonders gut gegen äußere Belastungen. Die schnellen, kleinen Bewegungen der Beine und die damit verbundenen Ausgleichbewegungen des Rumpfes stimulieren gleichzeitig die kleinen Muskeln an den Wirbelkörpern, die über Gymnastik oder andere Trainingsformen nur schwer zu erreichen sind. Diese garantieren die so wichtige Stabilität der einzelnen Wirbelkörper untereinander und wirken somit aktiv Rückenschmerzen entgegen.

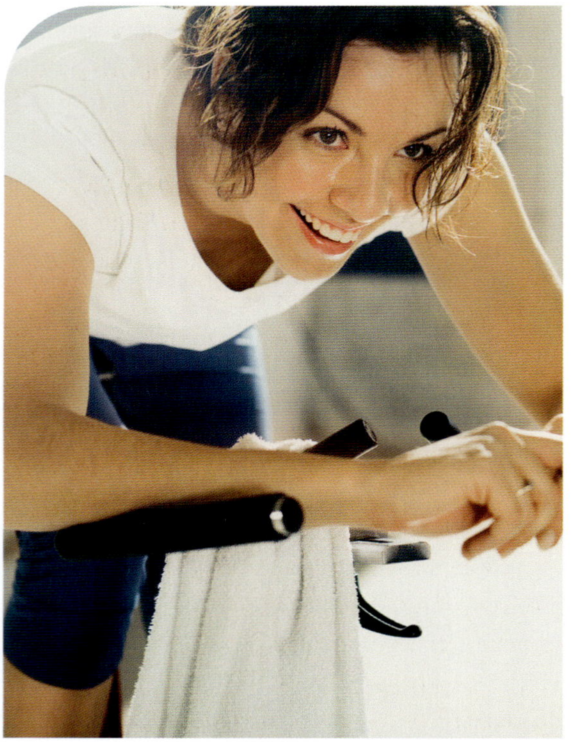

Ausreden wie »schlechtes Wetter« haben keine Chance mehr, wenn Sie einen Fahrradergometer im Wohnzimmer stehen haben. Dabei können Sie sogar die Nachrichten im Fernsehen gucken!

Im Wohnzimmer oder in der Natur?

Wenn Sie Platz für einen Heimtrainer haben, können Sie auch im Wohnzimmer trainieren, wenn es draußen schneit und stürmt. Außerdem erinnert Sie der Anblick des Gerätes immer ans Trainieren. Fortgeschrittenen und leicht Übergewichtigen empfehlen wir aber, das Training auf die Straße zu verlagern. Denn unterschiedliche Untergründe, Geschwindigkeiten und das Balancehalten fordern die Muskeln mehr heraus. Ob Sie sich auf einem normalen Straßenrad, einem Mountainbike oder zu Hause auf dem Ergometer bewegen – stets hat das positive Wirkungen auf Ihre Ausdauer.

Sieben Tipps zum richtigen Rad

Schon beim Fahrradkauf stellen Sie die Weichen für ein erfolgreiches Training. Lassen Sie sich im guten Fachhandel beraten beziehungsweise nehmen Sie Ihr Fahrrad unter die Lupe. Achten Sie besonders auf folgende Punkte:

1. Stimmt die Rahmengröße? Wenn Sie als Mann über dem Fahrrad stehen, sollte das Oberrohr den Schritt nur knapp nicht berühren; Frauen sollten je nach Wohlgefühl eine noch etwas niedrigere Rahmenhöhe bevorzugen. Die Rahmengröße lässt sich auch rechnerisch bestimmen: Rahmengröße klassisch in cm = Schritthöhe in cm x 0, 65.
2. Eine Federung ist sinnvoll – wenn Sie oft in rauem Gelände fahren, ist sie unerlässlich. Dabei sind Federungen am Hinterbau und am Sattel am wichtigsten, weil sie die Wirbelsäule direkt vor Stoßbelastungen schützen.
3. Der Abstand zwischen Lenker und Sattel sollte so ausgerichtet sein, dass die Ellbogen leicht gebeugt sind. Die Griffweite sollte etwa Schulterbreite betragen und der Lenker nicht zu tief eingestellt sein. Sind alle Komponenten richtig eingestellt, nehmen Sie beim Fahren eine ganz leichte Oberkörpervorlage ein: So werden Schultermuskulatur und der untere Rücken am wenigsten beansprucht. Ihre Rückenmuskeln können die Belastung nur dann optimal abfedern und somit bestmöglich arbeiten, wenn Sie nicht allzu aufrecht fahren.
4. Ergonomische Griffe bieten eine möglichst große Auflagefläche für Ihre Hände, sodass sie keinem punktuellen Druck ausgesetzt sind.
5. Der Sattel sollte parallel zum Boden ausgerichtet sein und in der Höhe so eingestellt werden, dass Ihr Knie während der Streckung noch immer leicht gebeugt ist.
6. Achten Sie auch auf die Sattelbreite! Ihre Sitzbeinhöcker sollten genug Platz finden und Ihr Becken damit stabil abstützen. Die namhaften Hersteller bieten zu diesem Zweck unterschiedliche Breiten an. Wählen Sie keinen zu weichen Sattel aus. Er sollte nur wenig gepolstert sein und daher kaum federn – das übernimmt die Hinterbau-Federung des Rades.
7. Das Rad muss natürlich verkehrssicher sein (Beleuchtung, funktionierende Bremsen etc.).

Das ideale Kombitraining

Das Fahrrad ist ideal für Sie, wenn Sie ganz allmählich und ohne großen Aufwand ins regelmäßige Training einsteigen wollen. Erledigen Sie zunächst den Weg zum Einkaufen, zum Arzt, zu Freunden und wenn möglich zur Arbeit per Fahrrad. So summieren sich Ihre Bewegungskilometer ebenso wie die verbrauchten Kalorien. Ganz zu schweigen davon, dass auch Umwelt und Geldbeutel profitieren!

Sind Sie zum Fahrradfan geworden, sollten Sie »Nägel mit Köpfen machen« und nach Plan (Seite 38) vorgehen, um Ihren Grundumsatz zu erhöhen und Körperfett abzubauen.

Nirgends können Sie Muskelaufbau- und Ausdauertraining so gut kombinieren wie auf dem Rad: Bei höheren Widerständen (wie Bergauffahren und größere Gänge beziehungsweise höhere Wattzahl am Ergometer) trainieren Sie mehr Ihre Muskeln – wenn Sie stattdessen die Trittfrequenz steigern, also in einem niedrigen Gang in der Ebene schnell treten, fördern Sie hauptsächlich Ihre Ausdauer und Bewegungskoordination.

Kombinieren Sie beide Varianten für besonders intensive Reize miteinander (siehe Seite 38 f.), wird der Organismus stärker beansprucht als beim reinen Ausdauertraining. Dies ist vor allem sinnvoll, wenn Sie das Gefühl haben, dass das Training gerade stagniert: Ihr Organismus wird neu herausgefordert.

Bauen Sie solche intensiven Einheiten jedoch erst dann in Ihr Training ein, wenn Sie sich bereits eine gute Ausdauergrundlage angeeignet haben – ab dann aber regelmäßig! Dabei werden Sie feststellen: Auspowern macht nicht nur richtig Spaß, sondern kann auch ganz neue Gefühle wecken. Sie spüren auf einmal jede Faser Ihres Körpers, fühlen sich einfach fit und leistungsfähig, der Kopf wird frei, und die Erschöpfung nach dem Sport wird zu einem besonders befriedigenden Erlebnis.

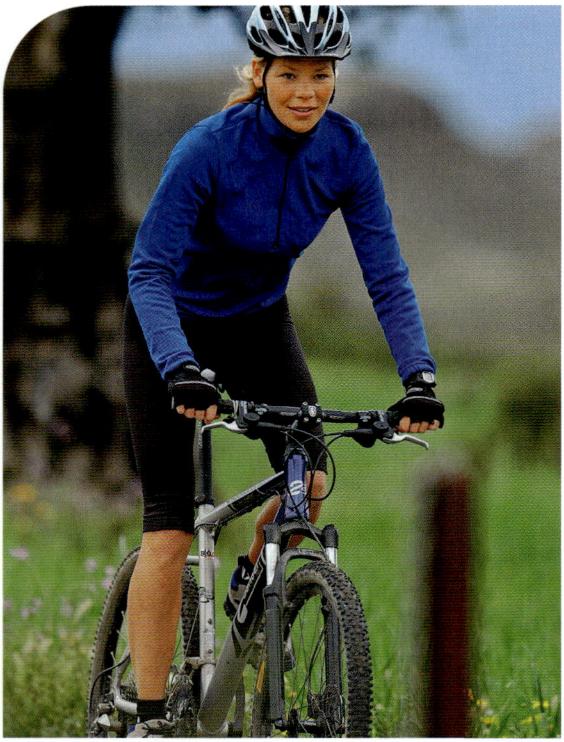

Radfahren ist das ideale Training für Ausdauer und einen gesunden Rücken. Voraussetzung: Die Komponenten des Rades sind so eingestellt, dass sie Ihnen eine gute Haltung ermöglichen.

So starten Sie Ihr gezieltes Radtraining

Bei starkem Übergewicht trainieren Sie jeweils 6 Wochen im beschriebenen Umfang, bei leichtem Übergewicht 4 Wochen (siehe Trainingspläne ab Seite 52 und 72). Wenn Sie als leicht Übergewichtiger neu mit unserem Programm beginnen und noch keine Trainingserfahrung haben, steigen Sie in der 17. Woche für die stark Übergewichtigen ein. Ansonsten ordnen Sie sich anhand der angegebenen Trainingszeiten bitte selbst ein.

- **1. bis 6. Woche:** Radeln Sie in der Ebene 20 Minuten am Stück bei moderatem Tempo. Sie sollten sich während der gesamten Zeit locker unterhalten können, ohne dabei aus der Puste zu kommen, und rund 60 Pedalumdrehungen pro Minute nicht überschreiten.
- **7. bis 12. Woche:** Wenn Sie die 20 Minuten gut bewältigen, ist es Zeit für eine Steigerung um 10 Minuten, sodass Sie auf eine Gesamtzeit von 30 Minuten kommen. Halten Sie die Belastung moderat: Erst den Umfang erhöhen, dann die Intensität! Die Pedalumdrehungen pro Minute sollten 80 nicht wesentlich überschreiten.
- **13. bis 16. Woche:** Erweitern Sie Ihre Strecke auf 45 Minuten ohne Unterbrechung. Die Belastungsintensität ist nach wie vor moderat.
- **17. bis 20. Woche/1. bis 4. Woche:** Bringen Sie langsam, aber sicher etwas mehr Tempo und Intensität in Ihre 45 Minuten Training! Suchen Sie sich eine anspruchsvollere Strecke mit leichter bis mittlerer Steigung, auf der Sie auch ab und zu aus der Puste geraten – aber nur für jeweils bis zu 5 Minuten. Unabhängig vom Gelände können Sie auch über jeweils 3 bis 5 Minuten bei gleicher Pedalumdrehung einen bis zwei Gänge höher schalten, dann fahren Sie wieder 10 Minuten »normal«. Möglich ist

auch, im sehr kleinen Gang die Pedalumdrehungen zwischenzeitlich auf 100 zu erhöhen. Wichtig ist, dass Sie sich während des Großteils der Strecke nach wie vor locker unterhalten könn(t)en und aufgrund der intensiveren Streckenabschnitte insgesamt eher ein wenig langsamer fahren als in den Wochen zuvor.

- **21. bis 25. Woche/5. bis 8. Woche:** Fahren Sie eine längere Strecke am Stück – möglichst etwa 60 Minuten! Bauen Sie ruhig ein paar Varianten in Form von Geländewechseln ein – Sie kennen mittlerweile Ihren Körper gut genug, um ihn nach Ihrem Gefühl etwas mehr oder weniger zu fordern. Behalten Sie aber im Durchschnitt weiterhin 80 Pedalumdrehungen bei und achten auf einen gleichmäßigen Atemrhythmus!
- **Ab der 26. Woche/9. bis 12. Woche:** Jetzt sind Sie bereit für eine weitere Steigerung des Umfangs wie auch der Intensität. Wenn Sie dauerhaft in der Lage sind, 60 bis 75 Minuten am Stück zu fahren oder einmal pro Woche intensivere Intervalle wie oben beschrieben einstreuen, tun Sie Ihrer Gesundheit viel Gutes. Tipps und Anregungen für individuelle Streckenprofile finden Sie übrigens im Internet oder bei der ADFC-Geschäftsstelle in Ihrer Nähe (siehe Anhang Seite 153).

Das Ergometer-Programm

Ein »Zipperlein«, zu kalt für eine Trainingseinheit im Freien … Hier sind Tipps für Ihr Wohnzimmertraining (siehe auch Seite 36):

- Fahren Sie sich vor jeder Trainingseinheit etwa 5 Minuten auf der niedrigsten Stufe ein, um den Kreislauf in Schwung zu bringen.
- Das Tempo soll bis Woche 24 immer so sein, dass Sie sich locker unterhalten könn(t)en.
- In den aktiven Pausen schalten Sie zurück auf die niedrigste Stufe (meist Level 1 genannt).
- Bei starkem Übergewicht steigen Sie in Woche 1 ein, bei leichtem Übergewicht in Woche 17 (siehe Trainingspläne ab Seite 52 und 72).
- Lassen Sie jede Trainingseinheit mit 3 bis 5 Minuten im Leerlauf ausklingen, bis Ihr Atem ruhig und gleichmäßig wird und Ihr Puls wieder unter 100 Schlägen pro Minute liegt.

IHRE ERGOMETER-TRAININGSEINHEITEN

Woche (starkes/leichtes Übergewicht)	Belastung (Min.)	aktive Pause (Min.)	Gesamtzeit (Min.)	Pedalumdrehungen
1–6	5	2	20	60–80
7–12	8	3	30	50–60
13–16	10	3,5	45	60
17–20/1–4	30	5	65	60
21–25/5–8	45*	–	45	60
ab 26**/ab 9**	60–75*	–	60–75	60

* Falls Sie die Verlängerung nicht auf Anhieb schaffen, füllen Sie die Zeit im Leerlauf auf (so haben Sie auch gleich eine gute Abwärmphase) und tasten sich bei jedem Training etwas weiter an die Zielzeit heran.

** Ab Woche 25 reduzieren Sie 2-mal pro Woche die Gesamtzeit auf 45 Minuten und schalten immer wieder für 3 bis 5 Minuten ein Level höher, sodass Sie aus der Puste geraten. Danach aktive Pause in einem sehr niedrigen Gang.

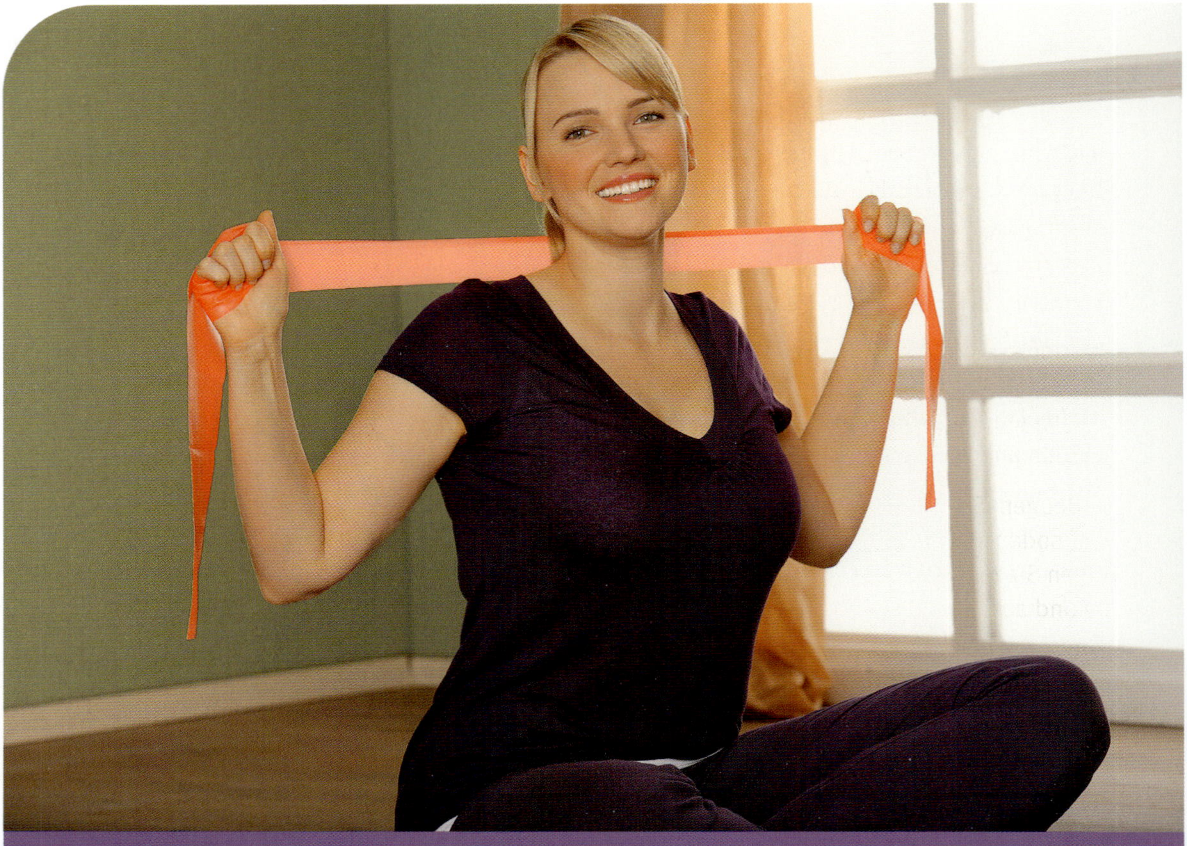

Muskeltraining bei starkem Übergewicht

Jetzt geht's los mit den Übungen für kräftigere Muskeln! Wärmen Sie sich 2 bis 3 Minuten mit lockerem Gehen oder Laufen auf der Stelle auf. Beginnen Sie mit Stufe 1 (Grundübung), bevor Sie nach drei bis vier Monaten zur Stufe 2 wechseln (siehe Seite 27). Halten Sie die Pausenzeiten ein. Etwa acht Wochen, nachdem Sie mit Stufe 2 begonnen haben, ist es an der Zeit für die nächste Steigerung: Ihre Muskeln sind nun auch für »Spielereien« bereit! Um langfristig Ihr Leistungsniveau aufrechtzuerhalten, ist es wichtig, von Zeit zu Zeit Varianten, also neue Reize, in Ihr Training zu bringen. Verlangsamen Sie zum Beispiel die Geschwindigkeit der Bewegungsausführung (etwa halbes Tempo), dabei verlängert sich der Reiz auf den Muskel. Die Pause zwischen den Durchgängen sollte dann 90 bis 120 Sekunden dauern. Machen Sie Ihr Trainingsprogramm zwei- bis viermal in der Woche. Damit Ihr Körper regenerieren kann, sollte zwischen zwei Trainingseinheiten aber immer ein Tag Pause liegen. Der ist ideal fürs Ausdauertraining (ab Seite 28)! Einen Trainingsplan finden Sie ab Seite 52.

WINDMÜHLE

GESAMTE RÜCKENMUSKULATUR / STABILISIERENDE RUMPFMUSKELN

→ Stellen Sie sich aufrecht hin und strecken Sie Ihre Arme über den Kopf. Ihre Daumen zeigen dabei nach hinten und Ihre Schultern bleiben tief. Wenn die Übung Ihnen zu anstrengend ist, können Sie zunächst auch die linke Hand auf dem linken Oberschenkel ablegen.

→ Beugen Sie nun Ihren Oberkörper in den Hüftgelenken, sodass er in eine leichte bis mittlere Vorlage kommt. Atmen Sie in dieser Position zunächst einige Atemzüge tief ein und aus.

→ Beginnen Sie nun beim Ausatmen mit Ihrem rechten, gestreckten Arm in langsamem, kontrolliertem Tempo eine Halbkreisbewegung nach hinten auszuführen, wobei Ihr Blick der Hand folgt. Es bewegen sich nur Arm, Kopf und Oberkörper; das Becken bewegt sich nicht mit! 1

→ Atmen Sie wieder ein und kommen in die Ausgangsstellung zurück. Wechseln Sie beim Einatmen im fließenden Übergang zur anderen Seite und führen die Bewegung mit Ihrem linken Arm aus (bei Bedarf legen Sie nun die rechte Hand auf dem rechten Oberschenkel ab). Wenn möglich, atmen Sie während der Armkreisbewegung immer aus und, bevor Sie die Arme wechseln, wieder ein.

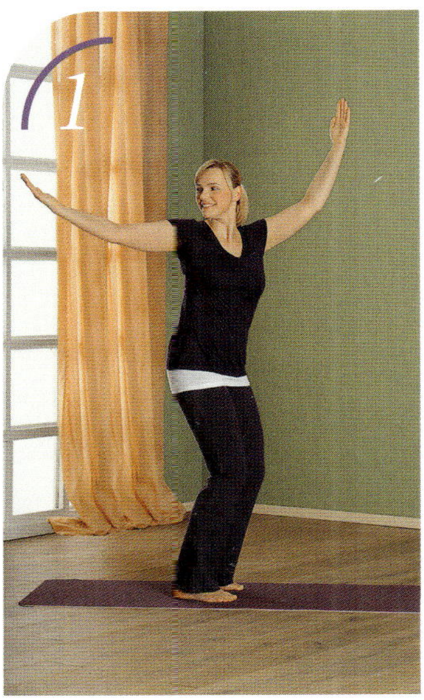

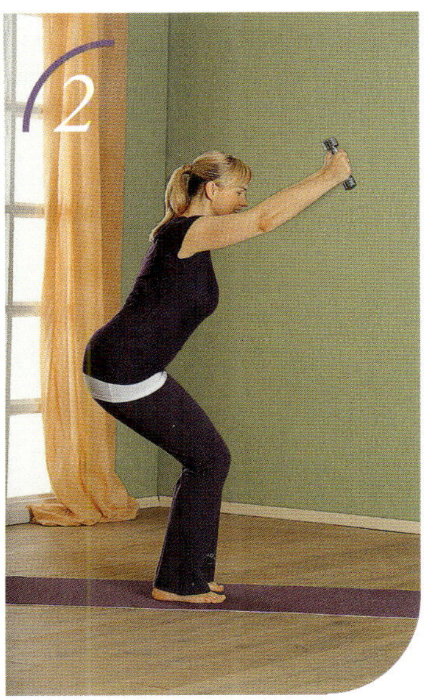

STUFE 1: *Führen Sie die kreisende Bewegung mit jedem Arm etwa 20-mal aus. Nach einer kurzen Pause von 30 bis 60 Sekunden sollten Sie anschließend noch 2 weitere Sätze absolvieren.*

STUFE 2: *Beugen Sie Ihren Oberkörper etwas weiter nach vorn und nehmen Sie in jede Hand eine 500-g-Hantel oder mit Wasser gefüllte 0,5-l-Flasche (Frauen) beziehungsweise eine 1000-g-Hantel oder 1-l-Flasche (Männer) und absolvieren damit 2 bis 3 Sätze à 8 bis 12 Wiederholungen. Machen Sie zwischen den Sätzen jeweils eine 60 bis 90 Sekunden lange Pause.* 2

Halten Sie während der gesamten Übung Ihren Bauch fest angespannt, um nicht in der Lendenwirbelsäule durchzuhängen! Atmen Sie dennoch unbedingt gleichmäßig weiter! Achten Sie darauf, dass Ihre Knie während der gesamten Bewegungsausführung nach vorn schauen. Auf diese Weise verhindern Sie, dass Ihr Becken bei der Bewegung mitrotiert.

STEHENDER HACKER

TIEFE RUMPFMUSKULATUR

→ Begeben Sie sich in den schulterbreiten Stand. Ihre Knie sind leicht gebeugt, Ihr Rücken ist aufrecht. Ihre Fußspitzen zeigen etwas nach außen.

→ Stellen Sie sich vor, Sie würden auf einem Stuhl oder Hocker hinter sich Platz nehmen wollen. Schieben Sie also Ihren Po so weit nach hinten, dass Ihr Oberkörper in eine stärkere Vorbeuge gerät. Ihr Rücken bleibt dabei aber unbedingt gerade, sodass vom Kopf bis zum Po eine Diagonale entsteht.

→ Strecken Sie nun Ihre Arme in Verlängerung der Wirbelsäule bis über den Kopf. Ihre Daumen zeigen nach oben, Ihre Handflächen weisen nach innen, und Ihr Blick ist nach schräg unten gerichtet.

→ Führen Sie in dieser Position mit den Armen schnelle, kleine Auf-und-ab-Bewegungen (Hackbewegungen) durch. 1 Es bewegen sich nur Ihre Arme.

STUFE 1: *Führen Sie den stehenden Hacker insgesamt 3- bis 4-mal über 30 bis 45 Sekunden aus. Die Pause zwischen zwei Sätzen sollte jeweils etwa 30 Sekunden betragen.*

STUFE 2: *Führen Sie den stehenden Hacker 2- bis 3-mal über 60 Sekunden aus. Legen Sie dazwischen jeweils eine Pause von etwa 45 Sekunden ein.*

Variante für Fortgeschrittene:
Fassen Sie ein Thera-Band mittig, sodass es unter mäßige bis stärkere Spannung gerät, und wickeln Sie die Bandenden ein- bis zweifach um Ihre Handgelenke. Ihre Daumen zeigen nach oben. Führen Sie nun mit dem Theraband den Bewegungsablauf wie oben beschrieben durch!

1

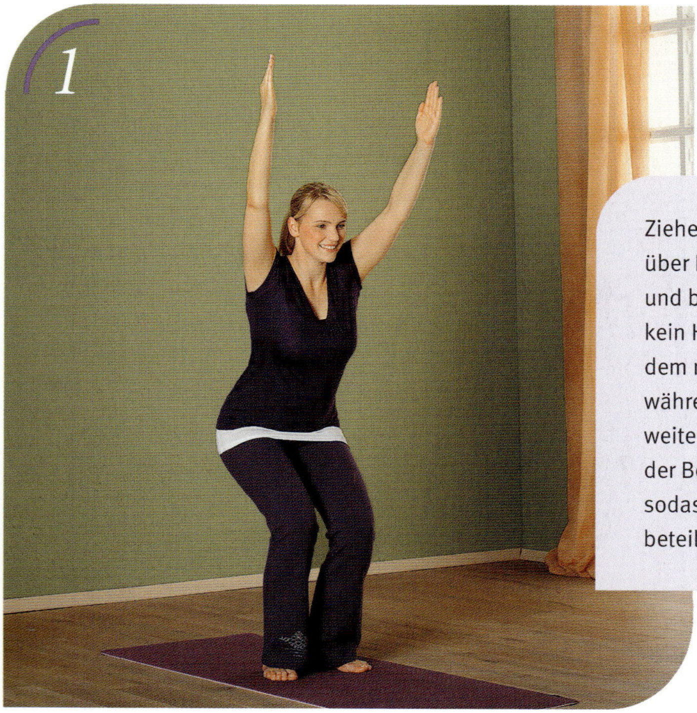

Ziehen Sie Ihre Schultern trotz der Arbeit über Kopf nicht verkrampft zu den Ohren und bleiben Sie im Bauch fest: Es sollte sich kein Hohlkreuz bilden! Halten Sie außerdem nicht die Luft an, sondern atmen Sie während der gesamten Übung gleichmäßig weiter. Ihr Unterkörper bleibt während der Bewegungsausführung jederzeit fest, sodass Ihr Becken nicht an der Bewegung beteiligt ist!

BEINKRAN

OBERSCHENKELVORDERSEITE

→ Setzen Sie sich mit gestreckten Beinen auf eine gefaltete Decke oder eine Übungsmatte und richten Sie Ihren Rücken auf.

→ Stellen Sie nun Ihren rechten Fuß auf, indem Sie das Knie stark anwinkeln. Das linke Bein bleibt gestreckt. Sie können mit den Händen locker um das aufgestellte Knie greifen. Es wird allerdings etwas leichter, den Rücken aufrecht zu halten, wenn Sie stattdessen die Hände hinter Ihrem Po auf dem Boden aufsetzen und die Brust etwas »herausstrecken«.

→ Beginnen Sie nun, das linke Bein (ohne Schwung!) gestreckt und ohne im Knie abzuknicken langsam etwas vom Boden abzuheben. Bleiben Sie dabei im Rücken stabil, es bewegt sich wirklich nur das gestreckte Bein. Vergessen Sie nicht, gleichmäßig weiterzuatmen. 1 Heben und senken Sie das Bein im Atemrhythmus.

→ Nach etwa 15 Wiederholungen stellen Sie das Bein angewinkelt auf, strecken nun das rechte Bein und wiederholen die Bewegungsausführung auf der anderen Seite.

STUFE 1: *Führen Sie etwa 15 Wiederholungen des kompletten Bewegungsablaufes durch, und machen Sie davon 1 bis 3 Sätze. Die Pause zwischen den Sätzen sollte 30 bis 60 Sekunden betragen.*

STUFE 2: *Reduzieren Sie die Wiederholungen pro Satz auf 8 bis 12 und halten Sie nach der letzten Wiederholung das Bein für weitere 10 bis 15 Sekunden in der Luft. Führen Sie 2 bis 3 Sätze durch. Machen Sie dazwischen 60 bis 90 Sekunden Pause.*

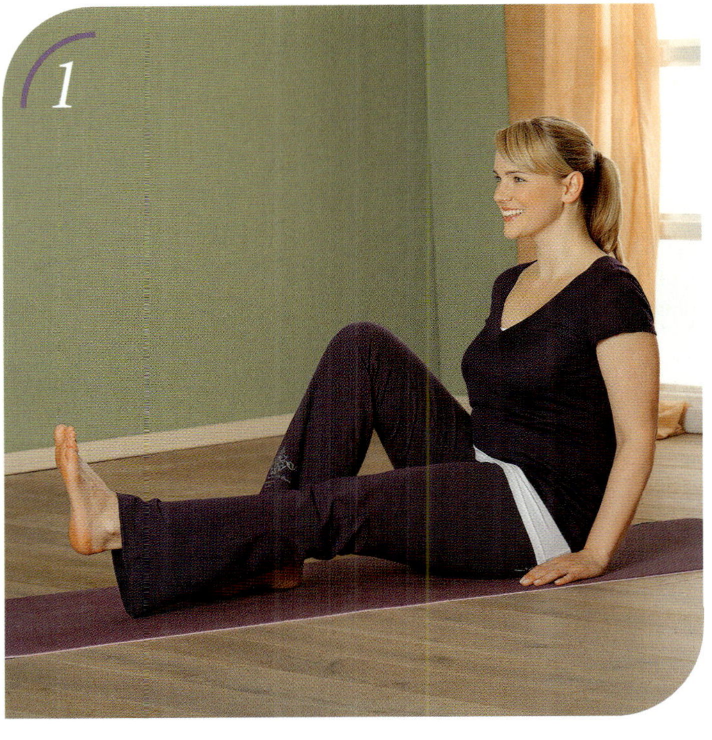

1

Es kommt nicht darauf an, wie hoch Sie das Bein anheben, sondern lediglich darauf, dass Ihr Oberkörper nicht mitarbeitet. Die Bewegung kommt ausschließlich aus dem Bein. Da Sie das Bein ohne die Last des Körpergewichtes bewegen, eignet sich die Übung auch, wenn Sie unter Kniebeschwerden leiden.

ABFAHRTSHOCKE

MUSKELN AN OBERSCHENKELN, PO, KNIE UND HÜFTE

→ Kommen Sie in den hüftbreiten Stand bei aufrechtem Oberkörper. Ihre Knie sind etwas gebeugt und Ihre Fußspitzen schauen leicht nach außen. Ihre Hände ruhen jeweils rechts und links auf der Oberschenkelvorderseite. Sie können die Arme aber auch nach vorn strecken – je weiter weg sie vom Oberkörper gehalten werden, desto anstrengender wird die Übung! Halten Sie Ihren Rücken während der gesamten Bewegung gerade.

→ Stellen Sie sich nun vor, Sie würden auf einem Stuhl hinter sich Platz nehmen, und schieben Sie Ihren Po entsprechend langsam nach hinten unten in eine tiefe Hocke. Ihre Hände wandern gleichzeitig auf Ihre Knie beziehungsweise bleiben gerade nach vorn gestreckt. Atmen Sie dabei ein. Beugen Sie die Kniegelenke nur so weit, dass maximal ein 90-Grad-Winkel zwischen Oberschenkeln und Unterschenkeln entsteht. 1

→ Bei der folgenden Ausatmung ziehen Sie Ihren Bauchnabel aktiv nach innen und strecken gleichzeitig Ihre Beine wieder, sodass Sie zurück in die Ausgangsstellung gelangen. Spannen Sie beim Hochdrücken bewusst Ihre Pomuskeln an.

STUFE 1: *Führen Sie die Kniebeuge (Squat) in 2 bis 3 Sätzen mit jeweils etwa 15 Wiederholungen durch. Zwischen den Sätzen machen Sie je eine 30 bis 60 Sekunden lange Pause.*

STUFE 2: *Reduzieren Sie die Wiederholungen in den 2 bis 3 Sätzen auf jeweils 8 bis 12 und bleiben Sie für weitere 10 bis 15 Sekunden in der tiefen Hocke! Legen Sie zwischen den Sätzen eine Pause von 60 bis 90 Sekunden ein.*

Gerade bei starkem Übergewicht ist es von großer Bedeutung, die Muskeln rund um das Knie- und Hüftgelenk zu stärken, weil diese Gelenke durch die überschüssigen Pfunde sowieso schon »viel zu schleppen« haben!

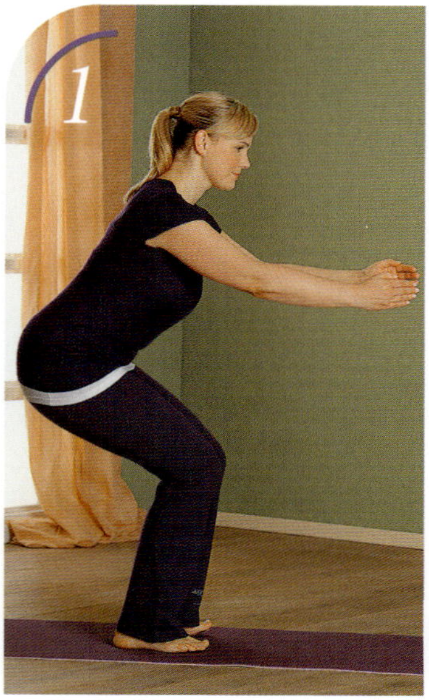

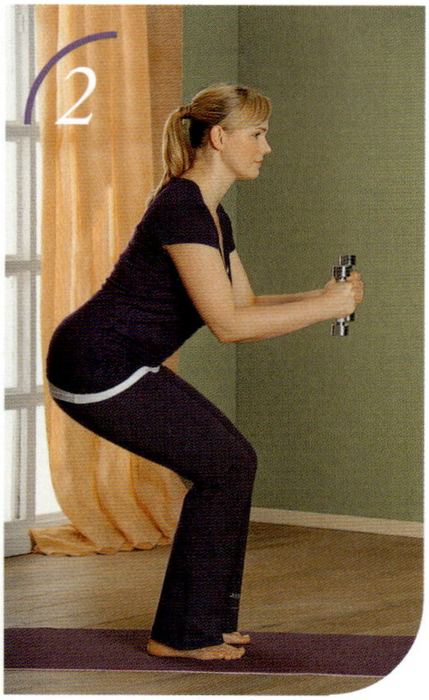

Variante für Fortgeschrittene:
Nehmen Sie für die Übung zwei Hanteln oder zwei gefüllte Plastik-Wasserflaschen in die Hände und halten diese mit angewinkelten Armen vor der Brust. 2

SCHIEBE-PÄCKCHEN

TIEFE UND GERADE BAUCHMUSKULATUR

→ Legen Sie sich auf den Rücken und stellen Sie die Beine mit auf. Unter Ihrer Lendenwirbelsäule sollte während der gesamten Übung eine kleine Lücke bleiben. Legen Sie die Arme entspannt neben sich auf den Boden.

→ Heben Sie Ihre angewinkelten Beine so weit an, dass die Unterschenkel parallel zum Boden und die Knie senkrecht über den Hüftgelenken sind. Stellen Sie sich vor, Sie würden ein Tablett mit Gläsern auf Ihren Unterschenkeln halten, so fallen Ihre Knie nicht nach außen.

→ Atmen Sie tief ein und aus und spannen Sie besonders während der Ausatmung Ihre Bauchmuskeln bewusst an. Beim nächsten Ausatmen bewegen Sie nun Ihre angewinkelten Beine ganz langsam ein kleines Stück zu Ihrem Oberkörper heran, atmen einmal tief ein, halten die Spannung und führen Ihre Beine bei der folgenden Ausatmung nur ein ganz kleines Stück über die Senkrechte hinaus, hin zu Ihren Füßen. 1

→ Kommen Sie mit dem Einatmen wieder in die »Ranbewegung«.

STUFE 1: *Führen Sie die Beine 6-mal zu sich heran und 6-mal von sich weg. Machen Sie 30 bis 60 Sekunden Pause und hängen noch weitere 2 bis 3 Sätze an.*

STUFE 2: *Führen Sie die Übung mit 6 Wiederholungen pro Bewegung aus, verharren Sie nun jedoch sowohl in der Ran- als auch in der Wegbewegung für ein bis zwei weitere Atemzüge in den beiden Endpositionen (nicht die Luft anhalten!). Zwischen den 2 bis 3 Sätzen machen Sie jeweils 60 bis 90 Sekunden Pause.*

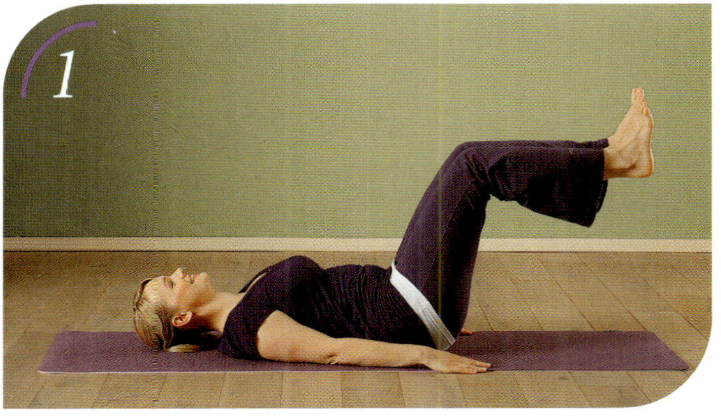

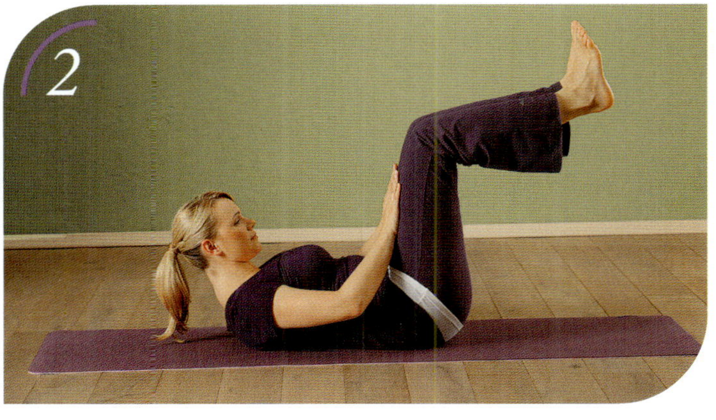

Variante für Fortgeschrittene:
Heben Sie am Ende eines Durchgangs Kopf und Schultergürtel etwas vom Boden ab und legen beide Hände auf die Oberschenkel. Drücken Sie fest gegen Ihre Oberschenkel, mit denen Sie kräftig dagegenhalten. Halten Sie die Spannung für 10 Sekunden und atmen gleichmäßig weiter. Blicken Sie dabei schräg nach oben (zwischen Kinn und Brust sollte etwa eine Faust passen). 2

HORIZONTALE WAAGE

GERADE UND TIEFE BAUCHMUSKELN / SCHRÄGE BAUCHMUSKELN

→ Legen Sie sich auf den Rücken und stellen Sie beide Füße flach mit 90 Grad Kniebeugung auf dem Boden auf. Legen Sie Ihre Arme gestreckt und entspannt neben Ihrem Rumpf ab. Ihr Becken steht parallel zum Boden.

→ Nachdem Sie einige Male tief ein- und ausgeatmet haben, heben Sie mit festem Bauch bei der nächsten Ausatmung Ihren Kopf, Ihren Schultergürtel und Ihre Arme ein Stück vom Boden an.

→ Führen Sie nun eine langsame Seitneigung Ihres Rumpfes aus, indem Sie Ihre linke Hand in Richtung Ihrer linken Ferse bewegen. Ihr Blick folgt der Hand. Mit dem Einatmen kommen Sie zurück zur Mitte. Beim nächsten Ausatmen bewegen Sie Ihre rechte Hand in Richtung Ihrer rechten Ferse und so weiter. 1

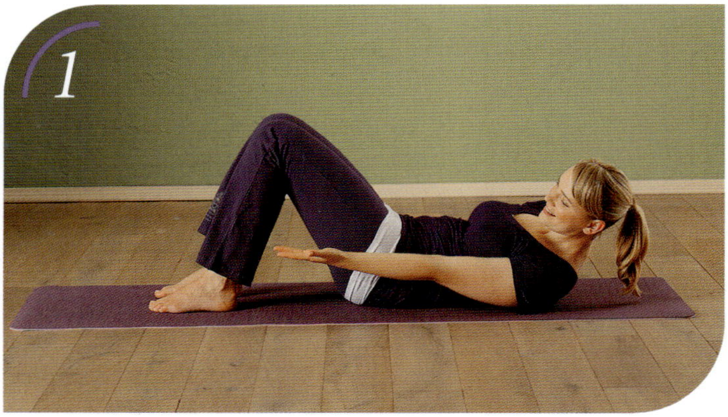

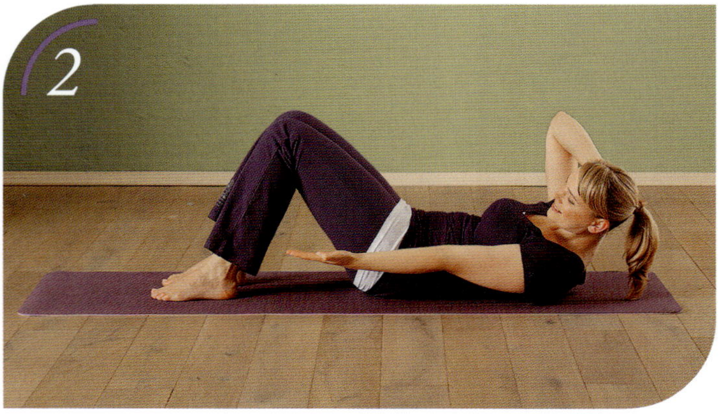

→ Ihr Becken sollte sich dabei kaum mitbewegen, sodass ausschließlich die Bauchmuskulatur arbeiten muss!

STUFE 1: *Absolvieren Sie die Übung in 2 bis 3 Sätzen à etwa 15 Wiederholungen pro Seite. Als Pause zwischen den Sätzen sind 30 bis 60 Sekunden empfehlenswert.*

STUFE 2: *Führen Sie auf jeder Seite in 2 bis 3 Sätzen etwa 8 bis 12 Wiederholungen durch. Nach der letzten Wiederholung eines jeden Satzes führen Sie im Endpunkt der Bewegung mit dem Arm noch für weitere 10 bis 15 Sekunden kleine, schnelle »schiebende« Bewegungen in Richtung Ihrer jeweiligen Ferse durch.*

Bei möglichen Nackenbeschwerden können Sie immer den gegengleichen Arm, der nicht in Richtung Ferse wandert, an den Hinterkopf legen und Kopf und Nacken damit ein bisschen unterstützen. 2

BEINSCHLINGE

BEININNENSEITE / BECKENBODEN

→ Legen Sie sich auf Ihre Übungsmatte oder eine gefaltete Decke auf die Seite. Das untere Bein liegt gestreckt am Boden auf und das obere legen Sie so über dem unteren ab, dass zwischen Oberschenkel und Oberkörper sowie zwischen Ober- und Unterschenkel jeweils ein 90-Grad-Winkel ist. Ihr Kopf ruht auf dem gestreckten unteren Arm, der auf dem Boden abgelegt ist, der obere Arm ist leicht auf Bauchhöhe abgestützt, ohne dass sich Ohr und Schulter einander annähern. 1

→ Bei der nächsten Ausatmung spannen Sie Ihre Bauch- und Pomuskeln leicht an und heben das untere Bein gestreckt und langsam etwas vom Boden in Richtung Decke. Es bewegt sich dabei wirklich nur das Bein, weichen Sie nicht im Rumpf aus! 2

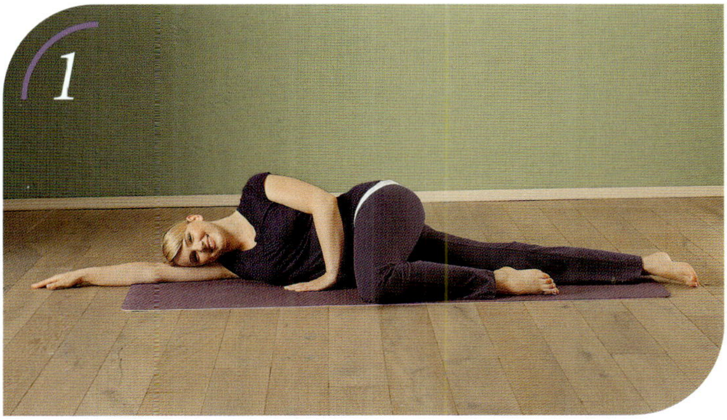

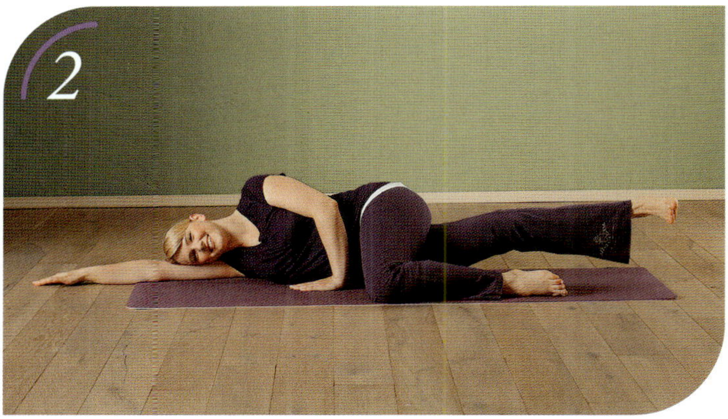

→ Mit dem Einatmen senken Sie das Bein jetzt wieder bis knapp über dem Boden, ohne es aber ganz abzulegen.

→ Wechseln Sie nach dem 1. Satz die Seite.

STUFE 1: *Wiederholen Sie die Bewegung in 2 bis 3 Sätzen à 15 bis 20 Wiederholungen pro Seite. Zwischen den Sätzen liegen 30 bis 60 Sekunden Pause.*

STUFE 2: *Führen Sie pro Seite 2 bis 3 Sätze mit je 8 bis 12 Wiederholungen durch und »federn« Sie nach der jeweils letzten Wiederholung das Bein in kleinen, schnellen Auf-und-ab-Bewegungen für weitere 10 bis 15 Sekunden im höchsten Punkt. Die Pause zwischen den Sätzen sollte 60 bis 90 Sekunden betragen.*

Eine stabile Beininnenseite, wie Sie sie mit dieser Übung erreichen, verhindert ein ungewolltes Auseinanderweichen der Beine, zum Beispiel auf glattem Untergrund. Der Beckenboden wird ebenfalls gekräftigt, was gerade bei Übergewicht sehr wichtig ist, da ohnehin schon viel Gewicht daraufdrückt.

BEINPENDEL IN SEITLAGE

SEITLICHE HÜFT- UND OBERSCHENKELMUSKELN

→ Legen Sie sich auf die Seite, Ihre Beine sind etwa 45 Grad angewinkelt und liegen aufeinander. Po und Fersen sind auf einer Linie, Ihr Kopf liegt entspannt auf dem unteren, gestreckten Arm. Der obere Arm stützt leicht vor dem Körper ab, ohne dass die Schulter zum Ohr wandert.

→ Atmen Sie einige Male tief ein und aus. Versuchen Sie beim Ausatmen durch das Einziehen des Bauchnabels eine kleine Lücke unter Ihrer Taille entstehen zu lassen, die Sie während der gesamten Übung beibehalten.

→ Mit dem Ausatmen bewegen Sie das obere Bein in die Waagrechte und ziehen dabei Ihre Fußspitze leicht an.

→ Schwingen Sie mit dem nächsten Einatmen das (fast) gestreckte Bein in moderatem Tempo nach vorn, als wollten Sie einen Gegenstand wegtreten; die Fußspitze bleibt dabei angezogen! Je nach Beweglichkeit können Sie Ihr Bein bis maximal 90 Grad vorschwingen. 1

→ Führen Sie das Bein mit dem nächsten Ausatmen zurück, etwas über die Ausgangsposition hinaus (hinter Ihre Hüfte), ohne mit dem Oberkörper nach vorn zu fallen! Der Fuß wird bei dieser Rückwärtsbewegung gestreckt.

STUFE 1: *Machen Sie etwa 15 Wiederholungen pro Seite und davon 2 bis 3 Sätze. Legen Sie zwischen den Sätzen eine 30 bis 60 Sekunden lange Pause ein.*

STUFE 2: *Machen Sie in jedem Satz 8 bis 12 Wiederholungen pro Seite. Bei der letzten Wiederholung halten Sie die Endposition (Bein vorn) jeweils für 10 bis 15 Sekunden, bevor Sie in die Ausgangsstellung zurückkehren. 2 bis 3 Sätze mit einer Pause von 60 bis 90 Sekunden sind optimal.*

1

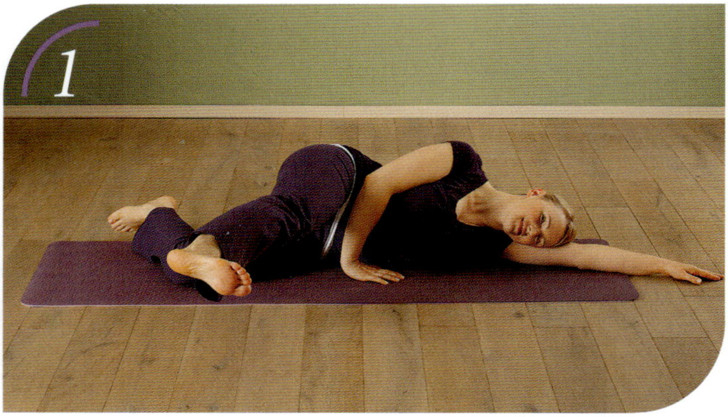

2

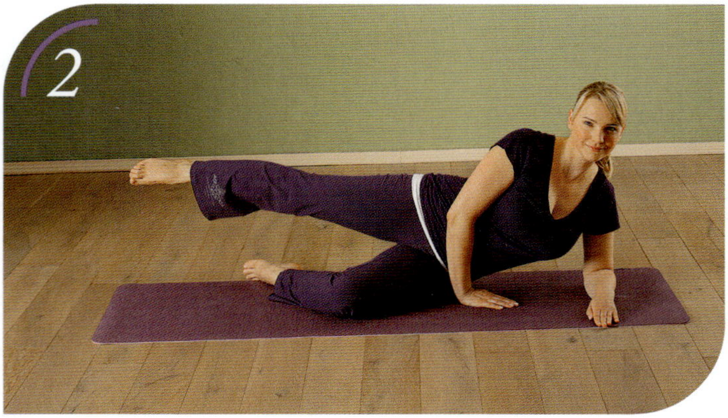

Variante für Fortgeschrittene:
Geübte können die Übung im Unterarmstütz ausführen, indem der Kopf nun nicht auf dem Arm abgelegt, sondern der Ellbogen senkrecht unter der Schulter platziert wird. Die Taille sinkt während der Bewegung nicht ab, die untere Schulter wandert nicht zum Ohr. 2

FLAMINGO

OBERSCHENKELRÜCKSEITE / PO / ABSPREIZENDE BEINMUSKULATUR

→ Stellen Sie sich vor einen etwa hüfthohen Tisch. Beugen Sie den Oberkörper nach vorn und stützen Sie Ihre Unterarme auf dem Tisch ab. Ihre Ellbogen stehen senkrecht unter Ihren Schultergelenken, Ihre Handflächen schauen sich an. Der Winkel zwischen Oberkörper und Oberschenkeln sollte 90 bis 120 Grad betragen. Ihre Beine sind leicht gebeugt und hüftbreit aufgestellt. Achten Sie darauf, dass Ihr Rücken gerade bleibt. Ohren und Schultern bleiben während der Übung in weitem Abstand.

→ Winkeln Sie Ihr rechtes Bein nun auf etwa 90 Grad an; die Fußspitze ist leicht angezogen. 1

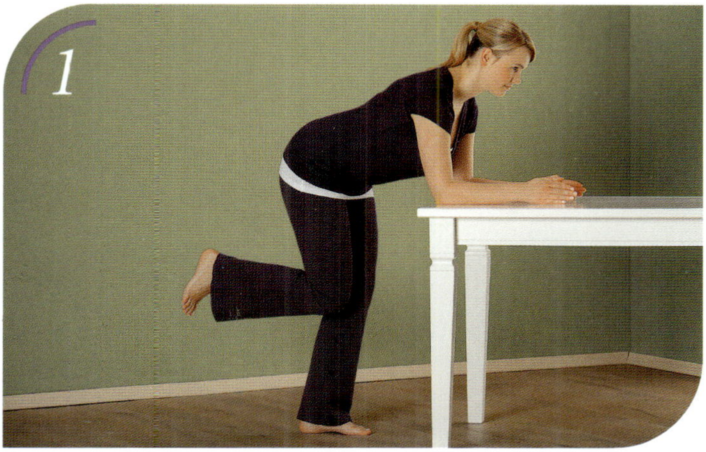

1

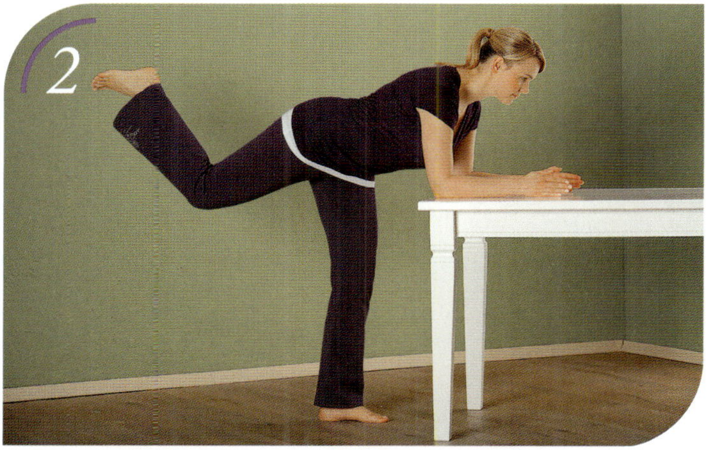

2

→ Beginnen Sie mit einer langsamen Auf-und-ab-Bewegung Ihres rechten Beins, als wollten Sie den Fuß diagonal zur Decke drücken. Kommen Sie mit dem Bein nicht viel höher als Hüfthöhe. Arbeiten Sie mit Kraft und nicht mit Schwung! 2

→ Wiederholen Sie die Übung mit dem anderen Bein.

STUFE 1: *Führen Sie mit jedem Bein etwa 15 bis 20 Wiederholungen durch, und machen Sie davon 2 bis 3 Sätze. Zwischen den Sätzen sollten jeweils 30 bis 60 Sekunden Pause liegen.*

STUFE 2: *In jedem der 2 bis 3 Sätze machen Sie die beidseitige Bewegungsausführung nur 8- bis 12-mal. Am Ende eines Satzes führen Sie für 10 bis 15 Sekunden ganz kleine, schnelle Auf- und Abbewegungen in der Endposition durch. Zwischen den Sätzen liegen 60 bis 90 Sekunden Pause.*

Bauch und Po bleiben während der Übung fest angespannt. Ihr Becken bleibt stets parallel zur Tischkante, und der Winkel im Kniegelenk verändert sich nicht. Achten Sie außerdem darauf, dass Sie nicht im Schultergürtel einsinken.

FLIEGENDE EXTREMITÄTEN

MUSKULATUR IM BEREICH VON PO, HÜFTEN, SCHULTERN UND UNTEREM RÜCKEN

→ Begeben Sie sich auf Ihrer Trainingsmatte in den Vierfüßlerstand. Ihre Knie sollten sich senkrecht unter Ihren Hüftgelenken und Ihre Ellbogen senkrecht unter Ihren Schultergelenken befinden. Ihre Hände zeigen parallel nach vorn, Ihr Blick ist zum Boden gerichtet.

→ Ihr Bauch ist fest und Sie sinken nicht im Schultergürtel ein. Auch Ihr Kopf sollte im Laufe der Übung nicht nach unten absinken.

→ Atmen Sie aus und strecken Sie dabei langsam Ihren rechten Arm nach vorn bis in die Waagrechte (in Verlängerung des Rumpfes), sodass der Daumen zur Decke zeigt. Mit der Einatmung führen Sie Ihren Arm langsam wieder in die Ausgangsstellung zurück. Wechseln Sie mit der nächsten Ausatmung die Seite.

→ Wenn Sie Ihren linken Arm wieder zurückgestellt haben, beginnen Sie die gleiche Bewegung mit den Beinen. Atmen Sie dafür aus und schieben Sie Ihr rechtes Bein in die Horizontale (nicht höher!). Mit der Einatmung führen Sie es wieder zum Boden und wechseln mit der folgenden Ausatmung zur anderen Seite.

STUFE 1: *Bewegen Sie alle vier Extremitäten pro Satz jeweils nacheinander 3- bis 4-mal in die Streckung und zurück. Machen Sie mindestens 2 Sätze mit 30 bis 60 Sekunden Pause dazwischen.*

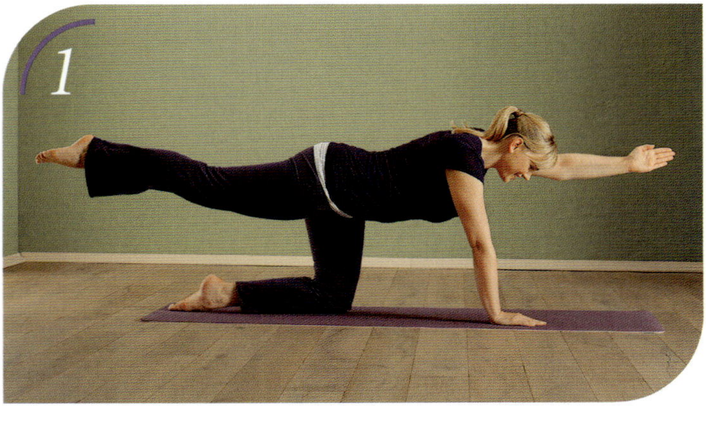

STUFE 2: *Führen Sie einen Arm und das gegenüberliegende Bein 3- bis 4-mal pro Seite und Satz gleichzeitig in die Streckung und halten Sie die Extremitäten jeweils etwa 10 bis 15 Sekunden in der Luft.* **1** *Machen Sie zwischen den 2 bis 3 Durchgängen jeweils 60 bis 90 Sekunden Pause.*

Schonender für die Handgelenke wird die Übung, wenn Sie sie im Unterarmstütz ausführen. Bitten Sie dann aber eine zweite Person, zu kontrollieren, ob Arm und Bein mit dem Oberkörper eine Linie bilden.

Variante 1 für Fortgeschrittene:
Halten Sie Arm und/oder Bein 2 bis 3 weitere Atemzüge in der Luft, bevor Sie sie wieder zurückstellen.

Variante 2 für Fortgeschrittene:
Stützen Sie beide Hände auf dem Boden auf und umfassen Sie dabei ein Thera-Band an beiden Bandenden. Führen Sie die Bandmitte um Ihre rechte Fußsohle, so dass das Thera-Band ein Dreieck bildet. Strecken Sie nun das rechte Bein gegen den Widerstand des Bandes bis in die Waagerechte nach hinten und versuchen Sie das Knie während der Wiederholungen zwischendurch nicht am Boden abzusetzen. Wechseln Sie im Anschluss die Seite.

BALLETTTÄNZER

WADENMUSKELN / FUSSMUSKELN / POMUSKELN

→ Begeben Sie sich in den hüftbreiten, aufrechten Stand. Ihre Arme können Sie entspannt an den Seiten herabhängen lassen oder auf Ihrer Brust verschränken. Ihre Knie sind leicht gebeugt und Ihr Blick ist nach vorn gerichtet; Sie können zur Stabilisation einen Punkt an der gegenüberliegenden Wand mit den Augen fixieren.

→ Spannen Sie die Muskeln im Bauchbereich nun etwas an, sodass der Bauch fest wird, und kommen Sie langsam in den Zehenstand. 1

→ Probieren Sie aus, ob Sie die Balance eher finden, wenn Sie mit dem Einatmen auf die Zehen gehen, oder wenn Sie es beim Ausatmen tun. Sollte es Ihnen überhaupt nicht gelingen, das Gleichgewicht zu halten, können Sie sich (aber bitte so wenig wie möglich und ohne dabei den Oberkörper zur Seite zu beugen) mit einer Hand seitlich an einer Wand abstützen.

→ Versuchen Sie, Stück für Stück etwas länger im Zehenstand zu verweilen und zwischendurch Ihre Fersen nicht mehr auf dem Boden abzusetzen. Atmen Sie dabei stets gleichmäßig weiter!

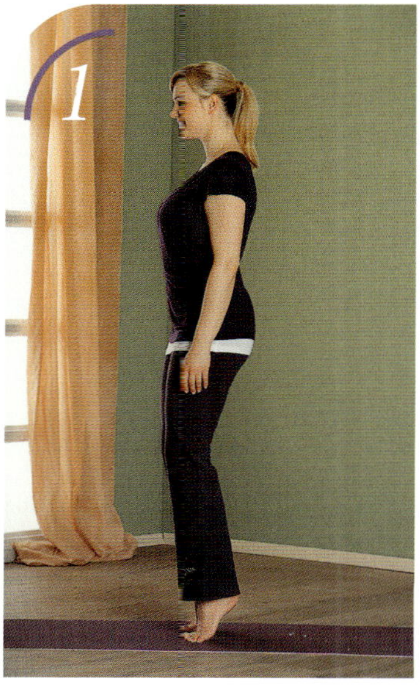

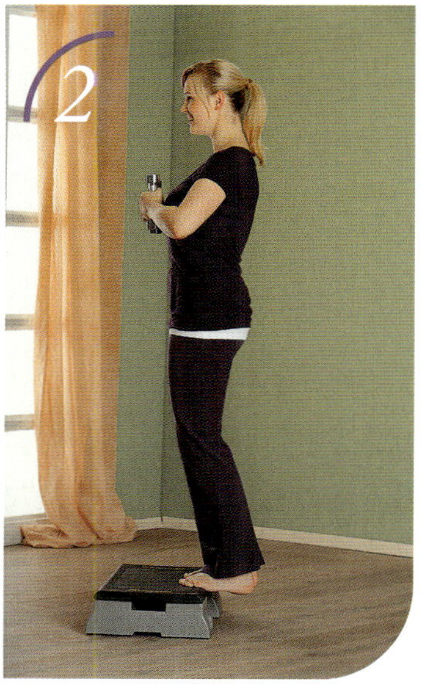

STUFE 1: Machen Sie 2 bis 3 Sätze à 15 Wiederholungen. Als Pause zwischen den Sätzen sind 30 bis 60 Sekunden sinnvoll.

STUFE 2: Machen Sie 2 bis 3 Sätze à 8 bis 12 Wiederholungen und führen jeweils nach der letzten Wiederholung am höchsten Punkt kleine, federnde Bewegungen über 10 bis 15 Sekunden aus. Machen Sie zwischen den Sätzen 60 bis 90 Sekunden Pause.

Eine trainierte Wadenmuskulatur kann bei Übergewicht aktiv dazu beitragen, das Risiko zu minimieren, dass das venöse Blut in den unteren Beinmuskeln versackt. Diese wichtige Übung sollten Sie häufig machen – sie kommt auch in unserem Trainingsplan ab Seite 52 öfter vor als die anderen Übungen.

Variante für Fortgeschrittene: Halten Sie zwei Hanteln oder Plastik-Wasserflaschen mit angewinkelten Armen vor der Brust und/oder machen die Übung auf einem Step oder einer Stufe. 2 Stellen Sie nur den Vorderfuß auf die Stufe. Dies ist ein besonders intensives Muskeltraining und sollte sehr langsam und kontrolliert ausgeführt werden.

TRAININGSPLAN BEI STARKEM ÜBERGEWICHT

1. BIS 6. WOCHE

WOCHENTAG	PROGRAMMPUNKT	TRAININGSEMPFEHLUNG
Montag	Radfahren (S. 38)	Ohne Unterbrechung bei moderatem Tempo radeln (max. 60 Pedalumdrehungen/Min.), ohne aus der Puste zu kommen, Gesamtdauer: **ca. 20 MINUTEN**
	Alternativ: Ergometer-training (S. 39)	Zuerst 5 Minuten einfahren (niedrigste Stufe). Dann im Wechsel jeweils 5 Minuten zügig fahren, 2 Minuten auf niedrigster Stufe fahren (aktive Pause), Gesamtdauer: **ca. 20 MINUTEN**
Dienstag	Muskeltraining	Jeweils Stufe 1: Windmühle (S. 41), Abfahrtshocke (S. 44), Schiebe-Päckchen (S. 45), Beinpendel in Seitlage (S. 48), Fliegende Extremitäten (S. 50), Balletttänzer (S. 51)
	Entspannung nach Wahl (S. 79 ff.)	Dauer nach Belieben
Mittwoch	Walking/Jogging (S. 30 ff.)	Im Wechsel 5 Minuten walken/joggen, 2 Minuten zügig gehen/walken (aktive Pause), Gesamtdauer: **ca. 30 MINUTEN**
Donnerstag	Radfahren (S. 38)	Siehe Montag
	Alternativ: Ergometer-training (S. 39)	Siehe Montag
Freitag	Muskeltraining	Jeweils Stufe 1: Stehender Hacker (S. 42), Beinkran (S. 43), Horizontale Waage (S. 46), Beinschlinge (S. 47), Flamingo (S. 49), Balletttänzer (S. 51)
	Entspannung nach Wahl (S. 79 ff.)	Dauer nach Belieben
Samstag	Walking/Jogging (S. 30 ff.)	Siehe Mittwoch
Sonntag	Besondere Entspannung und/oder Bewegung	Zum Beispiel Sauna, schöne Radtour ...

TRAININGSPLAN BEI STARKEM ÜBERGEWICHT

7. BIS 12. WOCHE

WOCHENTAG	PROGRAMMPUNKT	TRAININGSEMPFEHLUNG
Montag	Radfahren (S. 38)	Ohne Unterbrechung bei moderatem Tempo radeln (max. 80 Pedalumdrehungen/Min.), ohne aus der Puste zu kommen, Gesamtdauer: **ca. 30 MINUTEN**
	Alternativ: Ergometertraining (S. 39)	Zuerst 5 Minuten einfahren (niedrigste Stufe). Dann im Wechsel jeweils 8 Minuten zügig fahren, 3 Minuten auf niedrigster Stufe fahren (aktive Pause), Gesamtdauer: **ca. 30 MINUTEN**
Dienstag	Muskeltraining	Jeweils Stufe 1: Windmühle (S. 41), Abfahrtshocke (S. 44), Schiebe-Päckchen (S. 45), Beinpendel in Seitlage (S. 48), Fliegende Extremitäten (S. 50), Balletttänzer (S. 51)
	Entspannung nach Wahl (S. 79 ff.)	Dauer nach Belieben
Mittwoch	Walking/Jogging (S. 30 ff.)	Im Wechsel 10 Minuten walken/joggen, 2 Minuten zügig gehen/walken (aktive Pause), Gesamtdauer: **ca. 45 MINUTEN**
Donnerstag	Radfahren (S. 38)	Siehe Montag
	Alternativ: Ergometertraining (S. 39)	Siehe Montag
Freitag	Muskeltraining	Jeweils Stufe 1: Stehender Hacker (S. 42), Beinkran (S. 43), Horizontale Waage (S. 46), Beinschlinge (S. 47), Flamingo (S. 49), Balletttänzer (S. 51)
	Entspannung nach Wahl (S. 79 ff.)	Dauer nach Belieben
Samstag	Walking/Jogging (S. 30 ff.)	Siehe Mittwoch
Sonntag	Entspannung und/oder Bewegung (S. 79 ff.)	Zum Beispiel Sauna, Wanderung ...

TRAININGSPLAN BEI STARKEM ÜBERGEWICHT

13. BIS 16. WOCHE

WOCHENTAG	PROGRAMMPUNKT	TRAININGSEMPFEHLUNG
Montag	Radfahren (S. 38)	Ohne Unterbrechung bei moderatem Tempo radeln (max. 80 Pedalumdrehungen/Min.), ohne aus der Puste zu kommen, Gesamtdauer: **ca. 45 MINUTEN**
	Alternativ: Ergometertraining (S. 39)	Zuerst 5 Minuten einfahren (niedrigste Stufe). Dann im Wechsel jeweils 10 Minuten zügig fahren, 4 Minuten auf niedrigster Stufe fahren (aktive Pause), Gesamtdauer: **ca. 45 MINUTEN**
Dienstag	Muskeltraining	Jeweils Stufe 2: Windmühle (S. 41), Abfahrtshocke (S. 44), Schiebe-Päckchen (S. 45), Beinpendel in Seitlage (S. 48), Fliegende Extremitäten (S. 50), Balletttänzer (S. 51)
	Entspannung nach Wahl (S. 79 ff.)	Dauer nach Belieben
Mittwoch	Walking/Jogging (S. 30 ff.)	Im Wechsel 20 Minuten walken/joggen, 5 Minuten zügig gehen/walken (aktive Pause), Gesamtdauer: **ca. 60 MINUTEN**
Donnerstag	Radfahren (S. 38)	Siehe Montag
	Alternativ: Ergometertraining (S. 39)	Siehe Montag
Freitag	Muskeltraining	Jeweils Stufe 2: Stehender Hacker (S. 42), Beinkran (S. 43), Horizontale Waage (S. 46), Beinschlinge (S. 47), Flamingo (S. 49), Balletttänzer (S. 51)
	Entspannung nach Wahl (S. 79 ff.)	Dauer nach Belieben
Samstag	Walking/Jogging (S. 30 ff.)	Siehe Mittwoch
Sonntag	Entspannung und/oder Bewegung (S. 79 ff.)	Zum Beispiel Sauna, Radtour ...

TRAININGSPLAN BEI STARKEM ÜBERGEWICHT

17. BIS 20. WOCHE

WOCHENTAG	PROGRAMMPUNKT	TRAININGSEMPFEHLUNG
Montag	Radfahren (S. 38)	Bei moderatem Tempo mit leichten Steigungen radeln, ohne aus der Puste zu kommen. Nach jeweils 10 Minuten 3–5 Minuten lang 1 bis 2 Gänge hochschalten und bei gleicher Pedalumdrehung (max. 80/Min.) fahren oder im kleinen Gang mit 100 Pedalumdrehungen fahren; Gesamtdauer: **ca. 45 MINUTEN**
	Alternativ: Ergometertraining (S. 39)	5 Minuten einfahren (niedrigste Stufe). 2 x 30 Minuten zügig fahren, dazwischen 5 Minuten auf niedrigster Stufe (aktive Pause), Gesamtdauer: **ca. 65 MINUTEN**
Dienstag	Muskeltraining	Jeweils Stufe 2: Windmühle (S. 41), Abfahrtshocke (S. 44), Schiebe-Päckchen (S. 45), Beinpendel (S. 48), Fliegende Extremitäten (S. 50), Balletttänzer (S. 51)
	Entspannung nach Wahl (S. 79 ff.)	Dauer nach Belieben
Mittwoch	Walking/Jogging (S. 30 ff.)	Ohne Unterbrechung walken oder joggen, ohne aus der Puste zu kommen, Gesamtdauer: **ca. 45 MINUTEN**
Donnerstag	Radfahren (S. 38)	Siehe Montag
	Alternativ: Ergometertraining (S. 39)	Siehe Montag
Freitag	Muskeltraining	Jeweils Stufe 2: Stehender Hacker (S. 42), Beinkran (S. 43), Horizontale Waage (S. 46), Beinschlinge (S. 47), Flamingo (S. 49), Balletttänzer (S. 51)
	Entspannung nach Wahl (S. 79 ff.)	Dauer nach Belieben
Samstag	Walking/Jogging (S. 30 ff.)	Siehe Mittwoch
Sonntag	Entspannung und/oder Bewegung (S. 79 ff.)	Zum Beispiel Sauna, Wanderung ...

TRAININGSPLAN BEI STARKEM ÜBERGEWICHT

21. BIS 25. WOCHE

WOCHENTAG	PROGRAMMPUNKT	TRAININGSEMPFEHLUNG
Montag	Radfahren (S. 38)	Moderates Tempo (80 Pedalumdrehungen pro Min.) mit Etappen von Gelände- und Intensitätswechseln (siehe 17. bis 20. Woche), Gesamtdauer: **ca. 45–60 MINUTEN**
	Alternativ: Ergometertraining (S. 39)	5 Minuten einfahren (niedrigste Stufe). Dann 45 Minuten am Stück zügig fahren, Gesamtdauer: **ca. 50 MINUTEN**
Dienstag	Muskeltraining	Jeweils Stufe 2: Windmühle (S. 41), Abfahrtshocke (S. 44), Schiebe-Päckchen (S. 45), Beinpendel in Seitlage (S. 48), Fliegende Extremitäten (S. 50), Balletttänzer (S. 51)
	Entspannung nach Wahl (S. 79 ff.)	Dauer nach Belieben
Mittwoch	Walking/Jogging (S. 30 ff.)	Ohne Unterbrechung laufen, ohne aus der Puste zu kommen, Gesamtdauer: **ca. 60 MINUTEN**
Donnerstag	Radfahren (S. 38)	Siehe Montag
	Alternativ: Ergometertraining (S. 39)	5 Minuten einfahren (niedrigste Stufe), dann 45 Minuten am Stück zügig fahren, Gesamtdauer: **ca. 50 MINUTEN**
Freitag	Muskeltraining	Jeweils Stufe 2: Stehender Hacker (S. 42), Beinkran (S. 43), Horizontale Waage (S. 46), Beinschlinge (S. 47), Flamingo (S. 49), Balletttänzer (S. 51)
	Entspannung nach Wahl (S. 79 ff.)	Dauer nach Belieben
Samstag	Walking/Jogging (S. 30 ff.)	Siehe Mittwoch
Sonntag	Entspannung und/oder Bewegung (S. 79 ff.)	Zum Beispiel Sauna, Radtour ...

TRAININGSPLAN BEI STARKEM ÜBERGEWICHT

AB DER 26. WOCHE

WOCHENTAG	PROGRAMMPUNKT	TRAININGSEMPFEHLUNG
Montag	Radfahren (S. 38)	Moderates Tempo (80 Pedalumdrehungen pro Min.) mit Etappen von Gelände- und Intensitätswechseln (siehe 17. bis 20. Woche), Gesamtdauer: **ca. 60–75 MINUTEN**
	Alternativ: Ergometertraining (S. 39)	5 Minuten einfahren (niedrigste Stufe). Dann zügig fahren, zwischendurch öfter 3–5 Minuten auf höheren Gang schalten, Gesamtdauer: **ca. 60–75 MINUTEN**
Dienstag	Muskeltraining	Jeweils Stufe 2, ggf. mit Variationen: Windmühle (S. 41), Abfahrtshocke (S. 44), Schiebe-Päckchen (S. 45), Beinpendel in Seitlage (S. 48), Fliegende Extremitäten (S. 50), Balletttänzer (S. 51)
	Entspannung nach Wahl (S. 79 ff.)	Dauer nach Belieben
Mittwoch	Walking/Jogging (S. 30 ff.)	60–75 Minuten am Stück laufen, ohne aus der Puste zu kommen; gelegentlich kurze Sprints
Donnerstag	Radfahren (S. 38)	Siehe Montag
	Alternativ: Ergometertraining	5 Minuten einfahren (niedrigste Stufe), 60–75 Minuten am Stück, Intensitätssteigerungen von 3–5 Minuten
Freitag	Muskeltraining	Stufe 2, ggf. mit Variationen: Stehender Hacker (S. 42), Beinkran (S. 43), Horizontale Waage (S. 46), Beinschlinge (S. 47), Flamingo (S. 49), Balletttänzer (S. 51)
	Entspannung nach Wahl	**Ca. 20 MINUTEN**
Samstag	Walking/Spazierengehen (S. 30 ff.)	60–75 Minuten am Stück laufen, ohne aus der Puste zu kommen; gelegentlich Sprints oder Bergauflaufen, Gesamtdauer: **ca. 60–75 MINUTEN**
Sonntag	Wellness-Entspannung und/oder -Bewegung (S. 79 ff.)	Zum Beispiel Sauna, schöne Wanderung oder Radtour

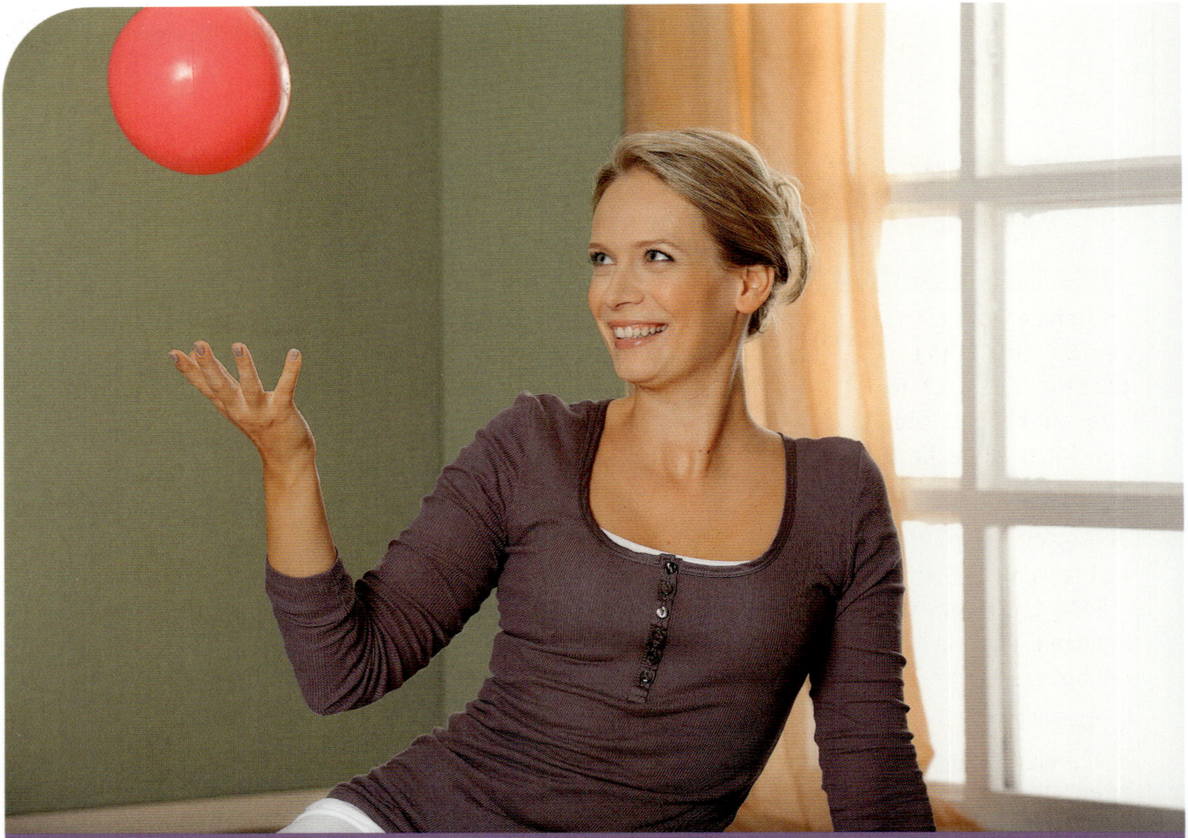

Muskeltraining bei leichtem Übergewicht

Steigen Sie ein ins Bewegungsprogramm beziehungsweise fahren Sie mit den folgenden Übungen fort, wenn Sie es vom Schwer- zum Mittelgewicht geschafft haben. Wärmen Sie sich mit 2 bis 3 Minuten lockerem Gehen oder Laufen auf der Stelle auf. Beginnen Sie immer auf Stufe 1 (Grundübung), nach drei bis vier Monaten wechseln Sie zur Stufe 2 (siehe Seite 27).

Etwa acht Wochen (Neueinsteiger) oder nach zwei Wochen (wenn Sie bereits das Programm für starkes Übergewicht gemacht haben), nachdem Sie mit Stufe 2 begonnen haben, sind Ihre Muskeln bereit für Variationen, um das Leistungsniveau aufrechtzuerhalten. Verlangsamen Sie zum Beispiel die Geschwindigkeit der Bewegungsausführung (etwa halbes Tempo). Die Pause zwischen den Durchgängen sollte dann 90 bis 120 Sekunden betragen. Machen Sie Ihr Trainingsprogramm zwei- bis viermal pro Woche. Damit Ihr Körper regenerieren kann, sollte zwischen zwei Trainingseinheiten aber immer ein Tag Pause liegen. Der ist ideal für Ihr Ausdauertraining (ab Seite 28)! Einen Trainingsplan finden Sie ab Seite 72.

FLITZEBOGEN

TIEFE RÜCKENMUSKULATUR / ARM- UND SCHULTERMUSKELN

→ Nehmen Sie ein langes Thera-Band zur Hand und setzen Sie sich mittig darauf. Dabei ist es unerheblich, ob Sie sich in den Schneidersitz direkt auf den Boden setzen oder auf einem Stuhl Platz nehmen. Ihr Rücken ist in beiden Fällen aufrecht, Ihre Beine sind gleichmäßig belastet und der Blick ist nach vorn gerichtet.

→ Fassen Sie nun die Enden des Thera-Bandes mit der rechten und linken Hand und beugen Sie Ihre Arme vollständig im Ellbogengelenk, sodass sie eng am Oberkörper anliegen. Wickeln Sie die Bandenden so oft um Ihre Hände, bis das Band leicht gespannt ist.

→ Mit dem nächsten Ausatmen strecken Sie langsam Ihren rechten Arm über Ihren Kopf, wobei Sie gleichzeitig eine Seitneigung des Oberkörpers nach links ausführen. 1 Mit dem Einatmen kommen Sie – ebenfalls in langsamem Bewegungstempo – in die Mitte zurück.

→ Führen Sie die Bewegung mit der folgenden Ausatmung zur rechten Seite durch.

STUFE 1: *Führen Sie den beidseitigen Bewegungsablauf in 3 Sätzen à 8 bis 12 Wiederholungen durch und halten Sie jeweils nach der letzten Wiederholung etwa 10 bis 15 Sekunden in der Endposition inne. Nach einer Pause von 60 bis 90 Sekunden beginnen Sie mit dem jeweils nächsten Satz.*

STUFE 2: *Verlangsamen Sie das Bewegungstempo deutlich! Die Ausführung bleibt ansonsten wie in Stufe 1. Die Pausen zwischen den 3 Durchgängen sollten 90 bis 120 Sekunden betragen.*

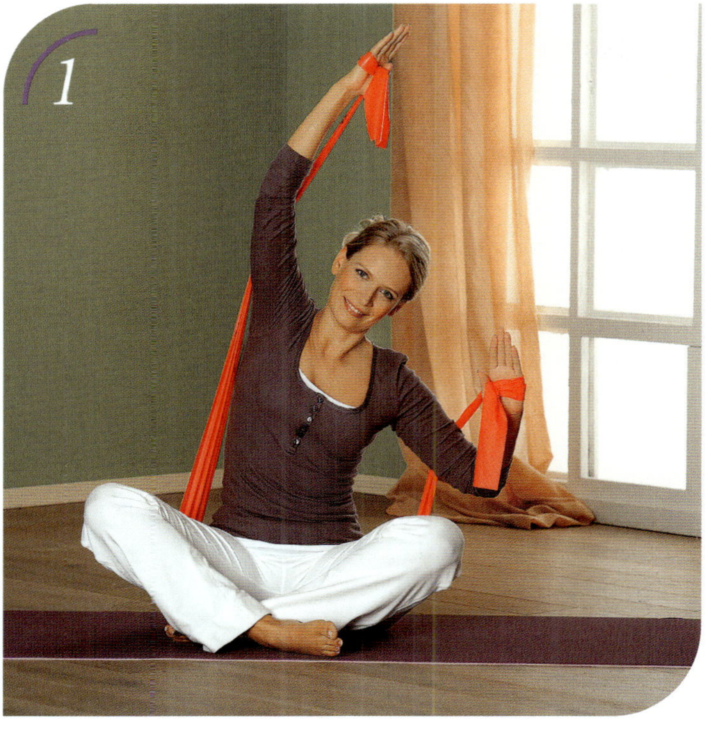

Achten Sie darauf, dass Sie im Rücken nicht »einbrechen« und auch nicht im Oberkörper mitrotieren! Sie bewegen sich ausschließlich zur Seite. Mit dieser Seitneigung trainieren Sie sehr effektiv Ihre tief liegende Rückenmuskulatur. Unnötige Pfunde schlagen sich so nicht direkt negativ auf Ihre Gelenke (vor allem im unteren Bereich der Wirbelsäule) nieder, sondern werden von einem starken Rumpfkorsett »abgefangen«. Gleichzeitig stärken Sie noch Ihren Schultergürtel.

LIEGENDER KLIMMZUG

TIEFE WIRBELSÄULENMUSKELN / OBERFLÄCHLICHE RÜCKENMUSKELN

→ Legen Sie sich auf Ihrer Übungsmatte oder einer gefaltete Decke auf den Bauch. Ihre Beine sind hüftbreit geöffnet, und Ihre Arme legen Sie über den Kopf gestreckt auf dem Boden ab. Ihre Daumen zeigen in Richtung Decke, sodass sich Ihre Handflächen anschauen. Ihr Blick ist zum Boden gerichtet, Ihr Nacken ist lang.

→ Spannen Sie den Bauch leicht an und kippen Sie Ihr Becken etwas nach hinten, sodass unter Ihrem Bauch eine gefühlte kleine Lücke entsteht. 1

→ Atmen Sie einige Atemzüge lang tief ein und aus. Mit dem nächsten Einatmen heben Sie nun langsam Ihren Rumpf und die Arme leicht vom Boden ab. Beim Ausatmen winkeln Sie Ihre Arme an und ziehen Ihre Ellbogen nach hinten über dem Rücken möglichst weit zusammen, sodass sich Ihre Schulterblätter Ihrer Wirbelsäule annähern. Stellen Sie sich zum besseren Verständnis des Bewegungsablaufs vor, Sie würden einen »richtigen« Klimmzug an der Stange ausführen. 2

→ Mit dem nächsten Einatmen strecken Sie Ihre Arme wieder nach vorn in die Ausgangsstellung, ohne aber den Oberkörper abzulegen.

→ Erst mit dem folgenden Ausatmen legen Sie auch Ihren Oberkörper wieder am Boden ab.

STUFE 1: *Wiederholen Sie den beschriebenen Bewegungsablauf 8- bis 12-mal. Führen Sie auf diese Weise 2 bis 3 Sätze durch, wobei Sie nach der jeweils letzten Wiederholung noch etwa 10 bis 15 Sekunden in der Endposition verharren. Zwischen den Sätzen legen Sie jeweils eine 60 bis 90 Sekunden lange Pause ein.*

STUFE 2: *Verlangsamen Sie das Bewegungstempo: Machen Sie die Übung etwa im halben Tempo wie in Stufe 1. Fahren Sie ansonsten wie in Stufe 1 beschrieben fort. Verlängern Sie die Pause zwischen den Durchgängen allerdings auf jeweils 90 bis 120 Sekunden.*

Vergessen Sie die kleine Lücke unter Ihrem Bauch nicht und behalten sie auch beim Ablegen des Oberkörpers bei (siehe Step 1), damit Sie bei der Bewegungsausführung nicht ins Hohlkreuz fallen!
Sollte Ihnen die Übungsausführung im Rhythmus von Einatmen und Ausatmen Probleme bereiten, können Sie auch Ihrem ganz normalen Atemrhythmus nachgehen – Hauptsache, Sie vergessen das Atmen nicht. Zugegeben, das ist bei dieser Übung anfangs nicht ganz einfach, aber mit der Zeit werden Sie sich daran gewöhnen und automatisch tief weiteratmen.

Variante für Fortgeschrittene:
Nehmen Sie in der Bauchlage zusätzlich ein Thera-Band zur Hand, das Sie mittig mit beiden Händen fassen und an den Enden so weit aufwickeln, dass das Band etwas unter Spannung gerät. Führen Sie nun denselben Bewegungsablauf wie oben beschrieben durch und ziehen Sie dabei das Thera-Band langsam mit der Ausatmung kräftig hinter Ihrem Rücken auseinander. Machen Sie diese ganz schön fordernde Variante aber erst, wenn Sie die Grundübung sicher beherrschen. 3

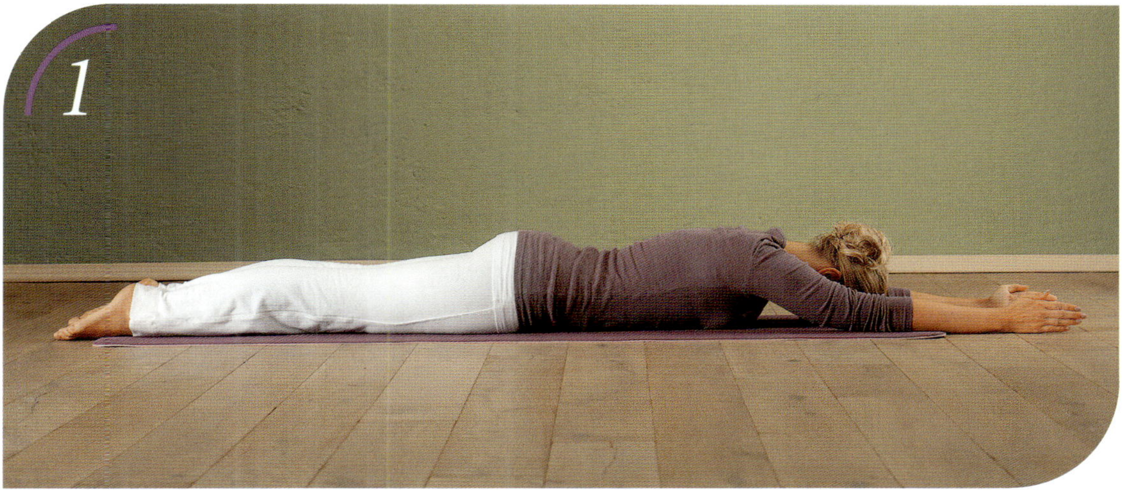
1

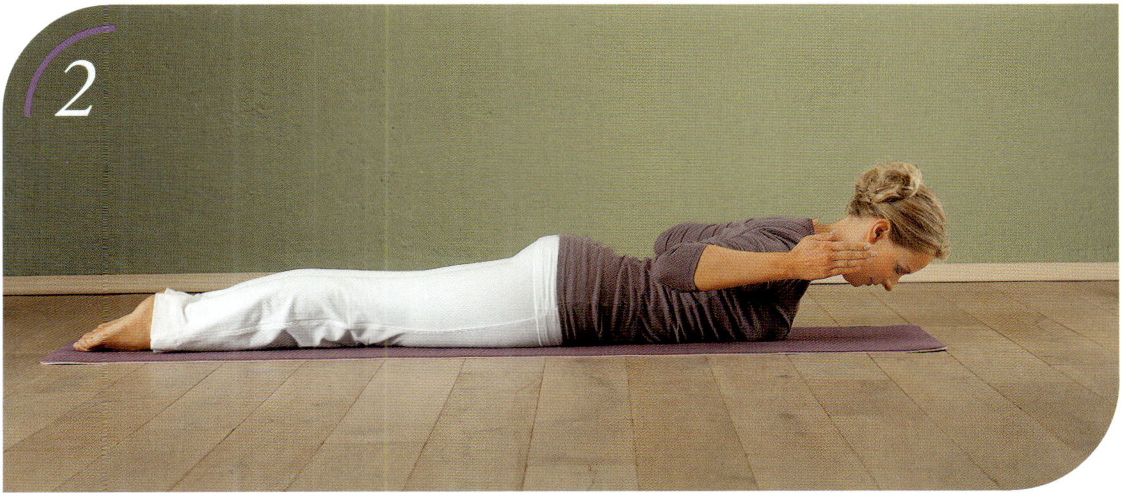
2

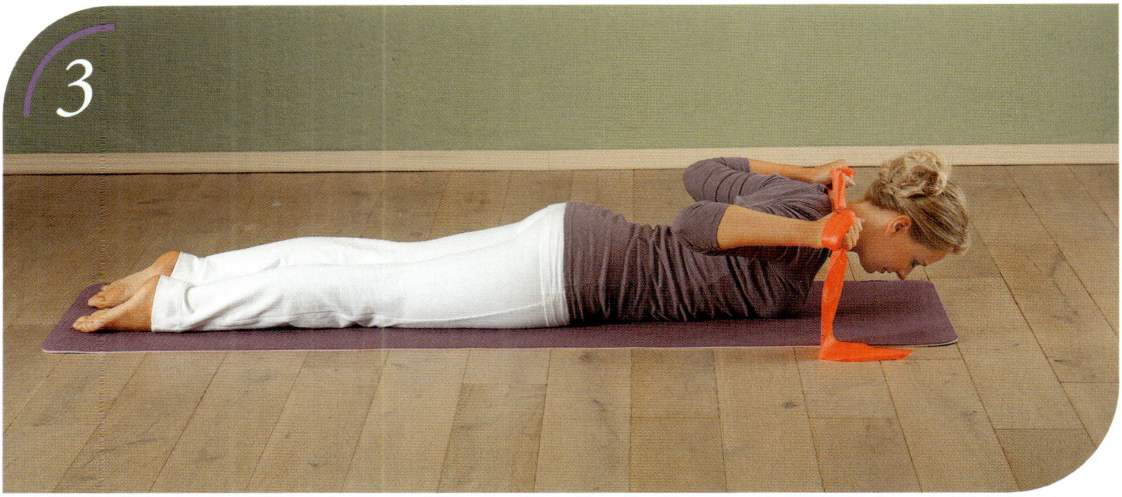
3

TROCKENSCHWIMMER

TIEFE RÜCKENMUSKULATUR

→ Begeben Sie sich in die Bauchlage. Ihre Beine sind dabei etwa hüftbreit geöffnet und bleiben gestreckt. Bringen Sie Ihre ebenfalls gestreckten Arme schulterbreit über den Kopf, die Daumen zeigen zur Decke. Ziehen Sie die Schultern nicht mit nach oben. Legen Sie Ihre Stirn auf dem Boden ab.

→ Heben Sie nun gleichzeitig Kopf, Arme und Beine bis knapp über den Boden an. Blicken Sie während der gesamten Übung auf den Boden, um nicht in der Halswirbelsäule zu überstrecken.

→ Bewegen Sie nun gleichzeitig Ihr rechtes Bein und Ihren linken Arm nach oben. Während Sie beide absenken, heben Sie das andere Bein und den anderen Arm. So geht es 30 bis 45 Sekunden im stetigen Wechsel zügig weiter. Die Bewegung ähnelt einer Schwimm- beziehungsweise Kraulbewegung. Atmen Sie dabei ruhig und gleichmäßig weiter! 1

STUFE 1: *»Schwimmen« Sie in 2 bis 3 Durchgängen jeweils 30 bis 45 Sekunden. Machen Sie zwischen den Durchgängen eine 60 bis 90 Sekunden lange Pause.*

STUFE 2: *Verlängern Sie die Dauer der 3 Durchgänge auf bis zu 60 Sekunden. Halten Sie zwischen den Durchgängen eine 90 bis 120 Sekunden lange Pause ein.*

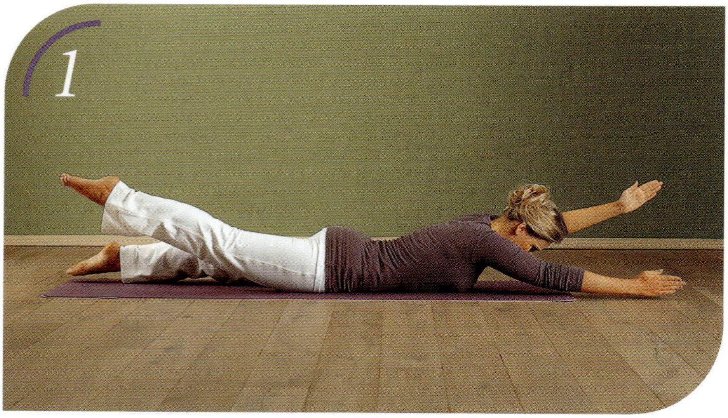
1

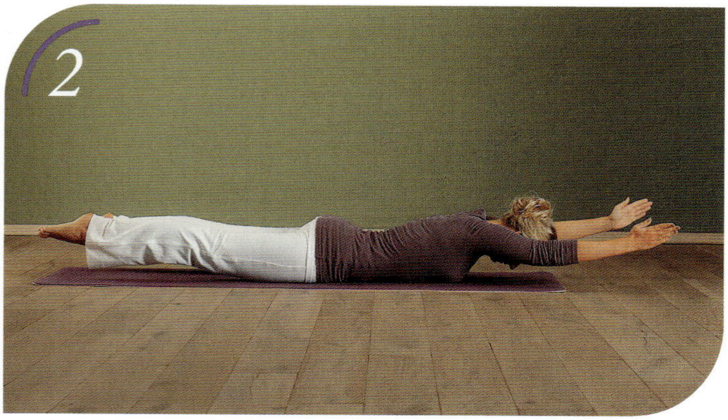
2

Variante für Fortgeschrittene:
Wenn Sie schon etwas geübter sind, halten Sie am Ende der Übungsausführung noch einmal inne und strecken Sie beide Arme und Beine in der Luft für 10 bis 15 Sekunden in die Länge. 2

Versuchen Sie während der gesamten Übung unter Ihrem Bauchnabel eine kleine Lücke beizubehalten, indem Sie Ihren Bauchnabel fest in Richtung Wirbelsäule ziehen. So können Sie sicher sein, dass Sie Ihre tiefe Bauchmuskulatur aktivieren und damit Ihre Lendenwirbelsäule entlasten!

KNICKSENDER AUSFALLSCHRITT

OBERSCHENKEL- UND POMUSKELN

→ Kommen Sie in den aufrechten, hüftbreiten Stand mit aufrechtem Oberkörper. Ihre Arme hängen entspannt neben Ihrem Körper.

→ Setzen Sie nun Ihr rechtes Bein in einem großen Ausfallschritt langsam nach vorn, sodass Sie gerade noch Ihre Fußspitze sehen können. Vorderer und hinterer Fuß stehen dabei etwa auf einer Linie hintereinander. 1

→ Stabilisieren Sie sich und achten Sie darauf, dass Sie die Balance gut halten können, bevor Sie nun mit dem nächsten Einatmen Ihre Knie beugen, wobei Sie Ihr hinteres Knie bis kurz über dem Boden nach unten bewegen. Der Winkel im hinteren Kniegelenk sollte etwa 90 Grad betragen, Ihr Oberkörper bleibt bei der Bewegung nach unten möglichst aufrecht. Auch im vorderen Kniegelenk beugen Sie höchstens bis auf 90 Grad, damit kein spitzer Winkel und damit kein zu hoher Druck auf Ihre Kniescheibe entsteht. 2

→ Mit der nächsten Ausatmung setzen Sie Ihr rechtes Bein zurück in die Ausgangsposition und wiederholen die Bewegungsausführung nun gegengleich.

STUFE 1: Sie sollten jeden Fuß etwa 8- bis 12-mal nach vorn bewegen und nach der letzten Wiederholung noch weitere 10 bis 15 Sekunden im tiefen Ausfallschritt verharren. Insgesamt sind 2 bis 3 Durchgänge mit jeweils 60 bis 90 Sekunden Pausen dazwischen wünschenswert.

STUFE 2: Verlangsamen Sie das Bewegungstempo (etwa auf die halbe Zählzeit) und fahren Sie ansonsten wie in Stufe 1 beschrieben fort. Verlängern Sie die Pause zwischen den Durchgängen auf 90 bis 120 Sekunden.

Führen Sie die Bewegung unbedingt langsam durch, denn sie fordert Ihr Gleichgewichtsgefühl sehr stark. Vergrößern Sie die Beugung im Kniegelenk Stück für Stück. Die Bewegungsqualität sollte hier immer Vorrang haben! Benutzen Sie als Hilfe einen Spiegel, in dem Sie sich während der Bewegung von der Seite betrachten können. Sollten Sie sich dennoch sehr »wackelig« fühlen, können Sie auch Ihre Arme während der Senkbewegung seitlich bis auf Schulterhöhe anheben.

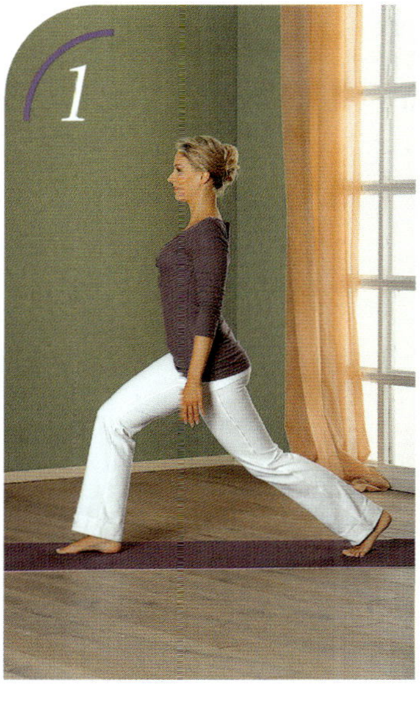
1

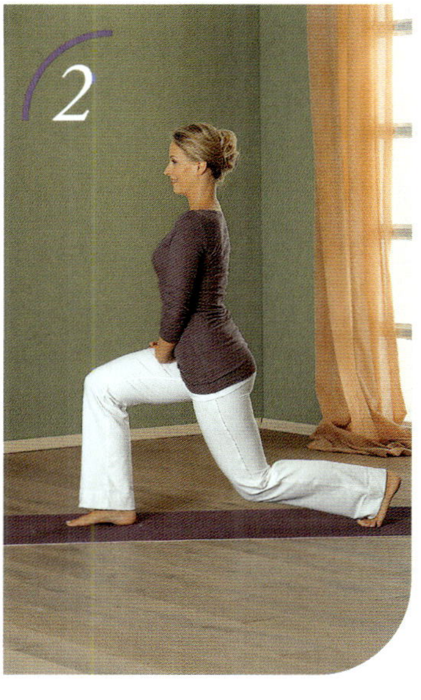
2

KRABBENGANG

BECKENBODEN / OBERSCHENKELVORDER- UND -INNENSEITE

→ Kommen Sie in einen überhüftbreiten Stand. Ihr Rücken bleibt dabei aufrecht, Ihre Füße und Ihre Knie zeigen leicht nach außen.

→ Gehen Sie aus dieser Position in die tiefe Hocke, sodass sich Ihr Po mittig Richtung Boden bewegt, als wollten Sie sich auf einen Stuhl setzen. Achten Sie dabei darauf, dass Ihre Knie nicht über Ihre Fußspitzen hinauswandern und Sie den Po nur so weit absenken, dass zwischen Ober- und Unterschenkeln höchstens ein 90-Grad-Winkel entsteht. Ihr Rücken sollte während der gesamten Bewegungsausführung gerade bleiben. Sie können die Arme nach vorn nehmen, wenn es Ihnen dann leichter fällt, das Gleichgewicht zu halten.

→ Lösen Sie nun in mäßigem Tempo abwechselnd die linke und die rechte Ferse vom Boden, sodass immer eine Ferse Bodenkontakt hat und die andere angehoben ist. Es bewegen sich nur Ihre Beine und Füße. 1

→ Nach 30 bis 45 Sekunden kommen Sie zurück in die Ausgangsstellung, senken gegebenenfalls Ihre Arme wieder und legen eine Pause ein.

STUFE 1: *Machen Sie 2 bis 3 Durchgänge, die jeweils etwa 30 bis 45 Sekunden dauern. Verharren Sie am Ende eines Durchgangs noch weitere 10 bis 15 Sekunden in der tiefen Hocke (die Fersen bleiben dabei am Boden). Machen Sie zwischen den Durchgängen jeweils 60 bis 90 Sekunden lang Pause.*

STUFE 2: *Verlängern Sie die Dauer der 3 Durchgänge auf jeweils bis zu 60 Sekunden und drosseln Sie gleichzeitig das Tempo der Bewegung. Halten Sie zwischen den Durchgängen immer eine 90 bis 120 Sekunden lange Pause ein.*

1

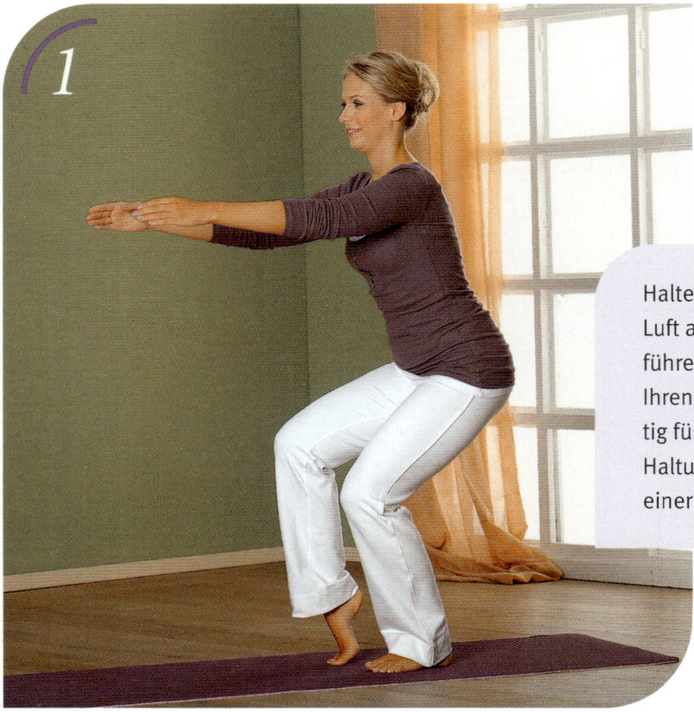

Halten Sie während der Bewegung nicht die Luft an. Wenn Sie die Übung sauber ausführen und regelmäßig machen, stärken Sie Ihren gesamten Beckenraum. Dies ist wichtig für eine starke Körpermitte und aufrechte Haltung, außerdem beugen Sie damit auch einer Inkontinenz vor.

SCHAUKELPFERD

TIEFE UND GERADE BAUCHMUSKELN

→ Sie liegen auf dem Rücken und stellen die Füße hüftbreit auf. Ihr Kopf liegt in den Händen. Unter Ihrer Lendenwirbelsäule ist eine kleine Kuhle. Ziehen Sie den Bauchnabel fest ein. Heben Sie die Beine vom Boden ab, bis Ihre Unterschenkel parallel zum Boden sind und zwischen Ober- und Unterschenkel ein 90-Grad-Winkel ist. Klemmen Sie sich einen Ball zwischen die Knie.

→ Beim Ausatmen lösen Sie nun langsam den Oberkörper etwas vom Boden ab. Schauen Sie Richtung Decke; zwischen Kinn und Brust passt noch etwa eine Faust. 1

→ Mit dem folgenden Einatmen bewegen Sie Ihren Oberkörper bis knapp über den Boden zurück – legen Sie ihn aber nicht wieder ganz ab!

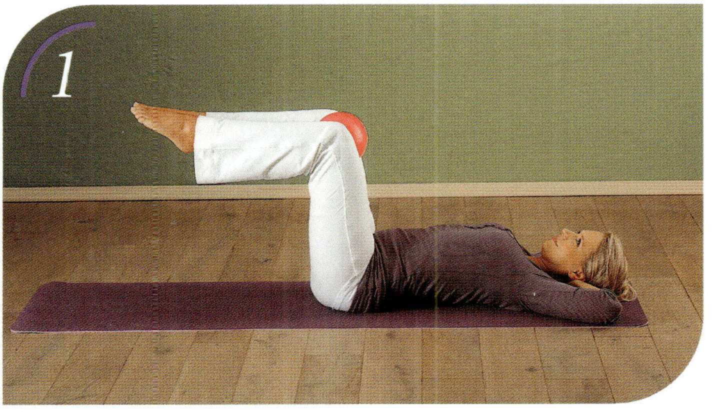

1

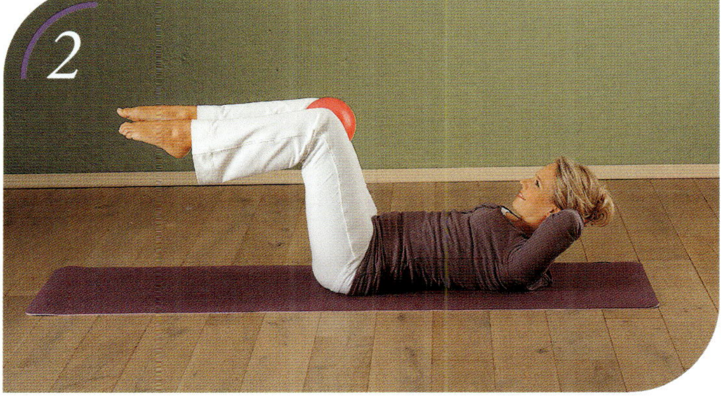

2

STUFE 1: Wiederholen Sie die Bewegung etwa 8- bis 12-mal und halten Sie nach der letzten Wiederholung 10 bis 15 Sekunden in der Endposition inne. Machen Sie 3 Sätze, dazwischen jeweils 1 Minute Pause.

STUFE 2: Verlangsamen Sie das Bewegungstempo deutlich! Die Vorgehensweise bleibt ansonsten identisch wie in Stufe 1. Die Pause zwischen den Durchgängen sollte 90 bis 120 Sekunden betragen.

Variante für Fortgeschrittene:
Je besser Sie den Bewegungsablauf beherrschen und je kräftiger Ihre Bauchmuskeln werden, desto mehr können Sie Ihren Bauch beanspruchen, indem Sie Ihre Beine beim Aufrollen des Oberkörpers gleichzeitig etwas zum Boden bewegen. Mit dem Absenken des Oberkörpers bringen Sie die Beine dann zeitgleich wieder nach oben. Erweitern Sie diesen Spielraum in ganz kleinen Schritten und gehen Sie nur so weit, dass Sie Ihren Rumpf noch ausreichend stabilisieren können! 2

Ein Ball zwischen Ihren Knien sorgt für die richtige Bewegungsausführung, kräftigt Ihre Oberschenkelinnenseiten und aktiviert Ihre Beckenboden- und tiefe Bauchmuskulatur.

SCHRAUBENZIEHER

GESAMTE RUMPFMUSKULATUR / WIRBELSÄULENMOBILISATION

→ Legen Sie sich auf die Seite und winkeln Ihre Beine im 90-Grad-Winkel nach hinten an, sodass Oberkörper und Oberschenkelvorderseite eine Linie bilden. Kommen Sie in den Unterarmstütz. Ihr oberer Arm liegt entspannt auf dem Körper. Ihre Ohren und Schultern sind noch angenähert, Sie hängen im Schultergürtel durch. 1

→ Mit festem Bauch drücken Sie sich beim nächsten Ausatmen kontrolliert aus der Schulter heraus nach oben, bringen die Schulter also weg vom Ohr. Gleichzeitig heben Sie Ihr Becken vom Boden ab, sodass sich eine Diagonale zwischen Knien und Kopf bildet.

→ Atmen Sie tief ein, halten Sie die Körperspannung und führen Sie den oberen Arm gestreckt zur Decke. Beim Ausatmen tauchen Sie mit dem oberen Arm in einer langsamen, kontrollierten Drehbewegung so weit wie möglich unterm Rumpf durch. Nicht in den Schultern einbrechen! 2

→ Beim Einatmen kommen Sie in die Diagonale zurück.

STUFE 1: *Machen Sie 2 bis 3 Sätze à 3 bis 5 Wiederholungen pro Seite. Halten Sie bei jedem Satz nach der letzten Wiederholung 10 bis 15 Sekunden in der Endposition inne. Zwischen den Durchgängen machen Sie jeweils 60 bis 90 Sekunden Pause.*

STUFE 2: *Erhöhen Sie auf 5 bis 8 Wiederholungen und halten Sie auch hierbei nach der letzten Wiederholung in der Endposition für 10 bis 15 Sekunden inne. Nach jedem Satz machen Sie eine Pause von 90 bis 120 Sekunden.*

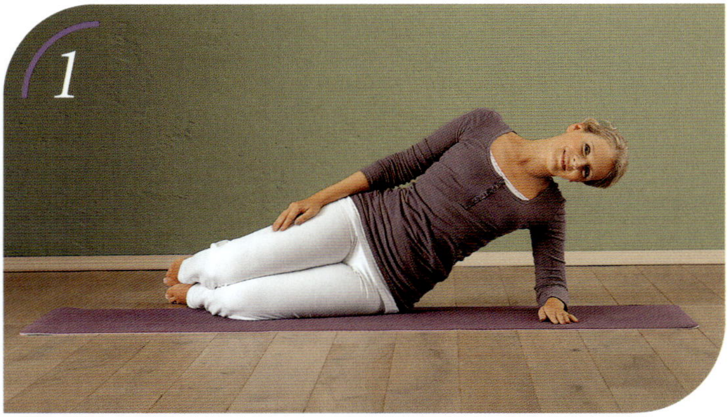

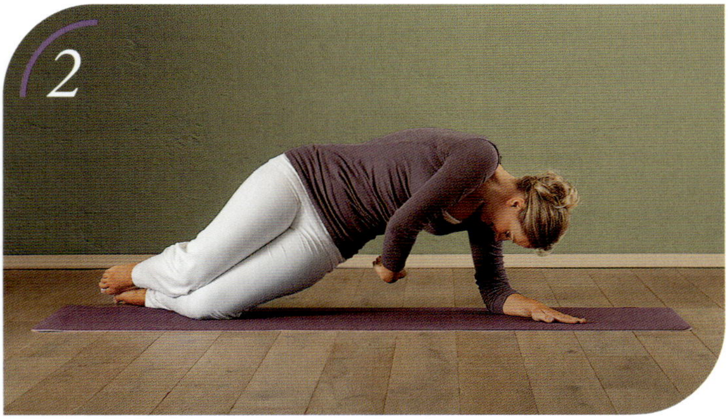

Achten Sie darauf, dass der obere Beckenknochen immer zur Decke zeigt. So wird gewährleistet, dass Sie eine Rotation in Ihrer Brustwirbelsäule und nicht um die Längsachse ausführen.

Variante für Fortgeschrittene:
Lassen Sie Ihre Beine gestreckt. Ihren oberen Fuß können Sie für mehr Stabilität über den unteren gekreuzt ablegen.

FUSSBALLPROFI

ABSPREIZENDE OBERSCHENKELMUSKULATUR UND KLEINE HÜFTMUSKELN

→ Legen Sie ein langes Thera-Band vor sich auf den Boden und stellen Sie sich mit aufrechtem Oberkörper mittig darauf. Das Band sollte ebenfalls mittig unter Ihren Füßen durchlaufen, um nicht zu verrutschen.

→ Umfassen Sie die Bandenden mit beiden Händen bei gestreckten, nach unten gerichteten Armen. Wickeln Sie die Thera-Band-Enden so weit auf, dass das Band eine leichte bis mittlere Spannung hat.

→ Öffnen Sie Ihre Beine nun mehr als hüftbreit und gehen Sie in eine leichte bis mittlere Hocke. Halten Sie die Spannung im Band, indem Sie die Arme etwas zur Seite strecken. 1

→ Beginnen Sie mit Anstellschritten nach innen und zurück in mittlerem bis zügigem Tempo, indem Sie das rechte Bein an das linke heranführen und umgekehrt. Bleiben Sie für etwa 45 Sekunden dabei und atmen Sie gleichmäßig weiter ein und aus.

→ Bitte achten Sie darauf, dass Ihr Becken während der gesamten Bewegungsausführung nach vorn zeigt, es darf nicht mitrotieren.

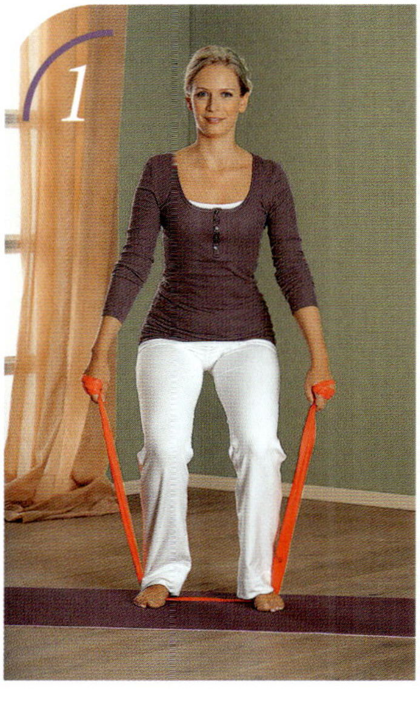
1

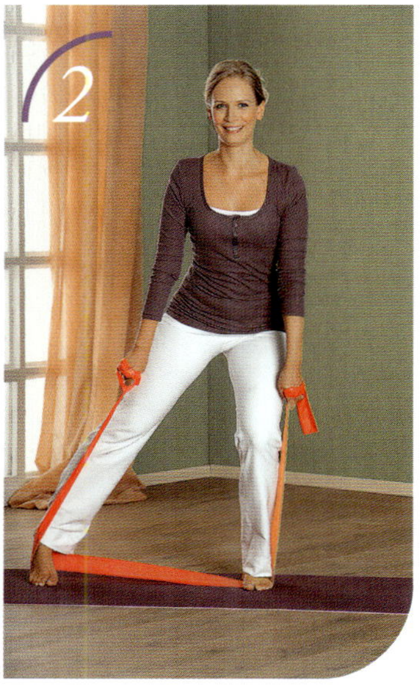
2

STUFE 1: *Machen Sie 2 bis 3 Durchgänge à 45 Sekunden. Dazwischen legen Sie jeweils eine Pause von 60 bis 90 Sekunden ein.*

STUFE 2: *Verlängern Sie die Dauer der 3 Durchgänge auf etwa 60 Sekunden und drosseln Sie gleichzeitig das Tempo der Bewegung. Halten Sie zwischen den Durchgängen eine 90 bis 120 Sekunden lange Pause ein.*

Variante für Fortgeschrittene:
Sie können einen Durchgang dadurch ersetzen, dass Sie Ihr Gewicht in mittlerem Tempo von einer Seite zur anderen verlagern. Wenn Sie Ihr linkes Bein belasten, tippen Sie mit Ihrer rechten Fußspitze gleichzeitig auf den Boden (Sie müssten das linke Bein theoretisch vollständig abheben können!), in einem fließenden Übergang wiederholen Sie dies zur anderen Seite. 2

Achten Sie darauf, dass Sie möglichst tief in der Hocke bleiben, um größtmögliche Reize für die hüftabspreizende Muskulatur zu erhalten. Ihr Oberkörper kann dabei eine leichte Vorlage einnehmen, Sie sollten ihn aber unbedingt gerade halten.

PO-LIFT

UNTERE RÜCKENMUSKULATUR, PO- UND HINTERE OBERSCHENKELMUSKULATUR

→ Stellen Sie in Rückenlage Ihre Füße hüftbreit auf. Ihre Arme liegen entspannt neben dem Körper. Unter Ihrer Lendenwirbelsäule entsteht eine kleine Lücke, sodass das Becken horizontal ausgerichtet ist. Ihre Schultern bleiben während der gesamten Übung entspannt und üben keinen Druck in den Boden aus!

→ Versuchen Sie, beim Ausatmen Ihre Lendenwirbelsäule aktiv gegen den Boden zu drücken, wodurch sich Ihr Steißbein etwas vom Boden löst. Nutzen Sie diese Bewegung zum Einleiten des Aufrollens, indem Sie nun langsam jeden Wirbel Ihrer Lenden- und dann Ihrer Brustwirbelsäule einzeln nach oben in eine diagonale Linie (zwischen Becken und Knien) bringen. 1

→ Atmen Sie in dieser Position einmal tief ein. Beim nächsten Ausatmen bewegen Sie Ihren Rücken im umgekehrten Bewegungsablauf wieder nach unten. Versuchen Sie, möglichst jeden Wirbel einzeln abzurollen, angefangen von der Brustwirbelsäule über die Lendenwirbelsäule bis hin zum Steißbein.

STUFE 1: *Führen Sie 1 bis 2 Sätze à 8 bis 12 Wiederholungen durch und halten Sie die Endposition nach der jeweils letzten Wiederholung für 10 bis 15 Sekunden. Die Pause zwischen den Durchgängen sollte 60 bis 90 Sekunden betragen.*

STUFE 2: *Machen Sie 5 Sätze à 8 bis 12 Wiederholungen. Stellen Sie Ihre Füße etwas weiter vom Po weg auf und halten Sie die höchste Position jeweils etwa 15 Sekunden. Machen Sie zwischen zwei Sätzen 90 bis 120 Sekunden Pause.*

Variante 1 für Fortgeschrittene:
Wenn Sie bereits über ausreichend Kraft im Rumpf verfügen, können Sie nun ein Bein vom Boden abheben und bis in die Diagonale neben das andere Knie gestreckt nach vorn bringen. 2 Halten Sie das Bein etwa 8 bis 10 Sekunden in der Luft, bevor Sie es wieder absetzen und das andere Bein anheben. Rollen Sie im Anschluss wie oben beschrieben ab. Falls Ihr Becken währenddessen absinkt, bleiben Sie zunächst bei der einfacheren Variante.

Variante 2 für Fortgeschrittene:
Diese Abwandlung eignet sich nur, wenn Sie Variante 1 ohne Probleme und sicher beherrschen. Strecken Sie Ihr freies Bein senkrecht zur Decke, ohne im Becken einzusinken. Ihre Fußspitze zeigt etwas zur Nasenspitze, Ihre Fußsohle somit zur Decke. Atmen Sie nun ein und lassen Sie dabei Ihre Po-Hälfte langsam und kontrolliert in Richtung Boden absinken. 3 Bei der folgenden Ausatmung drücken Sie nun Ihren Po mit Kraft (aber langsam und kontrolliert!) wieder nach oben in die Diagonale bzw. Ausgangsstellung zurück. Wiederholen Sie die Übung 8- bis 12-mal mit diesem Bein, bevor Sie die Seite wechseln.

Achten Sie darauf, Nacken und Schultern bei der Bewegungsausführung nicht mit anzuspannen. Als Hilfestellung sollten Sie Ihr Körpergewicht mehr über Ihre aufgestellten Füße verlagern. Auch die Knie dürfen während der Bewegung nicht auseinanderfallen. Klemmen Sie als Hilfe einen Ball zwischen Ihre Knie – so werden gleichzeitig Ihre Oberschenkelinnenseiten mittrainiert.

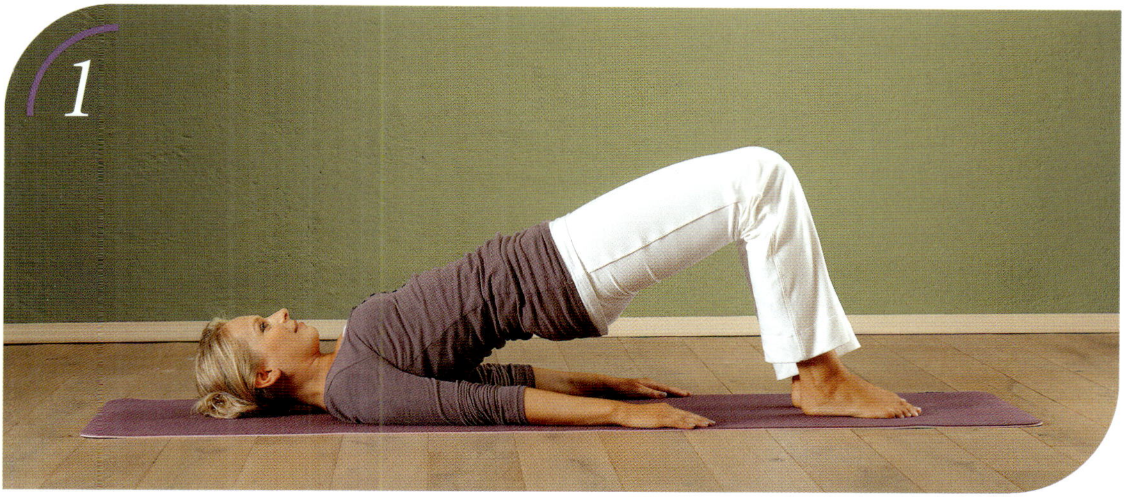
1

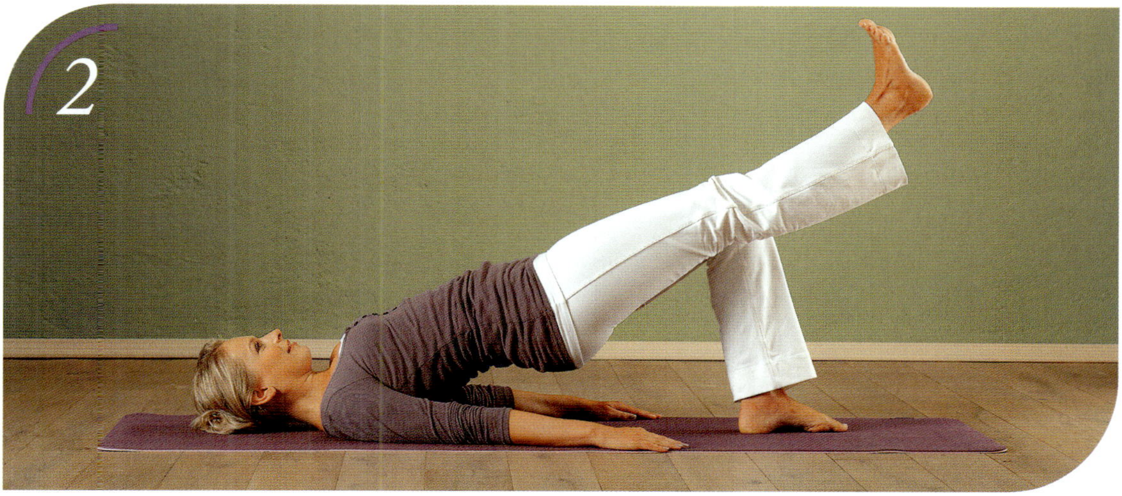
2

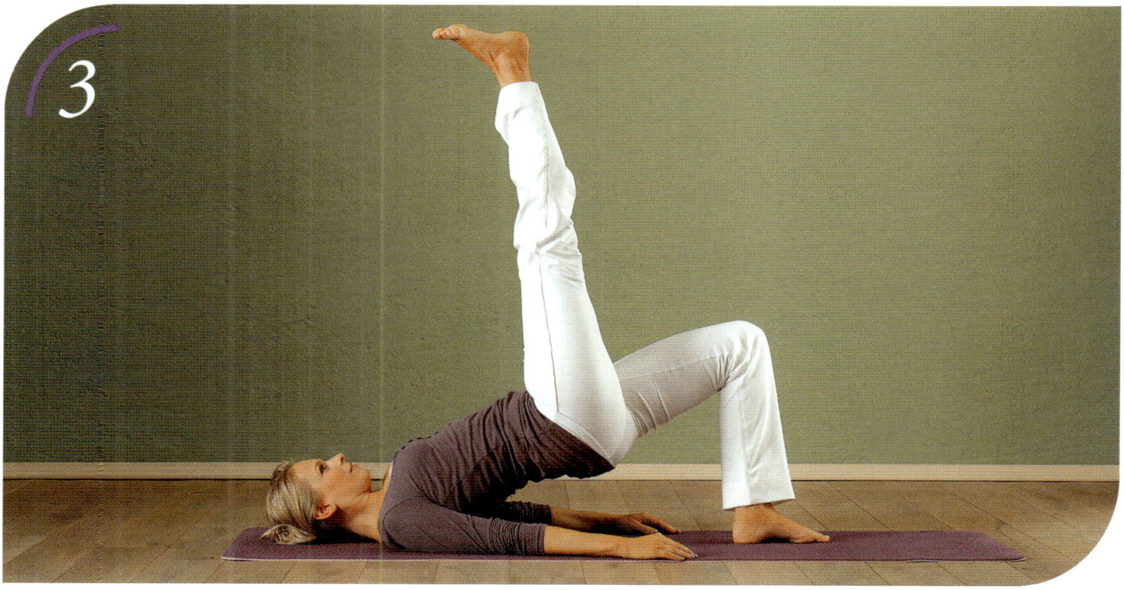
3

HACKE-SPITZE

GESAMTE OBERSCHENKELMUSKULATUR / POMUSKULATUR

➜ Stellen Sie sich seitlich neben eine Stufe oder einen Step, sodass Sie zunächst Ihren linken Fuß mit ganzer Sohle (!) darauf platzieren können. Ihren Rücken bringen Sie etwas in Vorbeuge, er bleibt aber während der gesamten Bewegungsausführung aufrecht.

➜ Beugen Sie nun das linke Bein stark im Kniegelenk, zwischen Ober- und Unterschenkel sollte aber noch ein Winkel deutlich über 90 Grad sein.

➜ Halten Sie Ihren Kopf stets in Verlängerung Ihres Rumpfes, indem Sie diagonal nach vorn schauen – und nicht auf Ihre Füße! Der Bauch bleibt ebenfalls fest und wird möglichst durchgehend eingezogen, aber ohne dass Sie dabei die Luft anhalten.

➜ Mit Ihrem rechten Bein führen Sie nun in mäßigem Tempo wechselnde »Hacke-Spitze-Bewegungen« aus, indem Sie Ihren Fuß ohne große Gewichtsbelastung auf die Ferse (die Bewegung geht leicht nach vorn) und direkt danach auf die Fußspitze (die Bewegung führt nun wieder leicht nach hinten) setzen. 1

➜ Fahren Sie so fort, während Ihre Arme gegengleich mitschwingen und Sie weiter ruhig ein- und ausatmen.

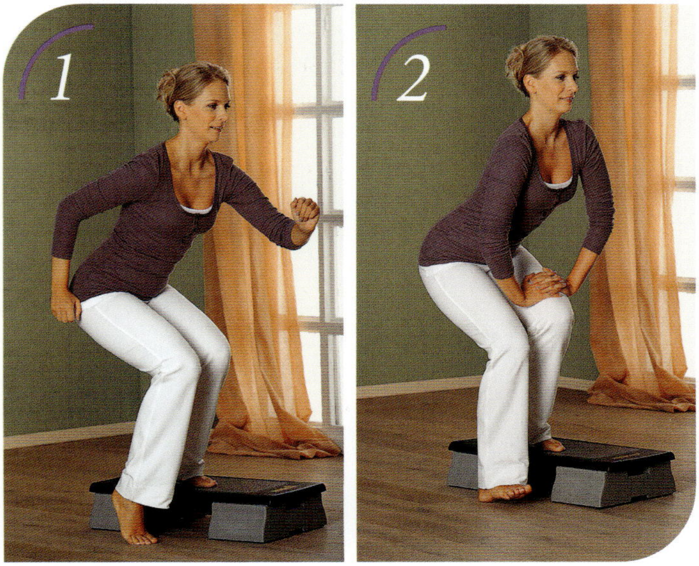

STUFE 1: *Machen Sie 2 bis 3 Durchgänge, die jeweils etwa 30 bis 45 Sekunden andauern. Verharren Sie am Ende jedes Durchgangs noch weitere 10 bis 15 Sekunden in der tiefen Hocke. Stellen Sie dazu den Fuß auf der Ferse ab und stützen sich mit beiden Händen auf dem Oberschenkel des Beins ab, das auf dem Step steht.* 2 *Machen Sie zwischen den Durchgängen jeweils eine 60 bis 90 Sekunden lange Pause.*

STUFE 2: *Verlängern Sie die Dauer der 3 Durchgänge jeweils auf bis zu 60 Sekunden und drosseln Sie gleichzeitig das Tempo der Bewegungsausführung. Halten Sie zwischen den Durchgängen immer eine 90 bis 120 Sekunden lange Pause ein.*

Bleiben Sie am Ende jedes Durchgangs unbedingt noch 10 bis 15 Sekunden in der tiefen Hocke, auch wenn es ein wenig wehtut und Ihre Muskeln zu brennen beginnen! Das leichte Brennen ist ein Zeichen dafür, dass die Übung ihre Wirkung entfaltet und Ihre Muskeln effektiv trainiert werden.

KNIENDE BRUSTPRESSE

GESAMTE RUMPFMUSKULATUR / BRUST- UND SCHULTERMUSKULATUR

→ Im Kniestand überkreuzen Sie Ihre Unterschenkel. Wandern Sie mit Ihren Armen so weit nach vorn, dass Ihr Po frei über dem Boden ist. Ihre Hände stellen Sie genau unterhalb der Schultergelenke auf, den Blick richten Sie nach unten. Knicken Sie nicht in den Ellbogen ein und versuchen Sie, den größtmöglichen Abstand zwischen Ohren und Schultern zu halten.

→ Spannen Sie Bauch und Po an, um im ganzen Körper eine Grundspannung aufzubauen und nicht in der Lendenwirbelsäule durchzuhängen.

→ Beim nächsten Einatmen beugen Sie die Arme und senken dabei Ihren gesamten gestreckten Körper in einer langsamen, kontrollierten Bewegung bis kurz über dem Boden ab. Die Ellbogen gehen dabei nach außen. 1

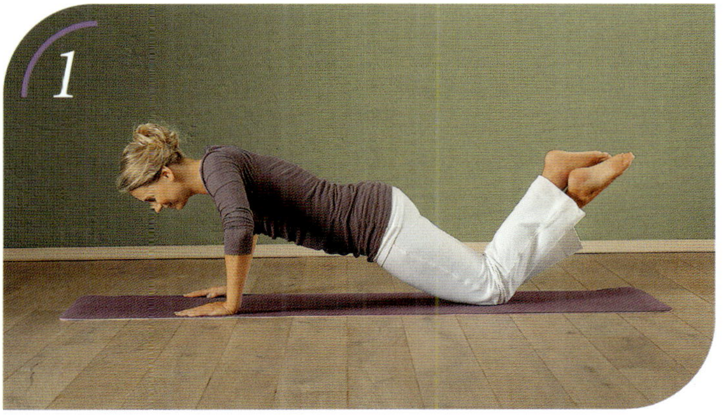

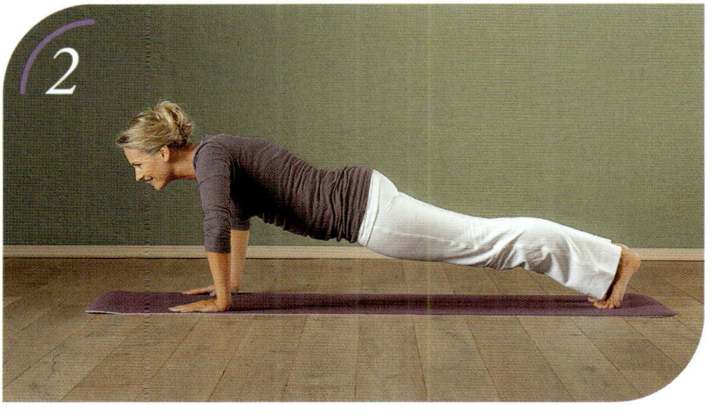

→ Mit dem nächsten Ausatmen drücken Sie sich aus Arm-, Schulter- und Brustmuskeln in die Ausgangsstellung zurück.

STUFE 1: *Machen Sie 3 Sätze à 8 bis 12 Wiederholungen und halten Sie nach der jeweils letzten Wiederholung 10 bis 15 Sekunden in der Endposition inne. Machen Sie 60 bis 90 Sekunden Pause zwischen den Sätzen.*

STUFE 2: *Verlangsamen Sie das Bewegungstempo deutlich und fahren Sie ansonsten wie in Stufe 1 fort. Die Pause zwischen den Durchgängen sollte 90 bis 120 Sekunden betragen.*

Legen Sie mehr Wert auf das Training Ihrer Brustmuskeln, platzieren Sie die Arme weiter nach außen; soll die Betonung auf Ihren Armstreckern liegen, behalten Sie eine schulterbreite Stellung der Hände bei. Die Bewegung der Ellbogen führt dann nach hinten!

Variante für Fortgeschrittene:
Wird der Knieliegestütz zu einfach, können Sie sich an den klassischen Liegestütz herantasten. Ihr gesamter Körper schwebt in der Luft und nur die Fußspitzen haben Bodenkontakt. Achten Sie darauf, dass Ihr Körper in der Endposition eine Linie bildet! 2

TRAININGSPLAN BEI LEICHTEM ÜBERGEWICHT

1. BIS 4. WOCHE

WOCHENTAG	PROGRAMMPUNKT	TRAININGSEMPFEHLUNG
Montag	Radfahren (S. 38)	Im Wechsel 10 Minuten bei moderatem Tempo radeln, ohne aus der Puste zu kommen, 3–5 Minuten lang 1 bis 2 Gänge hochschalten oder eine Steigung nehmen, bei gleicher Pedalumdrehung weiterfahren, Gesamtdauer: **ca. 45 MINUTEN**
	Alternativ: Ergometertraining (S. 39)	5 Minuten einfahren (niedrigste Stufe). Dann 2 x 30 Minuten zügig fahren, dazwischen 5 Minuten Pause, Gesamtdauer: **ca. 70 MINUTEN**
Dienstag	Muskeltraining	Jeweils Stufe 2: Liegender Klimmzug (S. 60), Krabbengang (S. 64), Schaukelpferd (S. 65), Schraubenzieher (S. 66), Kniende Brustpresse (S. 71)
	Entspannung nach Wahl (S. 79 ff.)	Dauer nach Belieben
Mittwoch	Walking/Jogging (S. 30 ff.)	Mindestens 2 x 15 Minuten joggen, dazwischen 3 Minuten zügig walken, ohne aus der Puste zu kommen, Gesamtdauer: **mind. 35 MINUTEN**
Donnerstag	Radfahren (S. 38)	Siehe Montag
	Alternativ: Ergometertraining (S. 39)	Siehe Montag
Freitag	Muskeltraining	Jeweils Stufe 2: Flitzebogen (S. 59), Trockenschwimmer (S. 62), Knicksender Ausfallschritt (S. 63), Fußballprofi (S. 67), Po-Lift (S. 68), Hacke-Spitze (S. 70)
	Entspannung nach Wahl (S. 79 ff.)	Dauer nach Belieben
Samstag	Walking/Jogging (S. 30 ff.)	Siehe Mittwoch
Sonntag	Entspannung und/oder Bewegung (S. 79 ff.)	Zum Beispiel Sauna, ausgedehnte Radtour ...

TRAININGSPLAN BEI LEICHTEM ÜBERGEWICHT

5. BIS 8. WOCHE

WOCHENTAG	PROGRAMMPUNKT	TRAININGSEMPFEHLUNG
Montag	Radfahren (S. 38)	Moderates Tempo, zwischendurch immer wieder Gelände- bzw. Intensitätswechsel, Gesamtdauer: **ca. 60 MINUTEN**
	Alternativ: Ergometertraining (S. 39)	5 Minuten einfahren (niedrigste Stufe). Dann 45 Minuten zügig fahren, Gesamtdauer: **ca. 50 MINUTEN**
Dienstag	Muskeltraining	Jeweils Stufe 2: Liegender Klimmzug (S. 60), Krabbengang (S. 64), Schaukelpferd (S. 65), Schraubenzieher (S. 66), Kniende Brustpresse (S. 71)
	Entspannung nach Wahl (S. 79 ff.)	Dauer nach Belieben
Mittwoch	Walking/Jogging (S. 30 ff.)	Mindestens 2 x 20 Minuten joggen, dazwischen 5 Minuten zügig walken, ohne aus der Puste zu kommen, Gesamtdauer: **mind. 45 MINUTEN**
Donnerstag	Radfahren (S. 38)	Siehe Montag
	Alternativ: Ergometertraining (S. 39)	Siehe Montag
Freitag	Muskeltraining	Jeweils Stufe 2: Flitzebogen (S. 59), Trockenschwimmer (S. 62), Knicksender Ausfallschritt (S. 63), Fußballprofi (S. 67), Po-Lift (S. 68), Hacke-Spitze (S. 70)
	Entspannung nach Wahl (S. 79 ff.)	Dauer nach Belieben
Samstag	Walking/Jogging (S. 30 ff.)	Mindestens 2 x 25 Minuten joggen, dazwischen 5 Minuten zügig walken, ohne aus der Puste zu kommen, Gesamtdauer: **mind. 55 MINUTEN**
Sonntag	Entspannung und/oder Bewegung (S. 79 ff.)	Zum Beispiel Sauna, längere Wanderung ...

TRAININGSPLAN BEI LEICHTEM ÜBERGEWICHT

9. BIS 12. WOCHE

WOCHENTAG	PROGRAMMPUNKT	TRAININGSEMPFEHLUNG
Montag	Radfahren (S. 38)	Moderates Tempo, zwischendurch immer wieder 3–5 Minuten Intensitätssteigerung (bergauf fahren, höherer Gang bei gleicher Trittfrequenz), Gesamtdauer: **ca. 60–75 MINUTEN**
	Alternativ: Ergometertraining (S. 39)	5 Minuten einfahren. 60–75 Minuten am Stück zügig fahren, zwischendurch immer wieder 3–5 Minuten Intensitätssteigerung (höherer Gang bei gleicher Trittfrequenz), Gesamtdauer: **ca. 60–75 MINUTEN**
Dienstag	Muskeltraining	Jeweils Stufe 2 mit Varianten: Liegender Klimmzug (S. 60), Krabbengang (S. 64), Schaukelpferd (S. 65), Schraubenzieher (S. 66), Kniende Brustpresse (S. 71)
	Entspannung nach Wahl (S. 79 ff.)	Dauer nach Belieben
Mittwoch	Walking/Jogging (S. 30 ff.)	Zügig joggen oder walken; gelegentlich bergauf laufen oder Sprints, Gesamtdauer: **ca. 60 MINUTEN**
Donnerstag	Radfahren (S. 38)	Siehe Montag
	Alternativ: Ergometertraining (S. 39)	Siehe Montag
Freitag	Muskeltraining	Jeweils Stufe 2 mit Variationen: Flitzebogen (S. 59), Trockenschwimmer (S. 62), Knicksender Ausfallschritt (S. 63), Fußballprofi (S. 67), Po-Lift (S. 68), Hacke-Spitze (S. 70)
	Entspannung nach Wahl (S. 79 ff.)	Dauer nach Belieben
Samstag	Walking/Jogging (S. 30 ff.)	Siehe Mittwoch
Sonntag	Entspannung und/oder Bewegung (S. 79 ff.)	Zum Beispiel Sauna, Wanderung ...

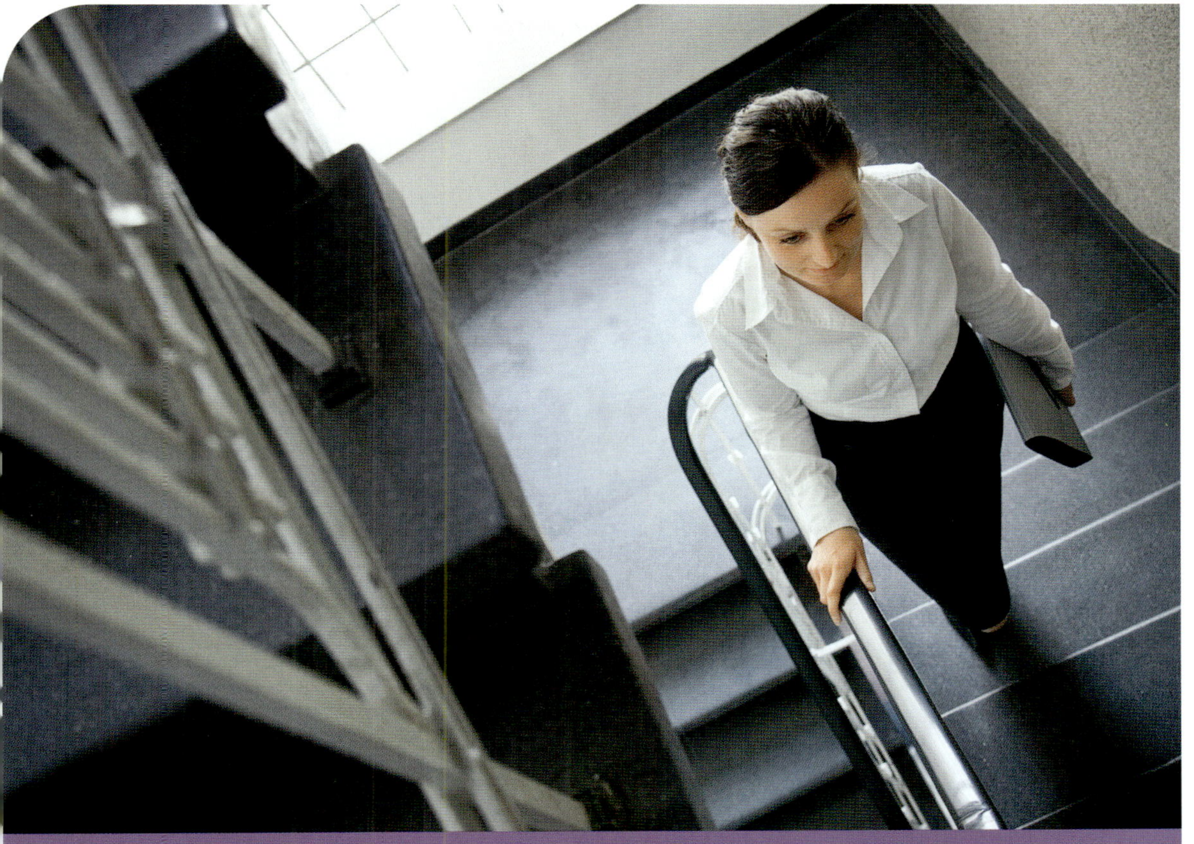

Lebenslang fit und aktiv

Zu einem Leben in Bewegung gehören sowohl sportliche Trainingseinheiten als auch regelmäßige Bewegungseinheiten im Alltag, zwischendurch oder an den sportfreien Tagen.

IM ALLTAG IN BEWEGUNG BLEIBEN

Das Minimum an Bewegung beträgt, wie es das American College of Sports Medicine empfiehlt, an wenigstens fünf Tagen pro Woche 30 Minuten. Erfüllen Sie die Sehnsucht Ihres Körpers nach Bewegung! Könnten Sie Ihren Weg zur Arbeit zu Fuß oder mit dem Rad bewältigen, eine Haltestelle früher aus dem Bus steigen oder das Auto in einiger Entfernung vom Ziel abstellen? Dann fühlen Sie sich auch bei der Arbeit viel frischer, denn gerade dem Gehirn tut das Aufwecken gut. Notieren Sie die benötigte Zeit. Achten Sie darauf, ob Sie sich während der Belastung noch normal unterhalten könn(t)en. Steigern Sie sich, indem Sie zwei oder drei Haltestellen früher aussteigen. Das geht natürlich auch auf dem Heimweg, falls Sie ansonsten fürchten, nicht tiptop ins Büro zu kommen.

Jeder Schritt zählt

Jetzt nehmen Sie Ihren Arbeitsplatz unter die Lupe: Welche Wege müssen Sie zurücklegen? Schon ab 200 Treppenstufen täglich lässt sich der Muskelabbau durch Inaktivität verhindern. Bei besser Trainierten wird ab 600 Treppenstufen sogar ein Anstieg der Ausdauer beobachtet! Machen Sie also das Treppenhaus zur Trainingsstätte und lassen den Lift fahren.

Aber auch kleine Wege summieren sich: der Weg zur Kaffeemaschine, zum Drucker, das Nachdenken im Gehen und so weiter! Auch Rücken und Augen werden es Ihnen danken, wenn Sie öfter aufstehen und sich vielseitiger belasten. Gehen Sie in der Mittagspause zügig spazieren, statt in der Kantine rumzuhängen. Nehmen Sie für alle Aktivitäten einen Schrittzähler zur Hand – Sie werden erstaunt sein, wie sich die Schritte summieren. Der Schrittzähler (siehe Kasten) hilft Ihnen dabei, Ihre »Laufzeiten« zu kontrollieren, und fördert Ihre Motivation. Hier ein paar Beispiele, welche Aktivität im Schnitt wie viel Schritte bringt:

- Den Esstisch decken für zwei Personen: 50 Schritte
- In den 5. Stock steigen: 200 Schritte
- 5 Minuten zur Bushaltestelle gehen: 500 Schritte
- 10 Minuten Spazierengehen: 1.000 Schritte

Wer weniger als 5000 Schritte pro Tag zusammenbringt, darf sich Dauersitzer nennen. Bei 5000 bis 7500 Schritten ist man immer noch ein Faulenzer! Ab 7500 bis 9999 Schritte zündet wenigstens schon mal die Sparflamme. 10000 bis 12500 Schritte: Sie sind schon ein Gesundheitssportler; über 12500 Schritte: Sie sind eine echte Sportskanone!

RUND UM DEN SCHRITTZÄHLER

Viele nennen ihn auch »Hosentaschenmotivator«, manche finden den Beinamen »Quälgeist« passender ... Mithilfe einer Quecksilberblase zählt das handliche kleine Gerät, im Fachjargon »Pedometer« genannt, aufgrund des Hin- und Herkippens beim Gehen die gelaufenen Schritte seines Trägers. Die meisten, sehr kostengünstigen Versionen, die heute auf dem Markt sind, sind nur 7 bis 8 Zentimeter groß, sehr leicht und können in die Hosentasche gesteckt oder am Saum von Kleidung beziehungsweise am Gürtel angebracht werden. Sie erhalten den Schrittzähler im Sportfachhandel, im Elektrogeschäft oder übers Internet.

Rituale für den Alltag

Wussten Sie, dass eine 45-jährige 65-Kilo-Frau im Schnitt beim Putzen oder Staubsaugen schon bis zu 115 Kilokalorien in der Stunde verbraucht? Überlegen Sie mal, welche Möglichkeiten Ihr Alltag so bietet. Der Fahrradanhänger für die Kinder, die Packtasche oder der Trolley fürs Einkaufen zu Fuß oder mit dem Rad – zwei Beispiele für sinnvolle Investitionen in Ihre Gesundheit.

Die beste Hilfe, um im Alltag dauerhaft aktiv zu bleiben, sind Rituale. Damit sie sich wie das Zähneputzen als fester Bestandteil in Ihrem Tagesablauf verankern lassen, sollten Sie ein paar Ihrer neuen Bewegungsideen notieren und den Zettel an einen in Ihrem Blickfeld liegenden Platz wie den Kühlschrank oder die Küchentür heften.

Hier noch ein paar weitere Anregungen für einen bewegteren Alltag:

- Wippen Sie beim Zähneputzen locker auf den Zehenspitzen, ohne die Füße zwischendurch am Boden abzusetzen. Das macht wach, trainiert Ihr Gleichgewichtsgefühl und Ihre Wadenmuskulatur!
- Heben Sie beim Telefonieren im Wechsel Ihre Beine seitlich mit Kraft um etwa 45 Grad oder noch etwas mehr an. Das trainiert die Po- und Hüftmuskeln und schult ebenfalls Ihren Gleichgewichtssinn.
- Gehen Sie beim Haareföhnen ein paar Mal in die »Abfahrtshocke« (siehe Seite 44), das kräftigt Ihre Oberschenkel- und Pomuskulatur ganz nebenbei.

Ein leichtes tägliches Aktivprogramm bringt Ihren Körper dauerhaft dazu, sich seine Energie aus Fetten zu holen und den Stoffwechsel auf Touren zu halten. Die dafür nötigen 30 Minuten Bewegung sind schnell gesammelt: Wenn Sie beispielsweise 5 Kilometer pro Tag mit einer Geschwindigkeit von 15 km/h Rad fahren, haben Sie bereits 20 Minuten zusammen. Vielleicht motiviert es Sie auch gerade am Anfang, wenn Sie all Ihre Bewegungseinheiten in ein Aktiv-Tagebuch schreiben und so Ihre Fortschritte dokumentieren!

MEHR ENTSPANNUNG UND ERHOLUNG

Stress macht dick! Zu diesem Ergebnis kommen Forscher der Harvard Universität in Boston. Die Wissenschaftler machen speziell das Hormon Kortisol dafür verantwortlich, welches unser Organismus in Gefahren- und Stresssituationen vermehrt produziert. Kortisol bewirkt eine erhöhte Ausschüttung schneller Glukoseenergie und verunsichert den Stoffwechsel, besonders natürlich dann, wenn der Kortisolspiegel dauerhaft erhöht ist. Das beeinträchtigt auch die Produktion des Appetitzügler-Hormons Leptin (siehe Seite 18). Deshalb fallen wir in stressigen Situationen besonders gerne auf Fettiges oder Süßes herein, das kurzfristig die Stress-Symptome lindert.

Wenn das Gehirn dies lernt und abspeichert, dann ruft es bei Stress immer nach Süßem! Durchbrechen Sie diesen Teufelskreis und die Sucht des Gehirns nach Naschereien. Damit Sie das schaffen, sollten Sie besonderen Wert auf wirkungsvolle Entspannung legen.

Muskeln hassen Stress

Sorgen, Ärger, Zeitdruck, Mobbing – all das führt zu echten Stress-Symptomen, die sich speziell auch in der Muskulatur zeigen. Dies war bei unseren frühen Vorfahren noch sinnvoll, denn durch die Anspannung waren sie bereit für Flucht oder Kampf. Hatten sie die Gefahrensituation durchlebt, entspannte sich ihre Muskulatur wieder.

Heute dagegen können wir die durch den Stress aktivierte Energie meist gar nicht mehr nutzen, da wir in der Regel weder weglaufen noch kämpfen können. Die Folgen sind dauerverspannte Muskeln, gerade im Schulter-Nacken-Bereich. Verspannte Muskeln reduzieren wiederum die Stoffwechselrate, denn meist wird durch Anspannung die Sauerstoffzufuhr reduziert, und viel zu wenige Nährstoffe gelangen in die Muskelzellen. Die Muskeln müssen darum »sparen« und senken ihre Eigenaktivität. Dass das dem Stoffwechsel nicht gut tut, wissen Sie ja bereits.

Oft unterschätzt – der gesunde Schlaf

Schlaf ist eine der besten Energiequellen für den Organismus. Wer regelmäßig weniger als vier bis fünf Stunden schläft, hat ein um 70 Prozent höheres Risiko für Übergewicht!

Nachts laufen viele Reparaturprozesse im Körper ab, die notwendig sind, damit tagsüber wieder alles »rund« läuft. Besonders eindrucksvoll zeigten Forscher der Charité in Berlin, dass eine Veränderung des Tag- und Nachtrhythmus, wie sie zum Beispiel bei Nachtschwärmern und Schichtarbeitern vorliegt, Einfluss auf den Stoffwechsel hat: Wird die innere biorhythmische Uhr durch Aktivsein in der Nacht, unregelmäßigen Schlaf, also »chronobiologischen Stress«, aus dem Takt gebracht, nimmt man zu, ohne mehr zu essen. Die Ursache sehen die Forscher darin, dass die Fettzellen bei Gestressten speziell nachmittags und abends viel mehr Fette einlagern.

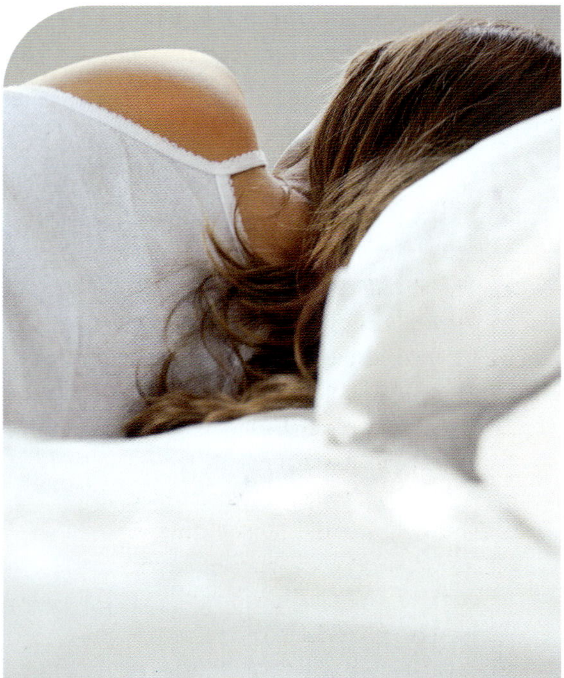

Ein erholsamer Schlaf ist die Basis für einen gut funktionierenden Stoffwechsel. Holen Sie sich so viel ungestörten Schlaf, dass Sie auch ohne Wecker rechtzeitig wach werden!

Die bekannte Nurses' Health Study aus den USA mit mehr als 68000 Frauen zeigt, dass Frauen, die im Schnitt fünf Stunden oder weniger schlafen, mehr zunehmen als Frauen, die sechs Stunden schlafen. Letztere nehmen mehr zu als die Frauen mit sieben Stunden Schlaf. Der Schlafmangel verändert den Stoffwechsel und senkt das Niveau des Sättigungshormons Leptin. Der Körper von Wenigschläfern zeigt viel früher massive Hungersymptome.

Die Studien erklären, warum mangelnder und unregelmäßiger Schlaf dick macht, ohne dass mehr Kalorien zugeführt werden. Normalerweise agieren die Verdauungsenzyme und Botenstoffe des Stoffwechsels im Takt der biologischen Uhr. Wird der Organismus durch fehlende Ruhe gestresst, kippt das empfindliche System. Es kommt zum regelrechten Chaos der Botenstoffe, der Stoffwechsel gerät ins Trudeln. Die Gestressten fühlen sich ständig hungrig, zugleich werden viel mehr Nährstoffe als Reserve in den Speichern gebunkert.

Schlafen sättigt, weil während des Schlafens das Sättigungshormon Leptin aktiv ist. Schlafmangel aktiviert den Gegenspieler, das Hungerhormon Ghrelin (siehe Seite 18). Probieren Sie aus, wie viel Schlaf Sie wirklich brauchen. Wenn Sie immer nur mit Wecker aufwachen, sind Ihre Nächte zu kurz, und das raubt Energie. Versuchen Sie, einen einigermaßen gleichbleibenden Rhythmus in Ihre Einschlaf- und Aufwachzeiten zu bringen – möglichst auch am Wochenende. So kommt Ihr Organismus wieder ins Gleichgewicht.

Verschwenden Sie Zeit

Verschwenden oder »verschenken« Sie Zeit – an Freunde, Bekannte, an Ihre Kinder, Ihren Partner oder an sich selbst. Sie werden immer wieder feststellen, dass Sie dabei keine Zeit verloren haben! Denn Zeit verschwenden heißt meist Zeit dazugewinnen – und das entstresst. Wenn wir Zeit verschenken und sehen, dass wir den Beschenkten damit glücklich machen, dann macht es auch uns glücklich. Verantwortlich dafür sind unsere Spiegelneuronen. Diese Nervenzellen im Gehirn lösen beim Betrachten einer Handlung Gefühle aus, die fast unseren eigenen entsprechen, wenn wir diese Handlung selbst ausführen. Dadurch bereitet das »Verschenken« von Zeit auch uns selbst gute Gefühle. Wenn wir entspannt und guten Mutes sind, nehmen wir es mit den Anforderungen des Alltags viel lockerer auf – und sparen auf diese Weise die Zeit wieder ein.

Um also beruhigend auf den Stoffwechsel, aber auch auf Körper und Geist einwirken zu können, machen Sie einfach mal Pause. Kultivieren Sie den Sonntag zu einem stressfreien Tag. Verschwenden Sie dann Ihre Zeit mit dem, was Ihnen gut tut. Mußestunden sind etwas Herrliches und Lebenswichtiges!

Aktiv Übergänge schaffen

Ein abruptes Umschalten vom Zeitmangel, dem Stress und der Hetze des Tages auf Ruhe und Entspannung gelingt fast niemandem. Nach der Arbeit auf die Couch, den Fernseher anschalten und sich berieseln lassen – das führt meist nicht zu der erhofften Entspannung und Erholung. Stehen wir am nächsten Morgen auf, fühlen wir uns nicht erfrischt, sondern oftmals schwer und wie gerädert.

Auch in der Wellness-Oase am Wochenende entspannt man nicht so richtig, denn Glückserlebnisse stellen sich beim Nichtstun nur dann ein, wenn man sich zuvor ein wenig ausgiebiger bewegt hat! Die Stresshormone, die im Laufe des Tages ausgeschüttet wurden, kann der Körper ohne Bewegung nicht abbauen. Die Muskulatur bleibt weiterhin verspannt, Herzfrequenz und Atmung bleiben erhöht.

Sollen Anspannung und Stress am Feierabend rasch verfliegen, hilft immer Aktivsein. Das Flow-Erlebnis, das zufrieden und ausgeglichen macht, stellt sich ein, wenn Sie nach einem stressigen Tag endlich wieder selbstbestimmt etwas tun: Spazierengehen, Musikmachen, eine Runde Radfahren oder Inlineskaten, Golf- oder Tennisspielen ... All das fordert, aber überfordert nicht, macht Spaß, lenkt ab und entstresst. Auch Entspannungstechniken können beim »Umschalten« auf den Feierabend sehr hilfreich sein (ab Seite 80).

MAGNESIUM – DER STRESSKILLER

Der Mineralstoff ist der zuverlässigste Stresslöser für den Körper, weil er nahezu an allen energieliefernden Prozessen beteiligt ist. 150–300 mg Magnesium reichen aus, den ersten Bedarf zu decken und Nerven und Muskeln zu entlasten. Sorgen Sie für eine täglich ausreichende Zufuhr von Magnesium: 300–350 mg, am besten über die Nahrung zugeführt, sind Voraussetzung für eine hohe Stressresistenz. Besonders viel Magnesium ist in Käse, Milch, Kartoffeln, Getreide, Nüssen und Hühnerfleisch.

Entspannung will gelernt sein: die besten Methoden

Entspannung ist ein oft unterschätzter Baustein im Gewichtsmanagement. Ihr Organismus braucht bewusste Auszeiten von Anspannung, Hetze und Zeitdruck, um Kraft zu schöpfen – die Voraussetzung für einen effektiven Stoffwechsel. Entspannen Sie, indem Sie Ihre Hobbys pflegen, spazieren gehen, mit Ihren Liebsten etwas Schönes unternehmen ... Bauen Sie aber auch regelmäßig Übungen und Techniken zur Entspannung in Ihren Alltag ein. Vielleicht besuchen Sie einen »Schnupperkurs«, etwa bei der Volkshochschule oder einem spezialisierten Anbieter, um das Geeignete zu finden. Übrigens gibt es in den Kursen auch immer mehr männliche Teilnehmer!

Welche Entspannungsmethode Sie wählen, ist natürlich Ihren Vorlieben überlassen – bewährt und empfehlenswert sind zum Beispiel die folgenden:

- **Autogenes Training:** eine leicht erlernbare Kombination aus Ruhe-, Schwere-, Wärme- und Atemübungen. Mittels selbsthypnotischer, mehrfach wiederholter Formeln kann man auf körperliche Prozesse Einfluss nehmen. Bei regelmäßigem Üben lösen sich Muskelverspannungen und man erreicht einen angenehmen Zustand von gelöster Konzentration.
- **Feldenkrais:** Der israelische Physiker Moshé Feldenkrais entwickelte eine Methode, um sich zu entspannen und zu natürlichen Bewegungsformen zurückzufinden, indem man den eigenen Körper genauer wahrnimmt. So können beispielsweise auch Schmerzpatienten lernen, langjährige Gewohnheiten (wie etwa ungünstige Schonhaltungen) abzulegen und sich körpergerechter zu bewegen.
- **Qigong:** Die uralte Übungsform ist Bestandteil der Traditionellen Chinesischen Medizin und zielt darauf ab, den Fluss der Lebensenergie zu erhalten oder wiederherzustellen. Dies geschieht durch langsame, ruhige Bewegungen nach exakten Vorgaben. Die sanften Bewegungen tragen dazu bei, den Blut-, Lymph- und Energiefluss im Körper zu regulieren, die Konzentrationsfähigkeit, Selbstwahrnehmung und Stimmung zu verbessern und dadurch Stress und Nervosität zu verringern.
- **Taiji:** Das »chinesische Schattenboxen« leitet sich aus uralten Techniken der Selbstverteidigung ab und enthält Elemente aus Meditation und Bewegungskunst. Langfristiges Ziel ist es, das seelische und körperliche Gleichgewicht zu erhalten oder wiederherzustellen, wieder beweglicher zu werden und die Muskeln sanft zu trainieren. Da die meditativen Bewegungen ein hohes Maß an Konzentration erfordern, helfen sie auch besonders eindrucksvoll, Stress abzubauen und zur Ruhe zu kommen.
- **Progressive Muskelrelaxation (PMR) nach Jacobson:** Diese wirkungsvolle Entspannungsmethode basiert darauf, dass sich Muskeln und Muskelgruppen nach Anspannung deutlich besser entspannen. Dafür werden sie kurz gezielt angespannt und gleich darauf wieder losgelassen. Die anschließend einsetzende Entspannung ist dadurch deutlich intensiver als ohne vorherige Anspannung. Die Progressive Muskelentspannung wirkt besonders direkt und schnell, sodass sie sich sehr gut bei diversen Muskelverspannungen, Spannungs- und Stresszuständen anwenden lässt. Ein positiver Nebeneffekt ist, dass die Muskulatur dabei auch leicht gekräftigt wird. Probieren Sie es doch gleich einmal aus:

1. Sorgen Sie für eine angenehme Atmosphäre (Ruhe oder leise Musik, angenehme Temperatur). Legen Sie sich entspannt mit dem Rücken auf eine Matte oder eine gefaltete Decke. Schließen Sie nun die Augen und atmen Sie einige Atemzüge lang bewusst ein und aus. Versuchen Sie sich anfangs nur auf einen Teilbereich Ihres Körpers zu konzentrieren, zum Beispiel Ihr rechtes Bein (wenn es Ihr »dominantes« Bein ist).
2. Lenken Sie bewusst Ihre Aufmerksamkeit auf Ihr Bein. Versuchen Sie dann, mit einem einzigen Einatmen das ganze Bein anzuspannen, indem Sie die Zehen heranziehen und das Bein gestreckt gegen die Unterlage drücken. Atmen Sie dabei ruhig und gleichmäßig weiter; halten Sie die Beinspannung für insgesamt 5 bis 7 Sekunden lang aufrecht.
3. Lösen Sie die Anspannung mit einem einzigen Ausatmen schlagartig und atmen Sie dabei gleichmäßig weiter. Mit jedem weiteren Ausatmen sollten sich Ihre Beinmuskeln nun immer mehr lockern. Diese Phase dauert etwa 30 bis 40 Sekunden.
4. Wiederholen Sie Anspannung und Entspannung noch einmal auf der gleichen Seite, dann wechseln Sie die Seite.
5. Spüren Sie nach: Wie fühlen sich Ihre beiden Beine nun an, auch im Vergleich zueinander? Empfinden Sie einen Unterschied zu vorher?
6. Abschließend recken und strecken Sie sich ausgiebig, um Ihr Nervensystem nach der Entspannung wieder gezielt zu aktivieren.
7. Wenden Sie die Methode beim nächsten Üben jeweils auch auf andere Muskelgruppen an: Hände, Unterarme, Oberarme, Brust-, Schulter- oder Rückenmuskeln und auch die Gesichtsmuskeln.

- **Hatha-Yoga:** ein uraltes, ganzheitliches indisches Körper-Geist-Seele-Training aus einer Kombination von Dehn-, Kräftigungs- und Atemübungen. Mehr innere Ruhe, mehr Beweglichkeit und Kraft sowie eine natürliche, aufrechte Körperhaltung – dies können Sie mit Hatha-Yoga erreichen. Zum Ausprobieren: Die Kindhaltung (Mudhasana) entkrampft und stärkt den Rücken, trainiert den Beckenboden und die untere Rückenmuskulatur.

1. Setzen Sie sich auf Ihre Fersen. Nun beugen Sie langsam den Oberkörper gerade nach vorn, bis Ihr Brustkorb auf Ihren Oberschenkeln ruht. Legen Sie die Stirn am Boden ab und strecken die Arme nach hinten aus. Ihre Handflächen sind geöffnet und zeigen nach oben. Ihre Fußrücken liegen flach am Boden auf.
2. Schließen Sie die Augen, atmen Sie tief und ruhig und bleiben Sie so lange eingerollt, bis Sie sich ruhig fühlen.
3. Kommen Sie nach einer Weile wieder ganz langsam in die Ausgangsposition.

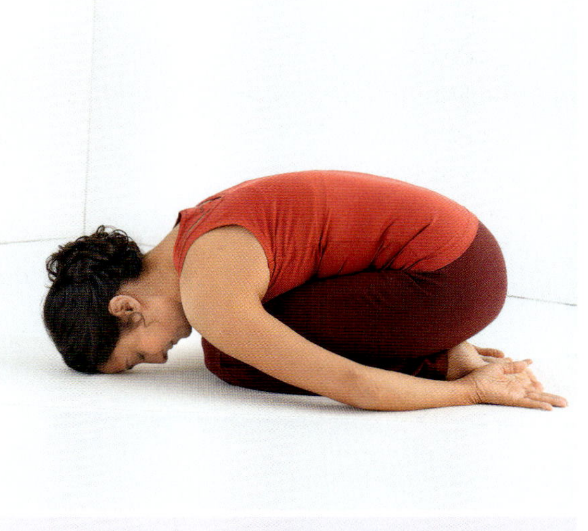

Die Yoga-Asana »Kindhaltung« ist sehr entspannend, trainiert die Rumpfmuskeln und stärkt den Rücken. Sie können sie auch zwischendurch immer mal machen.

LEBENSLANG-FIT-TRAININGSPLAN

WOCHENTAG	PROGRAMMPUNKT	TRAININGSEMPFEHLUNG
Montag	Radfahren (S. 38)	60–75 Minuten bei moderatem Tempo am Stück oder 45–60 Minuten mit Intensitätssteigerungen (bergauf, Sprints)
	Alternativ: Jogging/Walking (S. 30 ff.)	60–75 Minuten am Stück walken, ohne aus der Puste zu kommen, oder im Wechsel 15 Minuten joggen/walken, 3 Minuten walken/gehen, Gesamtdauer: **ca. 45–60 MINUTEN**
Dienstag	Muskeltraining Wählen Sie aus Gruppe 1 zwei Übungen, aus Gruppe 2 bis 7 je eine Übung. Wählen Sie an jedem Trainingstag andere Übungen aus. Jede Übung sollte mal drankommen; am häufigsten diejenigen, die Ihnen noch schwer fallen!	**1. Für die Rückenmuskulatur:** Windmühle (S. 41), Stehender Hacker (S. 42), Flitzebogen (S. 59), Liegender Klimmzug (S. 60), Trockenschwimmer (S. 62) **2. Für Oberschenkelvorderseite und Pomuskulatur:** Beinkran (S. 43), Abfahrtshocke (S. 44), Knicksender Ausfallschritt (S. 63), Krabbengang (S. 64) **3. Für die gerade Bauchmuskulatur:** Schiebe-Päckchen (S. 45), Schaukelpferd (S. 65) **4. Für die schräge Bauchmuskulatur:** Horizontale Waage (S. 46), Schraubenzieher (S. 66) **5. Für die seitlichen Oberschenkelmuskeln und die Pomuskulatur:** Beinschlinge (S. 47), Beinpendel in Seitlage (S. 48), Fußballprofi (S. 67) **6. Für Oberschenkelrückseite und unteren Rücken:** Flamingo (S. 49), Fliegende Extremitäten (S. 50), Po-Lift (S. 68), Hacke-Spitze (S. 70) **7. Für häufig vergessene Muskelgruppen** (immer abwechselnd): Balletttänzer (S. 51), Kniende Brustpresse (S. 71)
	Entspannung nach Wahl (S. 79 ff.)	Dauer nach Belieben
Mittwoch	Radfahren (S. 38)	60–75 Minuten bei moderatem Tempo am Stück oder 45–60 Minuten mit Intensitätssteigerungen (bergauf, Sprints)
	Alternativ: Jogging/Walking (S. 30 ff.)	60–75 Minuten am Stück walken (laufen ohne zu schnaufen) oder im Wechsel 15 Minuten joggen/walken, 3 Minuten walken/gehen, Gesamtzeit: **ca. 45–60 Minuten**

Donnerstag	Radfahren (S. 38)	60–75 Minuten bei moderatem Tempo am Stück oder 45–60 Minuten mit Intensitätssteigerungen (bergauf, Sprints)
	Alternativ: Jogging/Walking (S. 30 ff.)	60–75 Minuten am Stück walken, ohne aus der Puste zu kommen, oder im Wechsel 15 Minuten joggen/walken, 3 Minuten walken/gehen, Gesamtzeit: **ca. 45–60 Minuten**
Freitag	Muskeltraining	Siehe Dienstag
	Entspannung nach Wahl	Dauer nach Belieben

IHR LEBENSLANG-FIT-TRAININGSPLAN

Wenn Sie Ihr Wunschgewicht mithilfe unseres Bewegungsprogramms und des nun folgenden Ernährungsprogramms erreichen, läuft Ihr Stoffwechsel auf Hochtouren. Der bedeutsamste Faktor, damit das auch so bleibt, ist, dass Sie regelmäßig körperlich aktiv bleiben! Nach der Auswertung aller bisher zu diesem Thema bekannten Studien können wir folgende Bewegungsformel aufstellen:

Sie sollten pro Kilogramm Körpergewicht 30 Kilokalorien pro Woche über Bewegung und Sport in der Freizeit verbrauchen.

Entsprechend sollte also eine Frau mit einem Körpergewicht von 80 Kilo pro Woche etwa 2400 Kilokalorien durch körperliche Aktivität verbrauchen. Dies entspricht einem viermaligen Walking-Training im Umfang von 60 Minuten. Der Nutzen ist fast unermesslich, denn Sie bleiben – sofern es die Gene zulassen – gesund und fit. Das lohnt sich doch, oder?

Unser folgender Wochenübungsplan soll Ihnen helfen, Ihr Training dauerhaft sinnvoll zu planen und zu steuern. Er ist aber nur ein Vorschlag, den Sie Ihren Bedürfnissen und Wünschen entsprechend variieren sollten – ganz wie es Ihr persönlicher Wochenablauf zulässt!

Damit Ihre Muskeln regenerieren können, sollten zwischen den beiden Tagen mit Muskeltraining mindestens zwei Tage liegen.

Wählen Sie für jede der acht übergeordneten Muskelgruppen eine Übung aus, sodass Sie pro Muskeltrainingseinheit auf insgesamt acht Übungen kommen. Auch hierbei können Sie natürlich frei wählen, an welchem Tag Sie welche Übung bevorzugen. Je öfter Sie zwischen den angebotenen Übungen variieren, desto mehr fordern Sie Ihre Muskeln immer wieder aufs Neue heraus! Lassen Sie keine Übung dauerhaft links liegen – gerade diejenigen Übungen, die Ihnen schwer fallen, brauchen Ihre Muskeln wahrscheinlich am meisten!

Machen Sie je 2 bis 3 Durchgänge à 8 bis 12 Wiederholungen bei halbem Bewegungstempo.

In puncto Fettstoffwechseltraining sollten Sie möglichst viermal pro Woche aktiv werden, wobei eine Einheit durch einen langen Spaziergang ersetzt werden kann. An den übrigen drei Tagen können Sie nach Belieben zwischen Radfahren und Jogging oder Walking auswählen.

Die Ernährung für den Turbo-Stoffwechsel

Parallel zu unserem Sport- und Entspannungsprogramm ab Seite 22 nehmen Sie sich jetzt Ihre Ernährungsgewohnheiten vor und lassen sich von vielen leckeren Rezepten zum schlank machenden Genuss ohne Reue verführen.

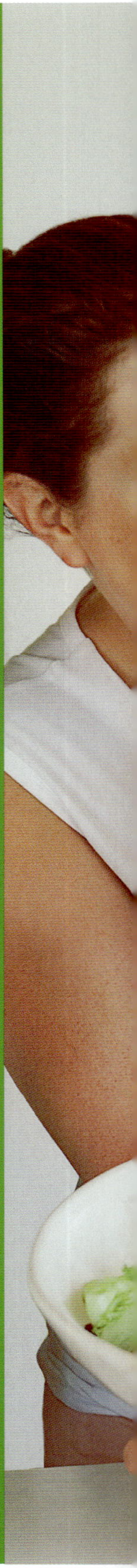

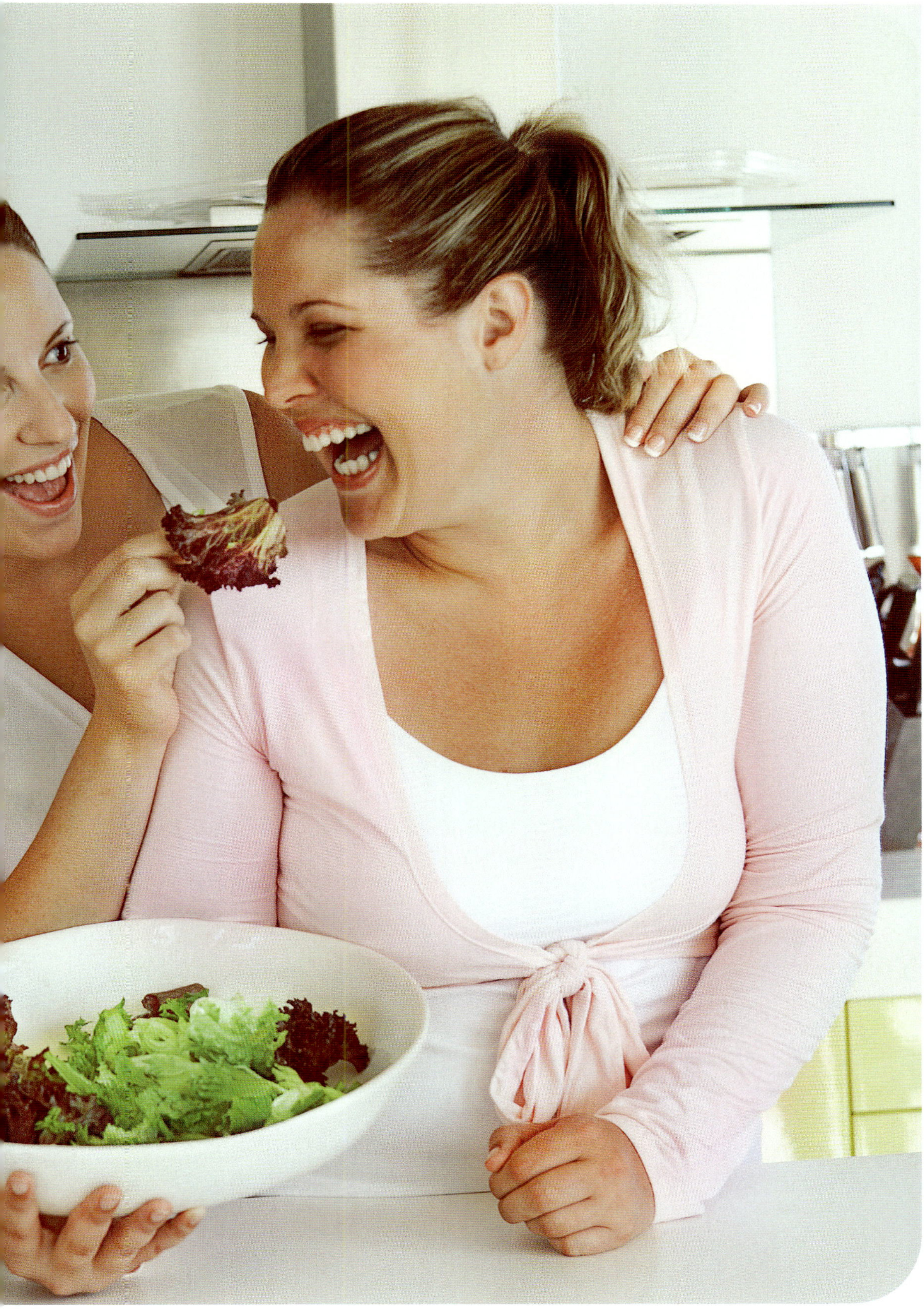

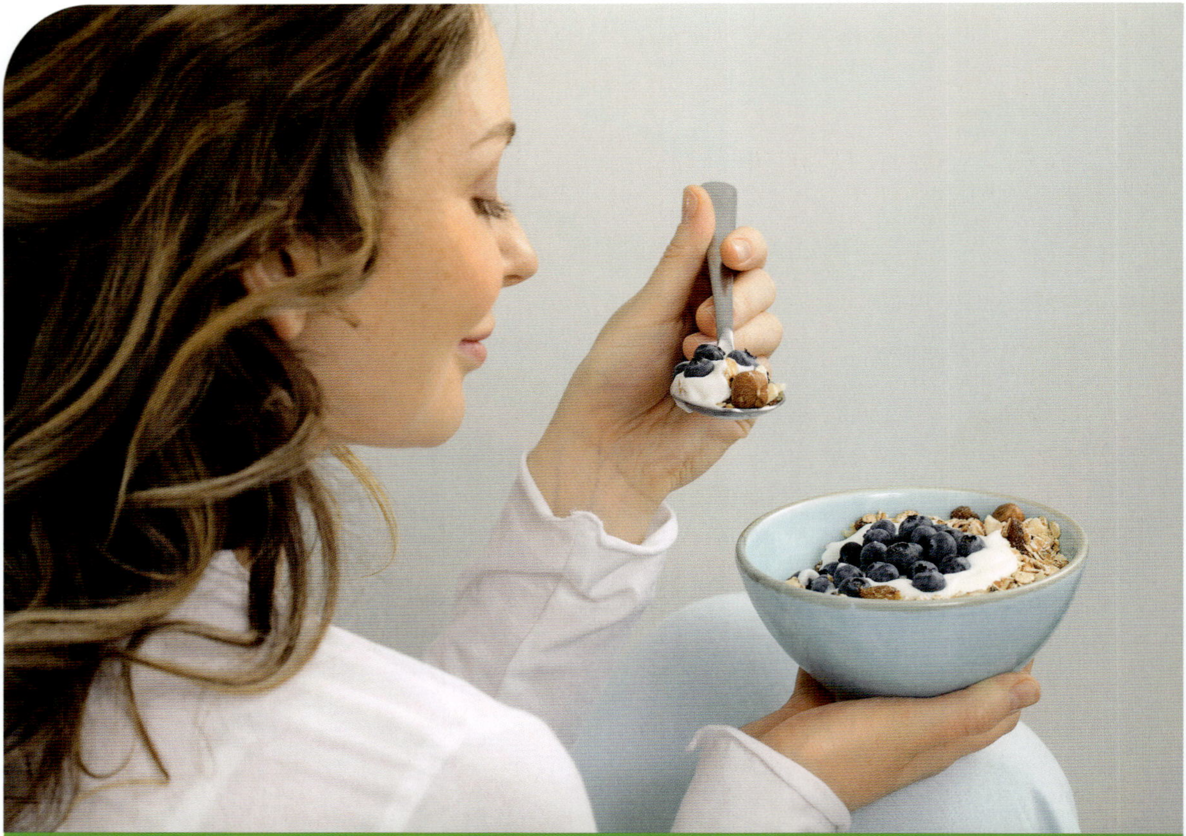

Wer isst, sündigt nicht

Es gibt keine Sünden beim Essen. Es gibt nur Leckereien mit einer geballten Ladung Kalorien. Schwarzwälderkirschtorte zum Beispiel: Die besteht ja vor allem aus Fett und schnellen Kohlenhydraten, weniger aus Obst. Na und! Ich genieße sie trotzdem. Genauso wie gelegentlich eine Currywurst. Nur eben nicht ständig und jeden Tag: Die Dosis macht auch hier das Gift! Erlauben Sie sich ruhig regelmäßig Dinge, die Sie wirklich gerne essen oder tun – auch wenn diese auf der »Gesundheitsskala« ziemlich weit unten stehen. Aber lassen Sie es immer etwas Besonderes bleiben. Das ist purer Genuss, und den sollten Sie sich immer wieder mal gönnen. Das einzige, was in unserem Programm verboten ist, sind Verbote! Denn die bewirken nur, dass Sie sich unwiderstehlich angezogen fühlen von Schokolade, Pralinen, Torte, Sahneeis ... Wenn Sie diese Dinge aber ab und zu mit gutem Gewissen genießen, können Sie ansonsten locker daran vorbeigehen.

Hier lesen Sie, wie Sie Ihr Anti-Jojo-Sportprogramm erfolgreich mit Ihrer neuen Ernährungsweise verbinden können.

VERSORGEN SIE SICH IMMER MIT GENUG ENERGIE

Für einen gut funktionierenden Stoffwechsel ist der Einfluss der Ernährung von überragender Wichtigkeit. Dabei ist es zunächst weniger von Bedeutung, was Sie essen, sondern in erster Linie, wie viel Sie essen! Die Ernährung ist der Treibstoff für den Stoffwechsel, und was Sie zu sich nehmen, ist die Grundlage, auf der Ihr Körper seine »Überlebenschancen« berechnet. Der Organismus ist dabei nicht daran interessiert, seine Vorräte an Speicherfett zu messen, sondern ihn beschäftigt lediglich die aktuelle Zufuhr von Energie. Obgleich also in den Speichern genügend Reserven zur Verfügung stehen, reagiert der Körper auf eine Unterversorgung mit Nahrung binnen weniger Tage mit einer Senkung der Stoffwechselaktivität. Schließlich muss er sich schützen. Weniger rasch steigert er dagegen die Aktivität des Stoffwechsels, wenn wieder Nahrung in ausreichender Menge zur Verfügung steht (siehe auch ab Seite 10).

Daraus ergibt sich als wichtigste Grundregel für einen funktionierenden Stoffwechsel, dass der Organismus ziemlich gleichmäßig und auf jeden Fall rechtzeitig mit Energie und Nährstoffen versorgt werden muss.

Gleichmäßige Nahrungszufuhr bedeutet, dass der Körper an jedem Tag vergleichbar viel an Energie, also an Kalorien, aufnimmt, nämlich etwa die Menge des Anti-Jojo-Umsatzes (siehe Seite 12). Der Organismus sollte nicht an einem Tag unterversorgt und beispielsweise am Wochenende überversorgt werden. Nur eine relativ ausgeglichene Energieversorgung sorgt also für ein optimales Stoffwechselniveau.

»Täglich satt, aber nicht voll« heißt das Motto für den Turbo-Stoffwechsel.

Unsere Rezepte ab Seite 108 sind in der Kalorienmenge jeweils individuell zugeschnitten:

- Bei starkem Übergewicht (BMI > 30) brauchen Sie genug Kalorien, damit Ihr Grundumsatz nicht absinkt und Sie gut versorgt sind.
- Bei leichtem Übergewicht (BMI < 30) empfehlen wir weniger Kalorien, da gerade die letzten überschüssigen Pfunde oftmals sehr hartnäckig sein können.
- Die Lebenslang-Rezepte enthalten abends wieder Kohlenhydrate, da Sie sich inzwischen einen Turbo-Stoffwechsel zugelegt haben!

HEISSHUNGER – UND NUN?

Ein niedriger Blutzuckerspiegel kann Heißhunger auslösen. Viel häufiger ist die Ursache jedoch, dass man sein Essverhalten viel zu stark kontrolliert. Wenn die selbst auferlegten Regeln zum Beispiel plötzlich mit einem spontanen Griff zur Schokolade durchbrochen werden, ist die innere Kontrolle dahin, und schnell ist die ganze Tafel verputzt.

Gegen Heißhunger hilft:

- Gurgeln mit Mundwasser
- Zähneputzen
- Ein großes Glas Wasser trinken. Nach 15 bis 20 Minuten ist es meist vorbei.
- Sich ablenken durch Telefonieren oder Spazierengehen.
- Wenn es sein muss, rechtzeitig vorbeugen mit einem Stück Gemüse, etwa einer knackigen Möhre oder grünen Paprika.
- Versuchungen verbannen, etwa das Eis aus dem Gefrierfach, die Schokokekse aus der Schreibtischschublade.

Essen Sie nicht weniger als Ihren Anti-Jojo-Umsatz!

Damit Ihre Zellen und Ihr Stoffwechsel alles Wichtige bekommen, müssen Sie auch sämtliche Nährstoffe in ausreichender Menge zu sich nehmen. Gerade um den Grundumsatz wieder zu steigern, benötigt der Stoffwechsel Energie, das heißt, Sie müssen ihm ausreichend Kalorien zuführen. Ihren Soll-Grundumsatz pro Tag haben Sie bereits mit der Anti-Jojo-Formel (siehe Seite 12) berechnet. Diesen Wert dürfen Sie nie unterschreiten (allenfalls mal für einen Tag), weil ansonsten der Organismus gegensteuert und in den Hungermodus schaltet. Abnehmen wird dann unmöglich, da Ihr Grundumsatz dauerhaft absinkt.

Wenn Ihr per Bioimpedanzanalyse oder (vorzugsweise!) Spirometrie gemessener Ist-Wert deutlich unterhalb Ihres Solls liegt, müssen Sie langsam, aber stetig Ihre Kalorienaufnahme erhöhen. Innerhalb von drei bis vier Wochen sollten Sie Ihren Soll-Wert erreicht haben.

In unseren Rezepten ab Seite 108 finden Sie immer auch die Angaben zum Gehalt an Kohlenhydraten (KH), Fetten (F) und Eiweiß/Proteinen (E). Bei der Entwicklung der Rezepte haben wir den individuellen Bedarf an allen Nährstoffen sowohl bei starkem wie auch bei leichtem Übergewicht berücksichtigt. Aus unserem Frühstücksbaukasten ab Seite 91 können Sie sich außerdem eine reichhaltige Morgenmahlzeit zusammenstellen, mit der Sie den ganzen Tag über gut versorgt sind. Versuchen Sie bitte nicht, Ihre Kalorienaufnahme zum Beispiel durch das Reduzieren oder Weglassen von Fetten oder Kohlenhydraten zu reduzieren. Ihr Körper braucht einen ausgewogenen Mix.

Da Sie parallel unser Sportprogramm absolvieren, werden Sie nicht an Gewicht zulegen! Haben Sie Vertrauen zu Ihrem Körper. Er freut sich, dass er endlich nicht mehr im Sparmodus laufen muss, und dankt es Ihnen, indem er rund um die Uhr viel Energie verbrennt.

Individuelle Vorlieben berücksichtigen

Ein Ernährungsplan ist dann gut, wenn er sich an den individuellen Bedürfnissen und Vorlieben orientiert. Denn nur dann bleibt man langfristig dabei. Klare Vorgaben erleichtern zwar anfänglich den Einstieg, aber wir wollen nicht, dass Sie grundsätzlich auf Ihre Lieblingsspeisen verzichten müssen. Verzicht löst immer schlechte Gefühle aus, und die können wir in unserem Lebenslang-Programm nicht brauchen. Um den Stoffwechsel positiv zu beeinflussen, sollten Sie vor allem abwechslungsreich und nährstoffreich essen. Dafür gibt es unendlich viele leckere Möglichkeiten – einige davon finden Sie im Rezeptteil ab Seite 108.

ESSEN IM STOFFWECHSEL-RHYTHMUS

Unser Stoffwechsel läuft, wie der Schlafforscher Charles Czeisler aus Harvard herausfand, rund um die Uhr in sinusförmigen Schwankungen. Die innere Uhr steuert alle Prozesse des Stoffwechsels wie die Hormonausschüttung, die Verdauung, den Hunger, die Energiebereitstellung und die Arbeit des Immunsystems. Die Sicherstellung des Überlebens und die Reparaturprozesse über Nacht verlangen morgens nach reichlich Energie, danach wird alle vier bis fünf Stunden Nachschub benötigt. In diesem Rhythmus arbeitet der Stoffwechsel ein Leben lang.

Niemand kann dieses Stoffwechselprogramm ändern, es ist seit Urzeiten in uns verankert. Das Verschieben der Essenszeiten in die Nacht, Schichtarbeit, Flüge um die Welt – all das hebt den Rhythmus unseres Stoffwechsels nicht auf. Morgens, mittags und abends ist der Körper auf Nahrung eingestellt. Die benötigt er, um seine Stoffwechselaufgaben, wie die Ausstattung der Muskeln, Organe und besonders des Gehirns mit Energie, die Aufrechterhaltung der Körperwärme sowie die Reparatur und den Aufbau von Geweben erfüllen zu können. Halten Sie deswegen unbedingt diese regelmäßigen Essenszeiten ein. Wer sie ignoriert, den »bestraft« der Körper zunächst mit Leistungstief oder kalten Füßen, langfristig gerät der Rhythmus des Stoffwechsels aus dem Takt. Essen Sie regelmäßig und gleichmäßig dreimal am Tag in angemessener Menge – das garantiert einen Turbo-Stoffwechsel. Fünf kleinere Portionen am Tag führen dazu, dass der Körper kaum Pausen in seiner Verdauungsarbeit bekommt und dafür Energie benötigt, die Ihnen an anderer Stelle fehlt. Gerade beim Eiweiß kommen Sie dann eher ins Minus, denn die Eiweißverarbeitung benötigt sehr viel Stoffwechselaktivität. Außerdem wird ständig Insulin ausgeschüttet, das verhindert, dass der Organismus seine Fettdepots anzapft.

Warum ein Frühstück sein muss

Nachts, wenn Sie schlafen, ist Ihr Stoffwechsel richtig aktiv: Alles am Tag Verbrauchte wird abtransportiert, alles Kaputte wieder repariert, neue Zellen werden aufgebaut, Viren und Bakterien bekämpft. Die Nacht ist ein richtiger Energiefresser, denn auch Ihre lebenswichtigen Organe arbeiten natürlich nachts weiter.

FETTE STÖREN DEN TAG-NACHT-RHYTHMUS

US-amerikanische Forscher der Northwestern University in Evanston (Illinois) fanden erst kürzlich heraus, dass fettes Essen in den Abendstunden den Stoffwechsel-Rhythmus stark aus dem Gleichgewicht bringt. Die abendliche Fettaufnahme stört die innere Uhr, mit der Folge, dass auch nachts plötzlich Heißhungerattacken auftreten können. Das »Sattmacher-Hormon« Leptin verliert an Wirkung, und auch die Konzentration des Hormons Insulin im Blut verändert sich drastisch. Daher lautet der Rat der Experten: Abends möglichst fettarm essen!

Fast 50 Prozent der Grundumsatzkalorien verbraucht Ihr Körper in der Nacht. Wenn Sie morgens aufwachen, benötigt er deshalb schnell Energie in Form von Kohlenhydraten. Ein weggelassenes oder falsch zusammengestelltes Frühstück führt dazu, dass der Stoffwechsel den Grundumsatz absenkt. Was bleibt ihm auch anderes übrig? Genau dann, wenn er das Essen am nötigsten braucht, verweigern Sie es ihm. Frühstücken Sie daher auf jeden Fall jeden Morgen, denn Ihr Gehirn, Ihre Muskeln, Ihre Organe brauchen diese Energie, um richtig funktionieren zu können. Wenn Sie wie viele Menschen morgens keinen Appetit haben, sollten Sie spätestens zwei bis drei Stunden nach dem Aufstehen etwas essen. Vielleicht können Sie nach und nach früher essen und auf diese Weise das Frühstücken »lernen«. Die leicht zu verarbeitenden Eiweißmahlzeiten am Abend helfen Ihnen dabei.

Ein gutes Frühstück liefert alle Nährstoffe

Kohlenhydrate sind diejenigen Nährstoffe, die Ihr Organismus morgens vorwiegend braucht, denn sie sind der wichtigste Brennstoff für die Muskeln, aber besonders auch für das Gehirn – es kommt ohne Kohlenhydrate gar nicht in Schwung. Allein das Gehirn benötigt pro Tag etwa 120 Gramm Glukose, und diese sollten Sie ihm zum Großteil bereits am Morgen geben. Unsere Empfehlung: Nehmen Sie 50 bis 60 Prozent Ihrer täglichen Kohlenhydratration bereits beim Frühstück zu sich. Decken Sie sich morgens den Tisch schön und genießen Sie in Ruhe lauter Leckereien – wenn nötig, stehen Sie dafür einfach eine Viertelstunde früher auf. Kohlenhydrate sind morgens deswegen so wichtig, damit Ihr Stoffwechsel nach dem Schlaf in Schwung kommt. Ideal sind Brot – am besten aus Vollkorn –, Marmelade, Honig und Müsli mit Obst. Bausteine für ein gutes Frühstück finden Sie im Frühstücksbaukasten auf den folgenden Seiten. Übrigens helfen Kohlenhydrate beim typischen Zeitdruck am Morgen, Stress und Hektik zu besänftigen. Der Grund: Bei Stress schüttet die Leber vermehrt Zucker aus, um das Aktivitätshormon Adrenalin zu mobilisieren. Wenn Sie nun Kohlenhydrate essen, etwa ein Müsli mit frischem Obst, reduziert das die Adrenalinausschüttung. Sie fühlen sich ruhiger, und der Tag kann auf diese Weise sehr viel entspannter beginnen.

Auf Fett sollten Sie morgens keinesfalls verzichten. Im Gegenteil – Sie können es jetzt sogar guten Gewissens genießen! Das Butterbrot oder das Müsli mit Vollmilchjoghurt und Nüssen zum Frühstück kurbelt die Fettverarbeitung an. Eine Studie der University of Alabama belegt diese Zusammenhänge: Die Hintergründe dafür sehen die Forscher darin, dass die beiden wichtigsten Stoffwechselaktivitäten – der Kohlenhydrat- und der Fettstoffwechsel – durch Fette am Morgen angetrieben werden. Dieser Effekt hält den ganzen Tag über an. Außerdem ist der Körper auf diese Weise besser in der Lage, vom Fettstoffwechsel auf den Kohlenhydratstoffwechsel umzuschalten (siehe auch ab Seite 15). Der Morgen ist also die falsche Zeit zum Fettsparen! Die Fettmenge des Frühstücks sollte bereits etwa 30 Prozent Ihres täglichen Gesamtbedarfs (siehe Seite 12) ausmachen.

Auch Eiweiß sollte in unserem Programm zum Frühstück nicht fehlen. Denn es ist ein äußerst wichtiger Baustoff für das Gehirn und die Muskeln. Nur mit seiner Hilfe bleiben diese Strukturen leistungsfähig, und kleinere Defekte können nur mithilfe von Eiweiß direkt repariert werden. Gerade auch dann, wenn Sie tagein, tagaus viel Leistung erbringen müssen, sorgen die essenziellen (lebensnotwendigen) Aminosäuren des Eiweißes für ein regelrechtes »Doping«, denn bei ihnen handelt es sich um Nährstoffe, die der Organismus nicht selbst produzieren kann. Sie sorgen dafür, dass Sie den ganzen Tag über leistungsfähig bleiben. Eier, Frischkäse, Quark, Milch und Joghurt zum Frühstück ergänzen Ihre Morgenmahlzeit um wichtige Nährstoffe für die Verdauung, Entgiftung und die Zellreparatur, und sie sollten deshalb nicht fehlen. Die ebenfalls proteinreichen Mahlzeiten am Abend komplettieren die Eiweißversorgung. Auf diese Weise treibt der Eiweiß-Turbo rund um die Uhr Ihren Stoffwechsel an.

IHR FRÜHSTÜCKSBAUKASTEN

Lebensmittel	Übliche Portions-größe	Kohlenhydrate (in g)		Fett (in g)		Eiweiß (in g)		Kilokalorien	
		pro Portion	pro 100 g/ 100 ml	pro Portion	pro 100 g/ 100 ml	pro Portion	pro 100 g/ 100 ml	pro Portion	pro 100 g/ 100 ml
BROT & GEBÄCK									
Buttercroissant	50 g	21	42	9	18	4,3	8,6	181	362
Knäckebrot	9 g	6,6	73	0,2	2	1	11	32	356
Mischbrot	40 g	17,6	44	0,3	0,8	2,3	5,7	86	215
Pumpernickel	40 g	15,2	38	0,4	1	2,6	6,5	78	195
Toast	35 g	16,5	47	1,4	4	2,8	8	92	262
Vollkornbrot	40 g	15,2	38	0,4	1	2,6	6,5	75	188
Vollkornbrötchen	65 g	28	43	1	1,5	5,2	8	144	222
Vollkornknäckebrot	12 g	7,6	63	0,2	1,7	1,32	11	30	250
Vollkorntoast	24 g	10,1	42	1,1	4,5	2,16	9	58	242
Weizenbrötchen	75 g	37,5	50	1	1,4	5,6	7,4	186	248
MÜSLI & FLOCKEN									
Tipp: Bei Laktoseintoleranz können Sie Ihr Müsli anstelle von Milch oder Joghurt auch mit verschiedenen Säften, Soja- oder Reismilch anrühren.									
Cornflakes	30 g	24	80	0,2	0,6	2,1	7	107	357
Fruchtmüsli	30 g	18,6	62	1,3	4,4	2,8	9,3	98	327
Haferflocken	30 g	30	60	4	8	6,5	13	181	603
Knuspermüsli	30 g	21	69	2,9	9,5	3	10	120	400
Weizenkeime	30 g	10,5	35	3,3	11	9,3	31	108	360
NÜSSE UND SAMEN									
Tipp: Nüsse liefern gesunde Fette. Geben Sie aber immer nur ein paar ins Müsli, da sie fettreich sind.									
Cashewkerne	20 g	6,2	31	8,4	42	3,5	17,5	114	570
Haselnüsse	20 g	2,2	11	12,2	61	2,6	13	129	645
Leinsamen	20 g	0	0	6,2	31	4,8	24	74	370
Mandeln	20 g	1,8	9	11	54	3,8	19	120	600
Sonnenblumenkerne	20 g	2,4	12	9,8	49	4,6	23	116	580
Walnüsse	20 g	2,2	11	12,6	63	2,9	14,4	131	655
STREICHFETTE									
Butter	10 g	0,06	0,6	8,3	83	0,07	0,7	74	740
Halbfettbutter	10 g	0,06	0,6	3,9	39	0,28	2,8	38	380
Halbfettmargarine	10 g	0	0	4	40	0	0	35	350

Lebensmittel	Übliche Portions-größe	Kohlenhydrate (in g) pro Portion	Kohlenhydrate (in g) pro 100 g/100 ml	Fett (in g) pro Portion	Fett (in g) pro 100 g/100 ml	Eiweiß (in g) pro Portion	Eiweiß (in g) pro 100 g/100 ml	Kilokalorien pro Portion	Kilokalorien pro 100 g/100 ml
Pflanzenmargarine	10 g	0	0	6	60	0	0	72	720
Sojamargarine	10 g	0	0	8	80	0	0	72	720
BROTAUFSTRICHE UND AUFSCHNITT									
Fruchtmarmelade	10 g	6,3	63	0,03	0, 3	0,04	0,4	24	240
Honig	10 g	0,2	2	0	0	0,04	0,4	31	310
Käse (30 % Fett i. Tr.)	42 g	0	0	7,2	17,2	12,0	28,7	113	270
Kochschinken	33 g	0,31	1	1,32	4	6,27	19	35	106
Lachsschinken	10 g	0,1	1	0,3	3	2,8	28	13	130
Nussnougatcreme	10 g	5,55	55,5	3,35	33,5	0,6	6	14	140
Pflaumenmus	35 g	6,3	18	0,11	0,3	0,35	1	30	86
Rübenkraut	35 g	2,3	6,5	0,04	0,1	1	2,9	95	271
Vegetarischer Aufschnitt	10 g	0,5	5	1,25	12,5	2,8	28	18	180
MILCH, MILCHERSATZ UND EIER									
Tipp: Wer unter einer Laktoseintoleranz leidet, verwendet besser vergorene Milchprodukte wie Buttermilch oder laktosefreie beziehungsweise -reduzierte Milch. Sojamilch ist ein idealer Ersatz.									
Buttermilch	250 ml	10	4	1,3	0,5	8	3,2	90	36
Ei	50 ml	0,4	0,7	5,5	11	6,5	12,9	97	194
Haferdrink	250 ml	21,3	8,5	3,3	1,3	1,5	0,6	120	48
Milch 1,5 % Fett	250 ml	12,5	5	3,8	1,5	8,8	3,5	118	47
Milch 3,5 % Fett	250 ml	12,5	5	8,8	3,5	8,3	3,33	160	64
Reisdrink	250 ml	24	9,6	2,5	1	0,3	0,1	120	48
Sojamilch	250 ml	6,8	2,7	4,5	1,8	8,25	3,3	105	42
JOGHURT & CO.									
Tipp: Naturjoghurt sollten Sie eher abends essen, da Ihr Körper das Eiweiß dann besser verwerten kann und der Darm gesunde Bakterien für seine »Nachtarbeit« bekommt.									
Magerquark	250 g	2,5	1	2,5	1	27,5	11	163	163
Naturjoghurt 1,5 % Fett	150 g	8	5,3	2,3	1,5	6,5	4,3	83	83
ROHKOST									
Frische Kräuter (i. D.*)	15 g	0,39	2,65	0,09	0,64	0,47	3,15	3,45	23
Gurken	250 g	2,1	0,84	0,2	0,08	0,6	0,24	30	12
Kresse	15 g	1,6	0,11	1,5	10	4	27	5,7	38

* im Durchschnitt

Möhren	200 g	6	3	0	0	1	0,5	50	25
Paprika, gelb	100 g	5,3	5,3	0,3	0,3	1,2	1,2	32	32
Paprika, grün	100 g	2,2	2,2	0,3	0,3	1,2	1,2	21	21
Paprika, rot	100 g	6,4	6,4	0,5	0,5	1,3	1,3	39	39
Radieschen	50 g	2,1	4,2	0,14	0,28	1	2	7,5	15
Tomaten	50 g	2,6	5,2	0,2	0,4	1	2	9	18
Tomaten (getrocknet)	15 g	0,2	1,3	5,0	33	3,7	25	18	120
FRISCHES OBST									
Ananas	150 g	19,5	13	0,2	0,15	0,8	0,5	89	59
Apfel	130 g	14,8	11,4	0,5	0,4	0,4	0,34	68	52
Banane	120 g	25,7	21,4	0,2	0,18	1,4	1,2	114	95
Birne	140 g	13,4	12,4	0,4	0,3	0,7	0,5	73	52
Pfirsich	120 g	10,8	9	0,1	0,1	1	0,8	49	41
Kiwi	70 g	7,7	11	0,4	0,6	0,7	1	43	61
Weintraube	150 g	23,4	15,6	0,5	0,3	1,1	0,7	107	71
TROCKENFRÜCHTE									
Apfelringe	50 g	28,5	57	0,8	1,4	0,7	1,4	127	254
Aprikosen	50 g	28	56	0	0	1	2	117	234
Bananenchips	40 g	75,2	58	10	25	1,2	3	188	470
Datteln	10 g	6,6	66	0,1	0,5	0,2	2	29	290
Feigen	25 g	14,5	58	0,6	2,3	1,5	6	71	284
Pflaumen	50 g	28	56	0,5	1	0,7	3,3	130	260
Rosinen	35 g	23,1	66	0,2	0,6	0,8	2,5	104	297
GETRÄNKE									
Tipp: Wer Latte macchiato, Milchkaffee und Co. liebt, sollte dennoch auf die Menge achten, um nicht über den Tag verteilt zu viele Kalorien aufzunehmen.									
Cappuccino*	250 ml	9	3,6	8	3,2	16,8	6,7	133	53
Espresso*	ca. 20 ml	7,1	8,9	0,2	0,2	6,4	8	16	16
Fruchtsaftgetränke	250 ml	27,5	11	0	0	0,5	0,2	118	47
Kaffee*	250 ml	0,8	0,3	0	0	0,5	0,2	5	2
Kakao	250 ml	52,5	21	9	3,6	8,5	3,4	328	131
Latte macchiato*	250 ml	20	8	3,25	1,3	7	2,8	138	55
Milchkaffee*	250 ml	12,5	5	8,8	3,5	8,3	3,3	160	64
Schwarztee	250 ml	0,5	0,2	0	0	0,3	0,1	3,2	1,2
Smoothie	150 ml	19,5	13	0,3	0,2	0,9	0,6	190	127

* mit 1 kl. TL Zucker (4 g)

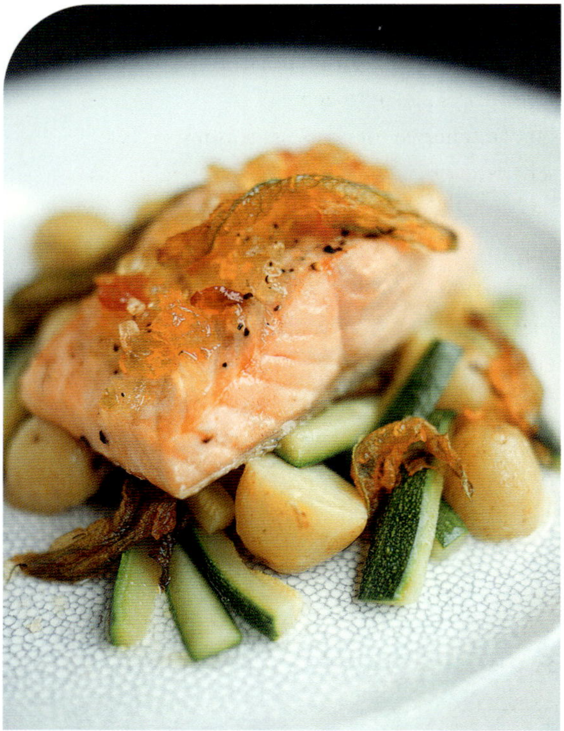

Mittags: Hauptsache abwechslungsreich

Mit abwechslungsreicher Mischkost liegen Sie zum Mittagessen goldrichtig. Der ganze Organismus ist jetzt auf Aktivität und Verbrennung eingestellt, sodass speziell die Muskelzellen die Energie rasch aufnehmen. Die Gefahr, dass Sie durchs Mittagsessen zunehmen, ist recht gering, weil gerade in dieser Zeit das Hormon Adrenalin die Fettspeicherung ausbremst. Jetzt ist also auch der Zeitpunkt für Ihre Lieblingsleckereien, die nicht so gut zu den Stoffwechselaktivitäten gerade am Abend passen. Alles ist beim Mittagessen erlaubt!

Stark übergewichtige Menschen sollten mittags bereits sehr viel mehr Eiweiß auf dem Teller haben. Leicht Übergewichtige können zum Mittagessen eine harmonische Balance von Kohlenhydraten und Eiweiß wählen. Gerade in Wochen des intensiven Abnehmens empfehlen wir jedoch allen, mittags dem Eiweiß den Vorrang zu geben, weil dadurch der Stoffwechsel einen zusätzlichen Schub erfährt.

Ihre Mahlzeiten sollten außerdem viele Mineralien, Vitamine und Spurenelemente enthalten. Für mittags empfiehlt sich eine Kombination aus wertvollen Kohlenhydraten wie Kartoffeln, Reis, Hartweizengrieß-Nudeln (beides am besten in der Vollkornversion), Grieß, Graupen, Hirse, Quinoa oder Amaranth mit Gemüse (besonders Hülsenfrüchte), Rohkost und Salat. Ergänzt werden kann das Mittagessen mit fettarmem Geflügel, Fisch oder Fleisch und durch Sojaprodukte. Dabei soll das Mittagessen auch genug Energie, also Kalorien, liefern. Denn der Stoffwechsel benötigt gerade jetzt Energie – der Tag ist ja noch lang.

Gegen einen Nachtisch spricht übrigens nichts, zum Beispiel einen Apfel, ein Stück Melone oder sogar ein kleines Stück Kuchen oder Torte. Anschließend gönnen Sie Ihrem Stoffwechsel einige Stunden Pause, damit das »königliche« Mahl verarbeitet und verwertet werden kann. Greifen Sie nachmittags nur in Ausnahmefällen zu einem Stückchen Kuchen, denn dadurch gerät der Insulinspiegel (siehe Seite 16 f.) aus den Fugen!

Abends ist Eiweiß Trumpf

Der Tag ist geschafft, und jetzt möchten Sie sich entspannen und so richtig ausgiebig essen. Das ist sehr verständlich – aber energiegeladene Lebensmittel am Abend bringen den Stoffwechsel aus dem Rhythmus und behindern so das Abnehmen. Während wir tagsüber und besonders morgens viel Energie für den Tag brauchen, sind für die Nacht hauptsächlich »Baustoffe« wichtig – in Form von Eiweiß. Zahlreiche Studien belegen, dass durch viel Eiweiß am Abend das Gefühl der Sättigung erheblich länger anhält und Heißhungerattacken in der Nacht so gut wie nicht mehr vorkommen. Außerdem regt Eiweiß den Stoffwechsel viel intensiver zur Arbeit an als Kohlenhydrate und Fette. Die Thermogenese (siehe Seite 12) hält nach proteinreichen Mahlzeiten etwa doppelt so lange an. Außerdem benötigt unser Organismus allein für die Verwertung der Eiweißmahlzeit schon 24 Prozent der darin enthaltenen Kalorien! Übrigens: Viel Eiweiß ist auch ein Garant für schön warme Füße im Bett.

Eine proteinreiche Mahlzeit erhöht zudem die Fettverbrennung deutlich. Und nachts sollte diese auf Hochtouren laufen, damit alle Bau- und Reparaturvorgänge optimal ablaufen können. Der Anteil der Fettverbrennung an der Regeneration und unserem Nacht-Stoffwechsel erreicht bis zu 75 Prozent.

Um Fettenergie für die Regeneration zu beschaffen, schüttet der Organismus nachts das Wachstumshormon HGH aus, wozu er ebenfalls vermehrt Eiweiß benötigt.

Das klassische Abendbrot dagegen behindert all diese Prozesse. Die Kohlenhydrate von Brot oder Nudeln hemmen die Fettverbrennung und somit alle Aufbauprozesse, weil unser Organismus lieber auf diese für ihn viel leichter zu verarbeitende Energiequelle zurückgreift. Außerdem begünstigen sie Heißhungerattacken in der Nacht. Fisch, Fleisch, Tofu oder Eier sind ideale Lebensmittel für den Abend. Als Beilage statt Brot, Nudeln, Reis oder Kartoffeln eignet sich gegartes Gemüse – ausgenommen größere Mengen Mais, Möhren und Erbsen, die sehr kohlenhydratreich sind.

MIT EIWEISSSHAKES DEN BEDARF DECKEN

Wenn Sie abends mal keine Lust auf Kochen haben, trinken Sie doch einen Eiweißshake, den es in vielen Geschmacksrichtungen gibt. Der ist natürlich nicht so lecker wie Ihre selbst zubereiteten Mahlzeiten, macht aber satt und versorgt Sie mit hochwertigem Eiweiß. Er ist außerdem für alle stark Übergewichtigen eine gute Ergänzung: Pro Tag sollte man 1 Gramm Eiweiß pro Kilogramm Körpergewicht zu sich nehmen. Das ist einfach, wenn man 70 Kilo wiegt. Sind es jedoch 120 oder 150, dann bekommt man die notwendige Portion nur schwer über die normalen Mahlzeiten zusammen.

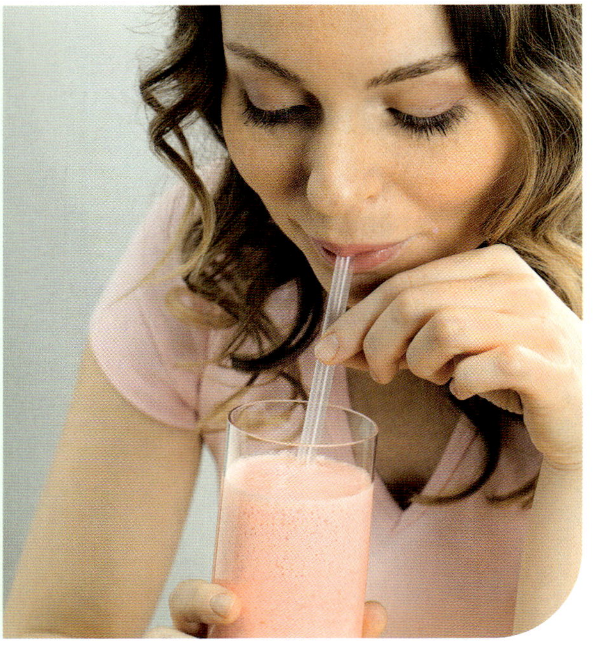

Ihr Stoffwechsel braucht Pausen

Auch Ihr Stoffwechsel braucht Ruhepausen und hat aktive oder weniger aktive Phasen. Mit einem energiegeladenen reichhaltigen Frühstück kurbeln Sie den Stoffwechsel richtig an: Er verarbeitet und verdaut, Sie fühlen sich leistungsfähig und satt. Bis zum Mittag halten Sie ohne Probleme durch. Nach dem ersten Arbeitseifer ist der Stoffwechsel dann wieder bereit für neue Nährstoffe. Eine längere Pause zwischen den Mahlzeiten ist wichtig, damit sich der Insulinspiegel wieder normalisiert.

Nach dem Mittagessen gilt das gleiche Prinzip: Auch am Nachmittag sollten Sie eine längere Essenspause einhalten, damit der Stoffwechsel seine Arbeit verrichten, aber auch ein wenig pausieren kann. Jede Zwischenmahlzeit – auch der Apfel und das Stück Schokolade zwischendurch – führt zum Dauerbeschuss der Zellen mit Insulin.

Entsprechend sollte mit dem Abendessen bis etwa 19 Uhr die Aufnahme von Energie abgeschlossen sein, damit der Stoffwechsel sich den Reparaturvorgängen widmen kann.

Dieses Drei-Mahlzeiten-Prinzip stützen die neuesten Forschungen des Schweizer Medizinprofessors Markus Stoffel: Bei vollem Bauch wird das Protein Foxa2 unterdrückt, was Bewegungsdrang und Aufmerksamkeit bremst. Je länger eine Mahlzeit zurückliegt, umso aktiver ist Foxa2. Ist der Bauch ständig gut gefüllt, ist das Protein inaktiv. Wir haben keine Lust, uns zu bewegen oder zu arbeiten. Der Organismus braucht also essensfreie Phasen von wenigen Stunden, um fit und aktiv zu bleiben.

FRUCHTZUCKER: EIN WEIT VERBREITETER DICKMACHER

Forscher der University of Texas stellten fest, dass Fruchtzucker (Fruktose) vom Körper viel schneller in Fett umgewandelt wird als Traubenzucker (Glukose). Letzteren wandelt der Körper in der Leber in seine Speicherform um, das Glykogen. Fruktose wird zwar auch in der Leber umgesetzt, umgeht dann jedoch die Kontrollstelle des Organs und wird rasch zu Fett umgewandelt. Fruktose findet sich in hohen Konzentrationen in Früchten und Obst, wird aber in isolierter Form von der Lebensmittelindustrie auch als billiges Süßungsmittel eingesetzt. Frische Früchte enthalten jedoch zahlreiche gesunde Substanzen. In unserem Programm ist deshalb Obst zum Frühstück und Mittagessen erlaubt. Saft hingegen sollte die Ausnahme bleiben, außerdem sollte er frisch gepresst sein.

GESUND SCHMECKT – ACHTEN SIE AUF QUALITÄT

Wenig essen ist nicht die Lösung! Entscheidend für den Erfolg beim Abnehmen ist es, klug zu essen. Wählen Sie beim Einkaufen Lebensmittel, die satt machen und viele wichtige Nährstoffe enthalten. Diese fehlen meistens in Fastfood und Co. Um diese so praktisch und unwiderstehlich zu machen, hat die Industrie sich unendlich vielfältige Chemiecocktails ausgedacht. Darin finden sich Aromastoffe, Konservierungsmittel, Bindemittel, gehärtete Fette, Geschmacksverstärker – und vor allem sehr viel Zucker. In vielen industriell erzeugten Lebensmitteln sind Stoffe enthalten, die den Körper täuschen und sogar unser Gehirn betrügen.

Die Schlimmsten von ihnen sind Süßstoffe, Aromastoffe und das teuflische Glutamat (Geschmacksverstärker, oft in »Hefeextrakt« verpackt). Wir essen Süßstoff und bekommen Appetit auf Süßes, wir essen Light-Produkte und bekommen Hunger auf Fettes!

Ihre Zellen wollen kein Industriefutter

All diese künstlichen Substanzen bringen unseren Stoffwechsel durcheinander. Die Stoffe taugen nicht für die Zellen und werden von ihnen nicht erkannt, also müssen sie verstärkt in die Ablage. Nicht umsonst sind Menschen gerade in jenen Regionen dick, wo die Industrie den Kochlöffel schwingt. Der Hormonforscher Frederick von Saal geht sogar noch weiter: Er spricht von einer chemischen Vergiftung des Körpers durch das künstliche Essen.

Die Forscherinnen Susan Swithers und Terry Davidson von der Purdue-Universität/Indiana fanden heraus, dass Süßstoff und »echter« Zucker unterschiedliche körperliche Reaktionen zur Folge haben: Ratten, die Joghurt mit Süßstoff gefressen hatten, fraßen viel mehr und legten entsprechend mehr Gewicht zu. Der Süßstoff täuscht den Körper: Dieser erwartet durch das süße Signal auf der Zunge eine größere Kalorienmenge, die aber nicht kommt, weil Süßstoff kalorienfrei ist. Da dem süßen Signal das passende Ergebnis fehlt, »ordert« der Organismus mehr Essen, um die vorgetäuschte Kalorienmenge doch noch zu erhalten!

Die Industrie hat uns im Schwitzkasten ihrer Produkte. Dabei sind unbearbeitete, möglichst wenig von Schadstoffen belastete Lebensmittel doch viel aromatischer. Wenn es Ihnen gelungen ist, Ihren Geschmackssinn umzugewöhnen, werden Sie nie mehr darauf verzichten wollen.

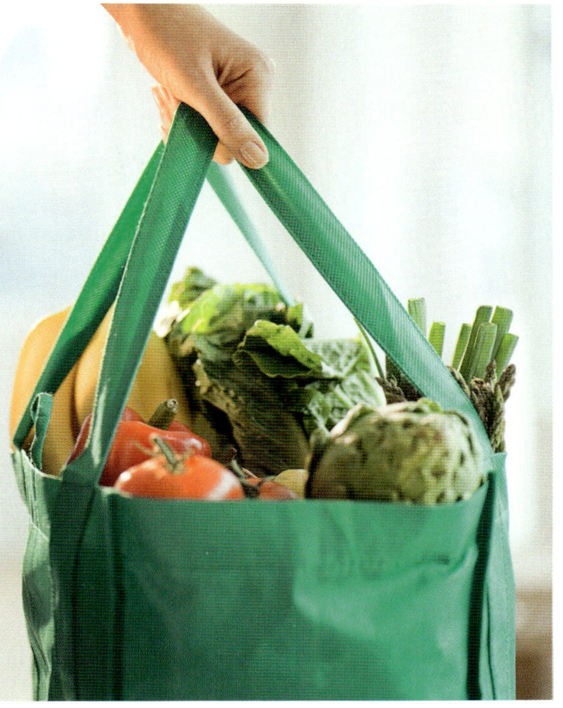

Was gibt es Feineres als einen Meeresfisch, der nach Meer schmeckt, Obst und Gemüse voller Aromen aus dem Garten oder vom regionalen Bauernmarkt (das noch dazu günstig ist)? Die Natur hält alles bereit, was unsere Zellen brauchen: Mineralien, Vitamine, Spurenelemente und Energie. Forscher haben ermittelt, dass sich bei hochwertigem, aromatischem Essen 10 bis 15 Prozent Kalorien einsparen lassen. Gutes landet also seltener auf den Hüften.

Ganz wichtig: hochwertige Fette

Die Qualität von Ölen und Fetten wird durch ihren Anteil an den verschiedenen Fettsäuren bestimmt. Meiden Sie vor allem gesättigte Fettsäuren, denn sie sind für den Körper nutzlos, also »leere Kalorien«. Sie finden sich vor allem in festen und (teil)gehärteten Pflanzenfetten sowie in fast allen tierischen Fetten.

Besser zum Stoffwechsel passen die einfach und mehrfach ungesättigten Fettsäuren. Sie sind als Omega-6-Fettsäuren Hauptbestandteil der Keimöle, wichtiger und gesünder sind aber die Omega-3-Fettsäuren. Sie finden sich als Alpha-Linolensäure in kaltgepresstem, am besten biologischem Walnuss-, Raps- oder Leinöl, und in Form der biologisch besonders wertvollen Eicosapentaensäure (EPA) und Docosahexaensäure (DHA) in fettreichem Meeresfisch wie Hering, Makrele oder Lachs. Das Verhältnis von Omega-6- zu Omega-3-Fettsäuren in der Nahrung sollte höchstens 5 : 1 betragen. Es kann beliebig zugunsten von Omega 3 verschoben werden, aber nicht andersherum!

DIE TURBO-LEBENSMITTEL

Mit Lebensmitteln den Stoffwechsel aktivieren? Das klappt tatsächlich, denn während Ihr Organismus die aufgenommene Nahrung bearbeitet, verbrennen Sie Kalorien (Thermogenese, siehe Seite 10 ff.). Doch der Energieverbrauch zur Verdauung ist nicht bei allen Nährstoffen identisch. Von den aufgenommenen Kalorien benötigen Sie zur Verarbeitung 2 bis 4 Prozent bei Fett, 5 bis 7 Prozent bei Kohlenhydraten und 18 bis 24 Prozent bei Eiweiß. Sie brauchen also am meisten Energie, um den »Turbo-Nährstoff« Eiweiß zu verarbeiten (siehe auch Seite 15). Aus diesem Grund haben wir bei den Rezepten in diesem Buch einen Schwerpunkt auf die Eiweißmahlzeit gelegt; abends gilt es, den Stoffwechsel mit »Turbo-Benzin« zu versorgen, damit die Reparaturen und die Regeneration des Organismus auf Hochtouren laufen. Suchen Sie sich aus unseren Listen heraus, was Ihnen schmeckt. Dort können Sie sehen, wie viel Sie von einem Lebensmittel essen müssen, damit Ihr Organismus 20 Gramm Eiweiß daraus aufnehmen kann. Außerdem bringen auch die folgenden Nahrungsmittel Ihren Stoffwechsel auf Trab und fördern Ihre Gesundheit:

- **Äpfel:** Der in Äpfeln enthaltene Ballaststoff Pektin regt den Verdauungs- und Verarbeitungsprozess an und sorgt für die Aufnahme von Fetten im Darm – so landen weniger Fette in den Speichern. Genießen Sie Äpfel ungeschält als Nachtisch zum Mittagessen.
- **Aprikosen:** Die köstlichen Alleskönner enthalten viel vom Spurenelement Chrom, das direkt am Muskelaufbau beteiligt ist. Karotinoide (die sich auch in Möhren finden) hemmen die Fettablagerungen in den Blutgefäßen, Kalium unterstützt den Entgiftungsprozess. Essen Sie Aprikosen regelmäßig morgens, da sie auch viel blutbildendes Eisen enthalten.
- **Chili, Paprika und Co.:** Scharfe Gewürze regen die Ausschüttung von Hormonen an und heizen so Ihrem Stoffwechsel ein. Nicht umsonst schwitzen Sie vermehrt, wenn Sie etwas richtig Scharfes essen. Mixen Sie sich doch einfach mittags einfach ein Glas Tomatensaft mit sechs bis zehn Spritzern Tabasco.
- **Frische Feigen:** Das in den leckeren Früchten enthaltene Enzym Ficin regt die Verdauung an und fördert den Aufbau von Muskeln. Geben Sie zum Beispiel morgens vier bis fünf klein geschnittene frische Feigen ins Müsli.
- **Zitronen:** Die saure Südfrucht regt die Produktion des Aktivitätshormons Noradrenalin an, was den Stoffwechsel auf Touren bringt. Außerdem hilft das enthaltene Vitamin C, die Schilddrüse zu schützen. Geben Sie einmal am Tag (morgen oder mittags) einige Spritzer Zitronensaft in Ihr Trinkwasser.

DIE TURBO-LEBENSMITTEL

In der dritten Spalte sehen Sie jeweils, wie viel Sie von dem Lebensmittel essen müssen, um 20 Gramm verwertbares Eiweiß aufzunehmen.

FLEISCH

1	Lamm (Filet)	75 g
2	Pute	75 g
3	Hühnchenbrust	80 g
4	Kotelett (mager)	90 g
5	Roastbeef	90 g
6	Kalb (mager)	100 g
7	Rind	100 g
8	Ente	110 g

FISCH UND MEERESFRÜCHTE

1	Forelle	90 g
2	Heilbutt	100 g
3	Thunfisch	100 g
4	Zander	100 g
5	Garnele	105 g
6	Sardine	105 g
7	Barsch	110 g
8	Hering	110 g
9	Karpfen	110 g
10	Lachs	110 g
11	Seehecht	115 g
12	Kabeljau	120 g
13	Seezunge	120 g
14	Steinbutt	120 g
15	Seeteufel	130 g
16	Tintenfisch	130 g

EIER UND MILCHPRODUKTE

1	Parmesan	55 g
2	Schnittkäse	90 g
3	Mozzarella	110 g
4	Magerquark	115 g
5	Ei	150 g
6	Molkenpulver	180 g
7	Kefir	550 ml
8	Naturjoghurt	600 g
9	Milch	600 ml

GETREIDE, NUDELN, REIS

1	Quinoa	130 g
2	Amaranth	135 g
3	Vollkornkeks	150 g
4	Vollkornteigwaren	150 g
5	Wildreis	160 g
6	Vollkornmehl	165 g
7	Haferflocken	170 g
8	Naturreis	280 g
9	Vollkornbrötchen	280 g
10	Vollkornbrot	280 g

NÜSSE UND SAMEN

1	Sonnenblumenkerne	75 g
2	Erdnüsse (geröstet/gesalzen)	80 g
3	Mandeln	110 g
4	Cashewnüsse	115 g
5	Pistazien	115 g
6	Paranuss	140 g
7	Walnüsse (geröstet/gesalzen)	150 g

HÜLSENFRÜCHTE, OBST UND GEMÜSE

1	Algen	30 g
2	Dicke Bohnen	80 g
3	Bohnen (getrocknet)	100 g
4	Sojabohnen	165 g
5	Mais	250 g
6	Erbsen (frisch)	280 g
7	Linsen (Konserve)	330 g
8	Grünkohl	400 g
9	Bananen (getrocknet)	800 g
10	Kartoffeln	800 g
11	Maracuja	800 g
12	Rosinen	800 g
13	Spinat	800 g
14	Artischocke	850 g
15	Aubergine	850 g
16	Avocado	850 g

Die Schilddrüse unterstützen

Für eine Unterfunktion der Schilddrüse (siehe Seite 18), die unseren Stoffwechsel ausbremst, ist in vielen Fällen ein Mangel an dem essenziellen Spurenelement Jod verantwortlich. Dem können Sie leicht entgegnen, indem Sie in Ihrer Küche jodiertes Speisesalz verwenden und regelmäßig Seefisch essen. Täglich sollten Sie so etwa 180 bis 200 Mikrogramm Jod aufnehmen. Falls Sie nicht so gerne Salz verwenden, achten Sie darauf, Lebensmittel zu essen, denen Jod zugesetzt ist, etwa Brot.

Da zu viel Jod aber auch schädlich ist, sollten Sie nun nicht Ihren Kühlschrank mit jodreichen Lebensmitteln füllen, sondern sich vielmehr um ein gesundes Maß bemühen. Zur Orientierung: Der Jodbedarf eines Erwachsenen beträgt etwa 200 µg (Mikrogramm) pro Tag. Die jodreichsten Lebensmittel sehen Sie im Kasten unten.

DIE TOP TEN DER JODREICHEN LEBENSMITTEL

1.	Lebertran	850 µg/100 g
2.	Schellfisch, frisch	190 µg/100 g
3.	Kabeljau tiefgefroren	135 µg/100 g
4.	Jakobsmuscheln	120 µg/100 g
5.	Dorsch, frisch	100 µg/100 g
6.	Miesmuschel, frisch	90 µg/100 g
7.	Rotbarsch, frisch	75 µg/100 g
8.	Matjeshering, gesalzen	65 µg/100 g
9.	Auster, frisch	60 µg/100 g
10.	Sprotte, frisch	55 µg/100 g

Besonders viel Jod liefert außerdem auch Käse aus Kuhmilch mit 48 Prozent Fett wie beispielsweise Chester (ca. 55 µg/100 g).

Einigen Nahrungsmitteln sagt man nach, dass sie eine Fehlfunktion der Schilddrüse noch weiter steigern können. Dazu zählen Brokkoli und alle Kohlsorten. Auch für Tofu konnten Wissenschaftler – allerdings bisher nur im Tierversuch – nachweisen, dass er die Funktion der Schilddrüse negativ beeinflusst. Es hängt jedoch stark von der individuellen Verträglichkeit ab, ob durch diese Lebensmittel Ihre Schilddrüse wirklich gestört wird. Beobachten Sie, wie Sie Brokkoli, Kohlgerichte oder Tofu vertragen: Anzeichen wie Migräne, starke Müdigkeit und Antriebslosigkeit nach dem Verzehr sollten Sie zum Anlass nehmen, die Lebensmittel von Ihrem Speiseplan zu streichen.

Eindeutig belegt ist dagegen der negative Einfluss von Gluten, das in fast allen Getreidesorten als »Klebereiweiß« enthalten ist. Gluten verlangsamt bei zahlreichen Menschen den Stoffwechsel und die Schilddrüsenaktivität. Das können Sie ruhig einmal testen, indem Sie einige Tage vor allem auf Brot, Nudeln, Pizza, Kuchen und auch Bier verzichten – alles Lebensmittel, die hohe Glutenanteile enthalten. Die Lebensmittelindustrie versteckt Gluten allerdings auch in Würstchen, Milchschokolade, Nussnougatcreme, Eis, Chips, Kroketten, Pommes frites, Senf, Ketchup, Fertiggerichten, Saucen, Puddings und auch Gewürzmischungen. Schauen Sie deswegen beim Kauf auf die Verpackung, denn bereits seit dem Jahr 2005 muss das Vorhandensein von Gluten auf allen Verpackungen ausgezeichnet sein. Haben Sie bisher nach dem Verzehr der Produkte unter Kopfschmerzen und Mattigkeit gelitten, dann könnte dies ein deutliches Zeichen für eine Glutenunverträglichkeit sein. Sprechen Sie mit Ihrem Arzt darüber!

TRINKEN: VOR ALLEM VIEL WASSER

Das Trinken sollte dem Körper nach Möglichkeit keine zusätzlichen Kalorien liefern. Limonaden, Säfte, Fruchtsaftgetränke & Co., Milchmixgetränke, gesüßte Tees, aber auch Kaffee mit Milch und/oder Zucker sind für den Stoffwechsel ein Startschuss, wieder aktiv zu werden, und sie treiben Ihre Kalorienbilanz in die Höhe. Diese Getränke sind deswegen höchstens morgens und mittags zum Essen erlaubt, wenn Sie abnehmen wollen. Vergessen Sie aber nicht, die enthaltenen Kalorien mitzuberechnen, oder greifen Sie notfalls zu »Light-Produkten« – aber auch nur zu den Mahlzeiten, nicht zwischendurch, damit Sie den »Süßhunger« Ihres Organismus nicht durch die künstliche Süße anheizen (siehe Seite 87).

Deswegen trinken Sie ansonsten am besten energiefreies Wasser pur. Mit Wasser helfen Sie Ihrer Verdauung und unterstützen die Entgiftung. Mit geraspeltem Ingwer, frischer Minze oder einigen Spritzern Zitronensaft können Sie Ihr Wasser geschmacklich aufpeppen. Nehmen Sie am besten stilles Wasser, das dem Körper keine zusätzliche Säure liefert. Kohlensäure bläht den Verdauungstrakt auf und hemmt alle Stoffwechselprozesse – deutsche Forscher fanden kürzlich heraus, dass Kohlensäure sogar Entzündungen an den empfindlichen Schleimhäuten des Verdauungssystems hervorrufen kann. Außerdem können Sie ungesüßten Kaffee, Kräuter- oder Grüntee (kein Früchtetee, denn auch der regt die Insulinausschüttung an) genießen. Abends ein trockener Wein oder Sekt ist ebenfalls möglich, ebenso wie ein alkoholfreies Bier. Berechnen Sie die Kalorien aber bei Ihrer Tagesbilanz mit.

WASSER TRINKEN ERHÖHT DEN GRUNDUMSATZ

Wissenschaftler der Berliner Charité haben kürzlich herausgefunden, dass es sich positiv auf den Grundumsatz auswirkt, viel zu trinken. Aber Wasser ohne Kalorien muss es sein. Jedes 0,2-Liter-Glas Wasser verbraucht 20 Kilokalorien mehr, denn der Organismus benötigt für das Einschleusen des Wassers in den Stoffwechsel Energie. Trinkt man also am Tag 2 Liter Wasser, kommen immerhin 200 Kilokalorien zusammen! Trinken Sie dagegen Limonade, Säfte oder Früchtetee, sieht die Sache ganz anders aus, denn in jedem 200-ml-Glas Limonade sind etwa 100 Kilokalorien enthalten. Trinken Sie also pures Wasser für Ihren Stoffwechsel, und verbannen Sie die schlimmsten Dickmacher der heutigen Zeit – die Limonaden und Fruchtsaftgetränke.

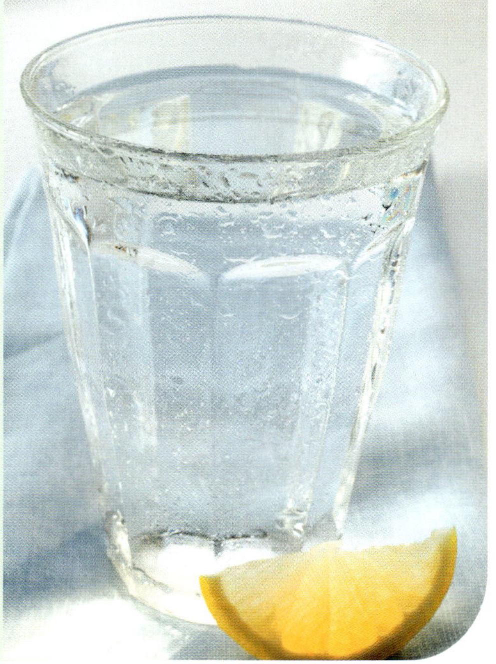

ABNEHMEN IN BESONDEREN LEBENSLAGEN

Schnupfen, schlechtes Wetter und andere Umstände – was tun, wenn es mal nicht so läuft? Es gibt einige (gute) Gründe, die Sie von unserem Programm und Ihrem Vorhaben abbringen könnten. Ein Schnupfen, eine Grippe oder auch eine Verletzung lassen gelegentlich den Ablauf Ihres Programms ins Stottern geraten. Ein Grund zu verzweifeln ist das aber nicht. Eine Woche Pause in Ihrem Sportprogramm ist nicht das Ende Ihrer Abnehmpläne, denn Sie können darauf reagieren, indem Sie Ihre Kalorienzufuhr entsprechend dem verringerten Leistungsumsatz einfach ein wenig reduzieren. Dann passiert gar nichts, denn der Körper hat bei einer Grippe ohnehin einen höheren Energiebedarf, weil das Immunsystem gegen die Krankheit ankämpft. Auch wenn Sie verletzt sind, gibt es immer gute Bewegungsalternativen: Radfahren oder auch das Training im Schwimmbad wie Aquajogging und Co. sind echte Kalorienfresser, die Sie bei vielen Verletzungen trotzdem ausführen können. Auch wenn es im Winter stürmt und schneit, heißt das nicht zwangsläufig, dass Sie Ihr Programm unterbrechen müssen. Verlegen Sie Ihr Training doch einfach nach drinnen und gehen Sie ins Fitnessstudio. Dort finden Sie alles, um Ihr Training fortzusetzen, sowie Tipps vom Profi. Wenn Sie keine Lust haben, morgens oder nachmittags im Halbdunkel zu joggen, können Sie vielleicht mittags eine halbe Stunde abzweigen. Zumindest aber können Sie viele Schritte über den Tag verteilt sammeln, indem Sie sich tagsüber bei jeder sich bietenden Gelegenheit viel mehr bewegen (siehe Seite 75 f.).

Migräne – eine starke Belastung

Millionen Frauen und Männer leiden unter Migräne. Dabei handelt es sich um einen sehr starken, oft pulsierenden Kopfschmerz, der meist von Appetitlosigkeit, Übelkeit und Lichtempfindlichkeit begleitet wird. Hauptverursacher sind Stress und Schlafmangel, aber auch eine genetische Veranlagung kann verantwortlich sein. Speziell bei Frauen ist nicht selten auch die hormonelle Schwankung durch den Zyklus Auslöser der Symptome.

Die Wissenschaft ist sich noch nicht über den wirklichen Grund für die Migräne sicher. Verschiedene Hypothesen werden diskutiert. Klar ist, dass es in fast allen Fällen zu einer entzündlichen Veränderung von Blutgefäßen im Gehirn kommt. Die Gefäßwände werden dadurch extrem schmerzempfindlich. Während eines Migräneanfalls kann man meist gar nichts tun. Körperliches Training kann den Kopfschmerz noch verstärken. Ruhe ist angesagt, also kein Sport! Allenfalls ein leichter Spaziergang ist zu empfehlen, weil Migräne mit einem Sauerstoffmangel im Gehirn einhergeht, wie Takahiro Tahana von der Universität in Rochester feststellte. Durch leichte Aktivität wie Yoga oder andere Entspannungstechniken und einen kurzen Spaziergang wird das Gehirn mit mehr Sauerstoff versorgt, was die Symptome oft deutlich mindert. Wichtig ist, dass Sie versuchen, während eines Anfalls keine Mahlzeit auszulassen. Denn dies würde zusätzlichen inneren Stress auslösen. Geben Sie gerade in diesen Phasen Ihrem Organismus sämtliche Vitalstoffe, die er braucht.

Studien der Deutschen Sporthochschule Köln konnten zeigen, dass die Häufigkeit der Migräne-Anfälle bei Ausdauersportlern deutlich geringer ausfällt. Bewegung und Entspannung helfen also langfristig, das Problem besser in den Griff zu bekommen und vorzubeugen.

Schlank nach der Schwangerschaft

Wie gut das Abnehmen nach einer Schwangerschaft gelingt, hat ganz viel damit zu tun, wie und wodurch während der Schwangerschaft das Gewicht angestiegen ist. Im Durchschnitt nimmt jede Frau bis zur Entbindung 10 bis 15 Kilogramm zu. Es kann aber auch weniger oder mehr sein – sogar bis zu 20 Kilogramm sind noch normal, denn jede Schwangerschaft ist anders. Grundsätzlich aber können Sie etwa 3 bis 4 Kilogramm für das Baby, 0,5 Kilogramm für die Plazenta mit dem Fruchtwasser, 1,5 Kilogramm für die Gebärmutter, 1 bis 1,5 Kilogramm für zusätzliches Gewebe (wie in der Brust), etwa 3 Kilogramm für mehr Blut und Wasser im Körper rechnen – sowie etwa 3 bis 4 Kilogramm zusätzliches Fett. Das heißt also, dass nach einer Schwangerschaft nur etwa 3 bis 4 Kilo hängen geblieben sein sollten.

Wenn es mehr ist, nehmen Sie mal Ihre Gewohnheiten während der Schwangerschaft unter die Lupe: Sie müssen beispielsweise nicht »für zwei essen«. Ihr Energiebedarf steigt zwar, aber erst ab dem vierten Schwangerschaftsmonat und dann auch maximal um 250 bis 300 Kilokalorien. Wichtig ist also, dass Sie gerade während der Schwangerschaft (fast) normal weiteressen. Vor allem aber sollten Sie jetzt keine Diät machen, denn dann schaden Sie sich und Ihrem Kind.

Ähnliches gilt auch für die Zeit des Stillens. Das Stillen braucht zusätzliche 500 bis 700 Kilokalorien täglich, daher erreichen stillende Mütter ihr Ausgangsgewicht nach etwa vier bis fünf Monaten, während es bei nicht Stillenden etwa neun Monate dauert. Diese Zeit sollten Sie sich auch nehmen, denn die Schwangerschaft ist eine Höchstleistung, und der Organismus benötigt eine ganze Weile, um sich wieder zu erholen. Essen Sie sich nach unseren Plänen dreimal pro Tag satt, unterstützen Sie den Neuaufbau Ihres Organismus durch viel gesundes Eiweiß. Trinken Sie viel, und vor allem: Bewegen Sie sich moderat mit unserem Walking- oder Radfahrprogramm (siehe Seite 30 und 36) – so erreichen Sie gesund und stressfrei wieder Ihr Ausgangsgewicht. Gönnen Sie Ihrem Körper ruhig ein halbes Jahr, und treiben Sie ihn bitte nicht durch Radikalmaßnahmen in die Stoffwechselfalle.

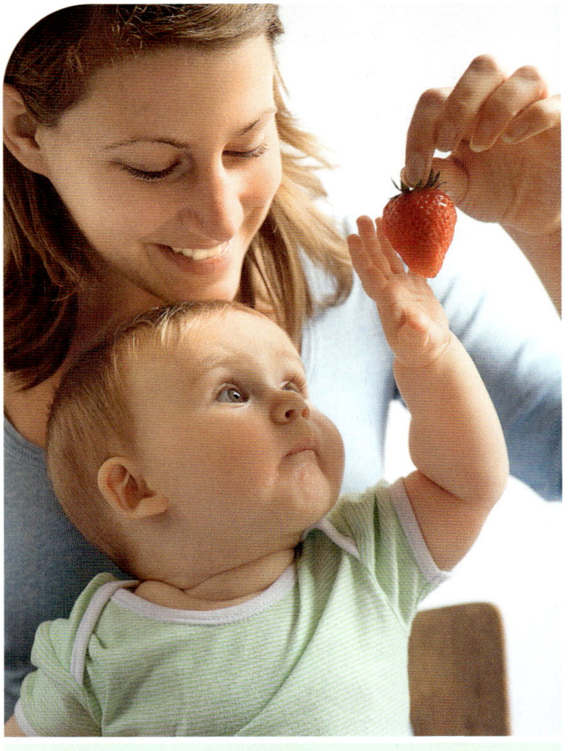

So entspannt geht's während der Babyzeit nicht immer zu – achten Sie trotzdem auf Ihre regelmäßigen Mahlzeiten, damit Ihr Gewicht sich in einer angemessenen Zeit wieder normalisiert.

Medikamente machen oft dick

Viele Medikamente haben neben den erwünschten Wirkungen auch solche, auf die man gern verzichten könnte. Zum Beispiel erschweren sie das Abnehmen erheblich oder sorgen sogar für vermehrte Pfunde.

Wenn Sie Ihre regelmäßig eingenommenen Medikamente im Verdacht haben, Ihr Abnehmvorhaben zu behindern, setzen Sie sie aber bitte nicht auf eigene Faust ab! Sprechen Sie unbedingt mit Ihrem Arzt darüber. Vielleicht gibt es ja eine Alternative.

Einige Medikamentengruppen greifen recht intensiv in den Stoffwechsel ein. Sie drosseln die Fettverbrennung, senken den Grundumsatz oder steigern den Heißhunger:

- **Antidepressiva:** Sie beeinflussen in vielen Fällen die Botenstoffe, die den Appetit regeln. Dadurch verändern sie das Essverhalten und fördern den Hunger.
- **Diabetes-Medikamente:** Der aus dem Ruder gelaufene Kohlenhydratstoffwechsel wird durch Diabetes-Medikamente neu eingestellt. Diese Stoffwechselkorrektur führt dazu, dass der Körper mehr Zucker in die Zellen einschleusen kann. Die Folge ist in der Regel bei guter medikamentöser Einstellung eine Gewichtszunahme von 5 bis 6 Kilogramm.
- **Kortison:** Gerade Betroffene von rheumatischen oder auch asthmatischen Erkrankungen müssen oft regelmäßig das entzündungshemmende Kortison einnehmen. Es wirkt jedoch leider als Bremse für den Stoffwechsel, verlangsamt die Fett- und Zuckerverbrennung und regt den Appetit an. Das gilt allerdings nur dann, wenn es geschluckt oder in den Mund gesprüht wird. Kortison-Cremes zeigen diese Beeinflussung nicht.
- **Betablocker:** Dieses »Modemedikament« der letzten Jahre wird meist zur Behandlung von Bluthochdruck verschrieben. Aber Betablocker reduzieren den Energieumsatz und die Stoffwechselrate um bis zu 10 Prozent pro Tag und machen darüber hinaus noch müde und »faul«. Sie sind also ein echtes Dickmacher-Medikament. Wir gehen davon aus, dass durch die Einnahme von Betablockern mindestens 200 bis 250 Kilokalorien weniger pro Tag verbrannt werden. Sprechen Sie unbedingt über Alternativen mit Ihrem Arzt.

Wenn Sie während Ihres Anti-Jojo-Programms mit der Einnahme von Arzneimitteln beginnen und dann merken, dass Sie nicht oder kaum mehr abnehmen, ist die Ursache ziemlich klar. Nehmen Sie die Medikamente schon länger und beginnen dann mit dem Einstieg ins Anti-Jojo-Programm, haben Sie es leider viel schwerer. Aber die nährstoffreiche Ernährung und die regelmäßige Bewegung werden Ihr Wohlbefinden insgesamt so stark bessern, dass mit der Zeit auch eine verminderte Einnahme oder sogar ein Absetzen der Arzneien – gerade bei Antidepressiva und Betablockern – wahrscheinlich möglich wird. Denn sowohl die blutdrucksenkende als auch die stimmungsaufhellende Wirkung von Sport ist inzwischen hinreichend bewiesen.

Damit Urlaub nicht zum Problem wird

Urlaub ist die schönste Zeit des Jahres, und so soll und kann es auch bleiben. Urlaub bedeutet Muße und Genuss, Sie sollten aber auf keinen Fall alles vorher hart Erarbeitete über Bord werfen – müssen Sie auch gar nicht, denn gerade im Urlaub ist es ganz einfach, den Stoffwechsel zu aktivieren.

Einige einfache Tipps helfen Ihnen, auch während des Urlaubs richtig genießen zu können und viel für Ihren Stoffwechsel zu tun:

- Essen Sie zur Abendmahlzeit möglichst kein Brot. 100 Gramm Baguette liefern etwa 250 Kalorien in Form von geballten Kohlenhydraten, die den Blutzuckerspiegel in die Höhe treiben (siehe Seite 16).
- Füllen Sie sich bei einem Buffet den Teller nicht randvoll. Die Hälfte von allem reicht – genießen Sie die angebotene Vielfalt! Setzen Sie sich am besten ein Stück vom Buffet weg und suchen sich gute Unterhaltung.
- Trinken Sie zum Essen (und schon vorher) viel Wasser. Es kurbelt den Stoffwechsel an und sorgt dafür, dass Sie schneller satt sind.
- Wenn möglich, lassen Sie die süße Nachspeise am Abend weg und gönnen sich stattdessen einen Espresso mit wenig Zucker.
- Achten Sie auch im Urlaub darauf, nicht ständig Kleinigkeiten zu naschen, wie Eis oder ein Stück Käse mit Weißbrot. Der Urlaub bietet so viele andere Genüsse!
- Wählen Sie Ihre Menüs schlau aus: Als Vorspeise nehmen Sie Tomatensuppe oder Minestrone statt Pilzcremesuppe. Genießen Sie ein Vitello tonnato statt eines Carpaccio.
- Bei Nudeln greifen Sie zu Klassikern, etwa alla Caponata, mit Tomatensauce oder all'arrabbiata statt zu Spaghetti Carbonara mit Eiern, Sahne und Speck. Auf die Pizza kommt weniger Käse (der Wunsch wird fast immer erfüllt). Thunfisch oder Gemüse statt Schinken oder vier Sorten Käse. So können Sie bis zum Zweifachen an Kalorien einsparen.
- Essen Sie Fisch lieber vom Grill oder gebraten und mit Kartoffeln als mit einer gebundenen Sauce oder paniert, frittiert und mit Pommes. Seelachs vom Grill mit Kartoffeln ist eine eiweißreiche Mahlzeit.
- Wenn Sie asiatisch essen, können Sie in köstlichem Gemüse schwelgen und lassen den Reis einfach links liegen.
- Nutzen Sie die vielen freien Stunden und machen Sie täglich einen langen Spaziergang, oder probieren Sie neue Sportarten aus.
- Morgens vor dem Frühstück nehmen Sie sich 10 Minuten Zeit und absolvieren Ihr Muskeltrainingsprogramm. Gerade wenn Sie viel in der Sonne liegen möchten, ist das wichtig. Achten Sie beim Essen immer auf Ihr Sättigungsgefühl. Hören Sie auf, wenn Sie satt sind. Auch was bezahlt ist, muss nicht immer aufgegessen werden. Kasteien Sie sich aber auch nicht, denn Gesundheit und Genuss gehören zusammen. Mit ein bis zwei Kilo mehr auf den Rippen am Ende des Urlaubs nimmt ein fitter Stoffwechsel es locker auf.

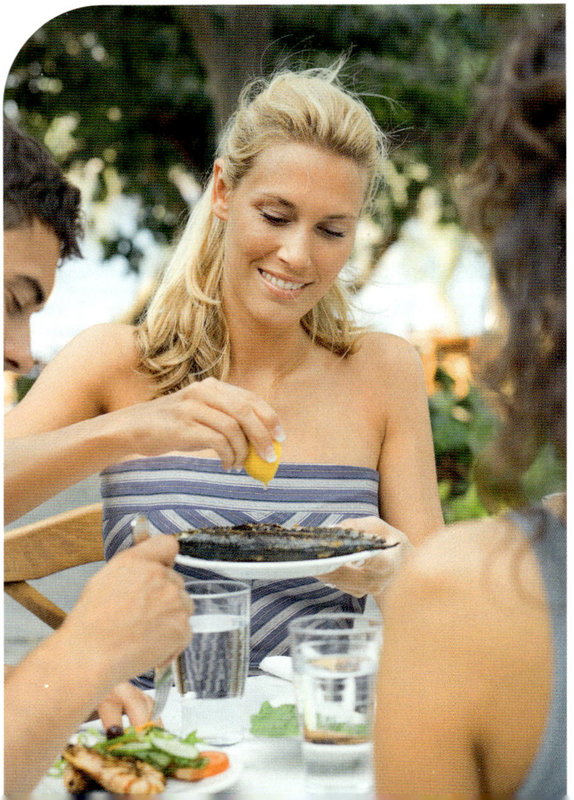

FINGER WEG VON SCHLANKHEITSMITTELN!

Eine Wunderpille zum Abnehmen gibt es nach wie vor nicht, und es wird sie wohl auch niemals geben. Denn die Gewichtsregulation ist ein sehr komplexer Prozess. Greift man mit einem Medikament irgendwo in diesen Kreislauf ein, wehrt sich der Körper. Es kommt dann zu massiven Nebenwirkungen auf die Organe, das allgemeine Wohlbefinden, die Sexualität und sogar die Gehirnfunktion. Deswegen: Finger weg von Schlankheitsmitteln – und von Östrogenpräparaten (auch pflanzlichen) in den Wechseljahren, die nur zu vermehrten Wassereinlagerungen statt zu einem stabilen Körpergewicht führen.

Im Rhythmus trotz Schichtarbeit

Normalerweise wird unser Biorhythmus und auch der Schlaf-Wach-Rhythmus durch das Licht im Ablauf von Mitternacht bis Mitternacht bestimmt. Viele körperliche Funktionen, darunter auch unser Stoffwechsel, unterliegen dieser Rhythmik – auch, wenn man in Schichtarbeit den Schlaf-Wach-Rhythmus auf den Kopf stellt. Gerade Menschen mit Wechselschichten haben deswegen oft massive Anpassungsprobleme. Der wechselnde Rhythmus ist Stress für den Organismus, und er verlangt nach viel mehr Energie. Besonders nach Zucker ruft der Körper nahezu ständig, um der Belastung zu widerstehen. Schichtarbeiter sollten daher nicht jedem Hungergefühl nachgeben. Ansonsten droht eine Gewichtszunahme, denn der entgleiste Stoffwechsel wird immer noch mehr Kalorien verlangen.

Die wichtigsten Tipps für Schichtarbeiter:

- Frühstücken Sie vor Beginn der Schicht ausgiebig, achten Sie dabei besonders auf gesunde Kohlenhydrate aus Obst und Vollkorn.
- Trinken Sie Kaffee als Wachmacher möglichst ungesüßt und verzichten Sie auch während der Schicht möglichst auf Limonaden.
- Kommt zwischendurch Hunger auf, trinken Sie ein großes Glas Wasser.
- Essen Sie während der Schicht immer kohlenhydratarm, aber eiweißreich. Auch das »Mittagessen« sollte auf Eiweiß aufbauen und muss leicht sein, damit der anstrengende Verdauungsprozess nicht noch mehr Energie verlangt (siehe Turbo-Lebensmittel, Seite 98 f.).
- Ihr Abendessen, also die Mahlzeit nach der Schicht, sollte ohne Kohlenhydrate auskommen. So bekommt Ihr Organismus die Aminosäuren, die er jetzt unbedingt benötigt.
- Absolvieren Sie Ihr Bewegungsprogramm noch vor Ihrer dritten Mahlzeit und werfen dadurch Ihren Stoffwechsel-Turbo an.

Stagnation – und nun?

Irgendwann kommt der Punkt, da rührt sich nichts mehr auf der Waage. Das ist normal, denn der Organismus braucht Zeit, sich umzustellen. Schließlich kämpfen unzählige Fettzellen gegen Sie! Helfen Sie Ihrem Körper, indem Sie noch mehr Bewegung in Ihren Alltag einbauen. Reduzieren Sie auf keinen Fall Ihre Nahrungszufuhr! Bauen Sie lieber mehr Turbo-Lebensmittel ein und essen mittags deutlich mehr Eiweiß. Verzichten Sie aber beim Mittagessen nie ganz auf Kohlenhydrate, denn Sie brauchen Energie für den Tag. Beim Abendessen können Sie vorübergehend auf Eiweißshakes zurückgreifen (siehe Seite 95).

SO STARTEN SIE INS ERNÄHRUNGSPROGRAMM

Steigen Sie in kleinen Schritten ein. Ihr Sportprogramm steht in den ersten vier Wochen noch deutlich im Vordergrund! Anschließend können Sie sich an Ihre neuen Ernährungsgewohnheiten herantasten. So hat Ihr Stoffwechsel genug Zeit, sich an die neue Situation anzupassen. »Abnehmkrisen« tauchen dann gar nicht erst auf.

Woche 5 und 6

Beginnen Sie ab sofort Ihren Tag mit einem energiegeladenen Frühstück (siehe ab Seite 90). Fangen Sie auch schon an, das Abendessen den Bedürfnissen Ihres Stoffwechsels anzupassen. Kohlenhydrate sollten Sie zugunsten von Eiweiß abends nach und nach reduzieren (siehe auch Seite 90). Falls es Ihnen nicht zu schwer fällt, können Sie kohlenhydratreiche Lebensmittel wie Kartoffeln, Brot oder Nudeln auch ganz weglassen und durch Gemüse ersetzen. Lassen Sie sich aber Zeit: Beginnen Sie mit zwei bis drei kohlenhydratreduzierten Abendessen pro Woche, und steigern Sie sich langsam. Versuchen Sie auch, abends insgesamt weniger zu essen (die Hauptmahlzeit ist das Frühstück!), denn nachts benötigt Ihr Stoffwechsel nur wenig Energie.

Woche 7 und 8

Erhöhen Sie den Anteil an Gemüse, Salat und Obst in Ihrer Ernährung weiter, und nutzen Sie die Vorzüge hochwertiger kaltgepresster Pflanzenöle wie Rapsöl, Oliven- oder Sojaöl sowie Nussöle zu den Hauptmahlzeiten. Vor allem mittags sollten Sie Salat, Gemüse und gute Öle verzehren, damit Ihr Organismus alle notwendigen Vitalstoffe für die zweite Tageshälfte erhält. Versuchen Sie die Zwischenmahlzeiten auf ein Minimum zu reduzieren und spätestens ab der 8. Woche vollständig wegzulassen. Essen Sie sich ab jetzt im Stoffwechsel-Rhythmus dreimal am Tag satt (nicht voll!). Machen Sie zwischen den drei Mahlzeiten immer eine Esspause von mindestens drei Stunden. Sollte der Heißhunger Sie anfangs noch quälen, trinken Sie ein Glas Wasser. Wenn es gar nicht anders geht, snacken Sie frisches Gemüse wie zum Beispiel Möhren oder Paprika, die wenig belasten. Reduzieren Sie unbedingt Ihren Konsum von Limonaden, Fruchtsaftgetränken & Co.

Woche 9 und 10

Da Sie nun den Rhythmus Ihres Stoffwechsels optimiert haben, ist der nächste, aber ganz wichtige Schritt, dass Sie noch mehr Qualität in Ihre Mahlzeiten bringen. Speziell um Ihrem Frühstück eine längere »Haltbarkeit« zu geben, erhöhen Sie den Anteil an vollwertigen Produkten. Vollkornbrot oder ein selbst gemischtes Müsli liefern Ihnen die Energie für einen guten Start in den Tag.

Machen Sie diesen Schritt vorsichtig und langsam, denn Ihre Verdauung muss sich erst an ballaststoffreiche Lebensmittel gewöhnen. Folgen Sie den Zeichen Ihres Körpers, denn nicht alles, was vollwertig ist oder was andere Menschen mögen, muss auch Ihnen gut tun. Essen Sie regelmäßig Obst zum Frühstück und mittags als Nachspeise. So versorgen Sie Ihren Körper mit zahlreichen wichtigen Vitaminen und sekundären Pflanzenstoffen. Gleichzeitig erhöhen Sie dadurch die Menge an Ballaststoffen (siehe Seite 148 f.), was den Verdauungsprozess anregt.

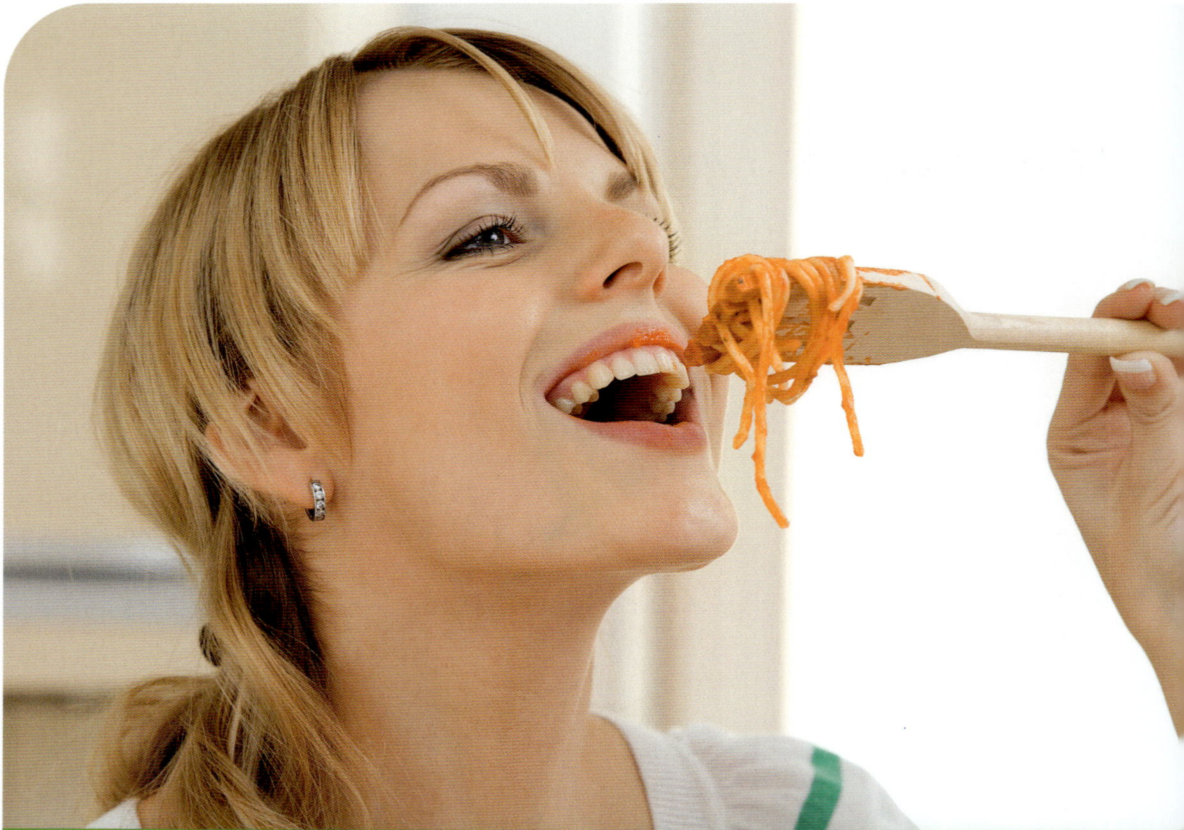

Die Anti-Jojo-Küche bei starkem Übergewicht

Die hier vorgestellten Rezepte haben wir speziell für die Ernährung bei starkem Übergewicht (BMI > 30) entwickelt. Aufgrund der höheren Körpermasse braucht der Organismus hier mehr Kalorien als bei leichtem Übergewicht! Berechnen Sie zunächst mit unserer Anti-Jojo-Formel (siehe Seite 12) Ihren aktuellen Bedarf und versuchen Sie, sich danach zu richten, ohne aber penibel Kalorien zu zählen. Denn auch der Stoffwechsel läuft nicht jeden Tag gleich rund. Essen Sie vor allem gleichmäßig und regelmäßig, dann wird auch Ihr Gewicht langfristig sinken. Morgens nehmen Sie als Energiespender für den Tag ein gutes Frühstück zu sich, mit vielen Kohlenhydraten, gesundem Eiweiß und wenig Fett. Die Hauptkalorienzufuhr erfolgt beim Frühstück! Mittags gibt es einen Nährstoffmix, um den Tag auch in der zweiten Hälfte vital und leistungsfähig anzugehen. Am Abend dann essen Sie am wenigsten und dabei vor allem ganz viel gesundes Eiweiß. Wenn Sie sich daran halten, versorgen Sie sich mit allen wichtigen Nährstoffen und bringen Ihren Stoffwechsel ordentlich in Schwung.

AUBERGINEN-LASAGNE

MITTAGESSEN FÜR 2 CA. 40 MINUTEN

ZUTATEN

2 Auberginen
Salz
Pfeffer
2 Zwiebeln
3 Knoblauchzehen
5 Tomaten
4 EL Olivenöl
2 TL Tomatenmark
150 ml Gemüsebrühe
Zucker
2 Eier
3 EL Milch (fettarm)
Vollkornmehl
10 Blättchen Basilikum
80 g Parmesan

Tipp

Damit alle wertvollen Nährstoffe der Aubergine erhalten bleiben, sollte die Frucht nicht geschält werden.
Die Auberginen-Lasagne schmeckt auch kalt sehr lecker und kann besonders gut vorbereitet werden.

PRO PORTION: 30 G KH / 28 G E / 31 G F / 511 KCAL

1 Den Backofen auf 160 °C vorheizen.

2 Die Auberginen waschen, putzen, längs in ½ cm dicke Scheiben schneiden, salzen und pfeffern. Die Zwiebeln und den Knoblauch schälen und würfeln. Die Tomaten waschen, vierteln, von den Kernen befreien und würfeln.

3 2 EL Olivenöl im Topf erhitzen, Knoblauch und Zwiebeln darin glasig andünsten. Das Tomatenmark unterrühren. Die Tomaten zugeben und die Brühe angießen. Mit Pfeffer, Salz und etwas Zucker würzen, 20 Minuten köcheln.

4 Die Eier und die Milch verquirlen. Das restliche Olivenöl in einer Pfanne erhitzen. Die Auberginen im Mehl wenden, durch die Ei-Milch-Mischung ziehen und von beiden Seiten goldbraun braten. Auf Küchenpapier abtropfen lassen.

5 Eine Auflaufform mit Tomatensauce ausstreichen. Eine Schicht Auberginen darin auslegen, mit Tomatensauce bedecken, mit Basilikum und Parmesan bestreuen. Schicht für Schicht fortfahren, mit Tomatensauce abschließen.

6 Die Lasagne im vorgeheizten Ofen 20 Minuten backen.

Die Aubergine, auch Eierfrucht genannt, liefert viele Nährstoffe, besonders Kalium. Sie wirkt verdauungsanregend, und die blauen Anthocyanine in der Schale können laut einer japanischen Studie den Cholesterinwert im Blut positiv beeinflussen.

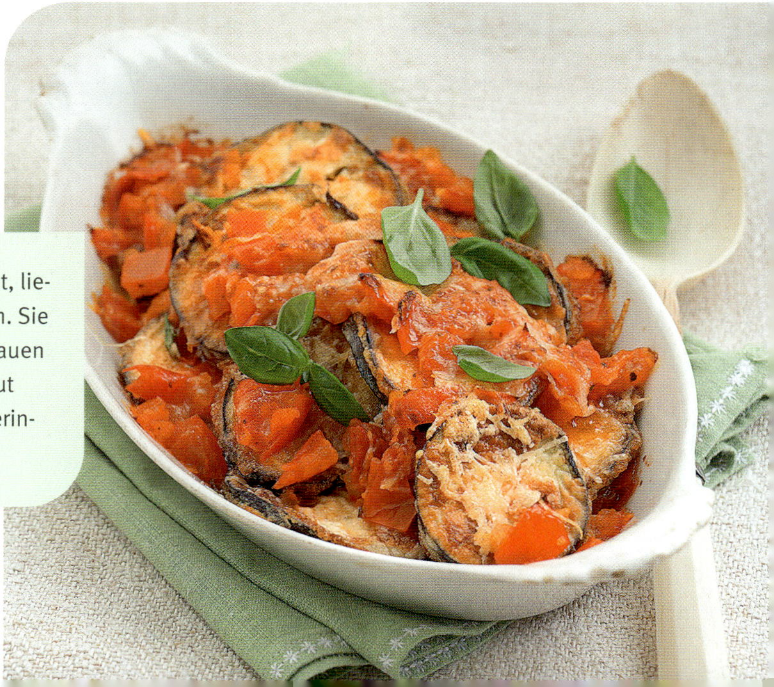

HÄHNCHENBRUST MIT WURZELGEMÜSE

MITTAGESSEN FÜR 2 · CA. 50 MINUTEN

ZUTATEN

5 junge Möhren
3 Petersilienwurzeln
8 kleine Kartoffeln
1 Stange Staudensellerie
½ Stange Lauch
½ l Gemüsebrühe
240–320 g Hähnchenbrustfilet (ohne Haut)
Salz
Pfeffer
1 Bund Schnittlauch

Sellerie fördert den Speichelfluss, regt die Arbeit der Galle an, wirkt harntreibend und eignet sich besonders gut zur Entgiftung. Weil er alkalisch ist, neutralisiert er auch überschüssige Magensäure. Aber Achtung, wenn Sie viel in die Sonne gehen: Sellerie macht besonders empfindlich gegen UVA-Strahlung.

PRO PORTION: 74 G KH / 42 G E / 5 G F / 500 KCAL

1 Die Möhren und Petersilienwurzeln mit der Gemüsebürste abbürsten und putzen, die Kartoffeln schälen, den Sellerie waschen und putzen, den Lauch längs halbieren und waschen. Alles in mundgerechte Stücke schneiden.

2 Die Brühe aufkochen, Möhren, Kartoffeln und Petersilienwurzel darin 15 Minuten köcheln.

3 Das Fleisch waschen, trockentupfen, mit Sellerie und Lauch in die Brühe geben und bei geringer Hitze weitere 15 Minuten garen. Mit Salz und Pfeffer würzen.

4 Den Schnittlauch abbrausen, trockenschütteln und in feine Röllchen schneiden. Die Hähnchenbrust aus der Brühe nehmen und in Alufolie gewickelt noch 5 Minuten ruhen lassen. Dann aus der Folie nehmen und in Scheiben schneiden. Zusammen mit dem Gemüse in Suppenteller geben und mit dem Schnittlauch bestreut servieren.

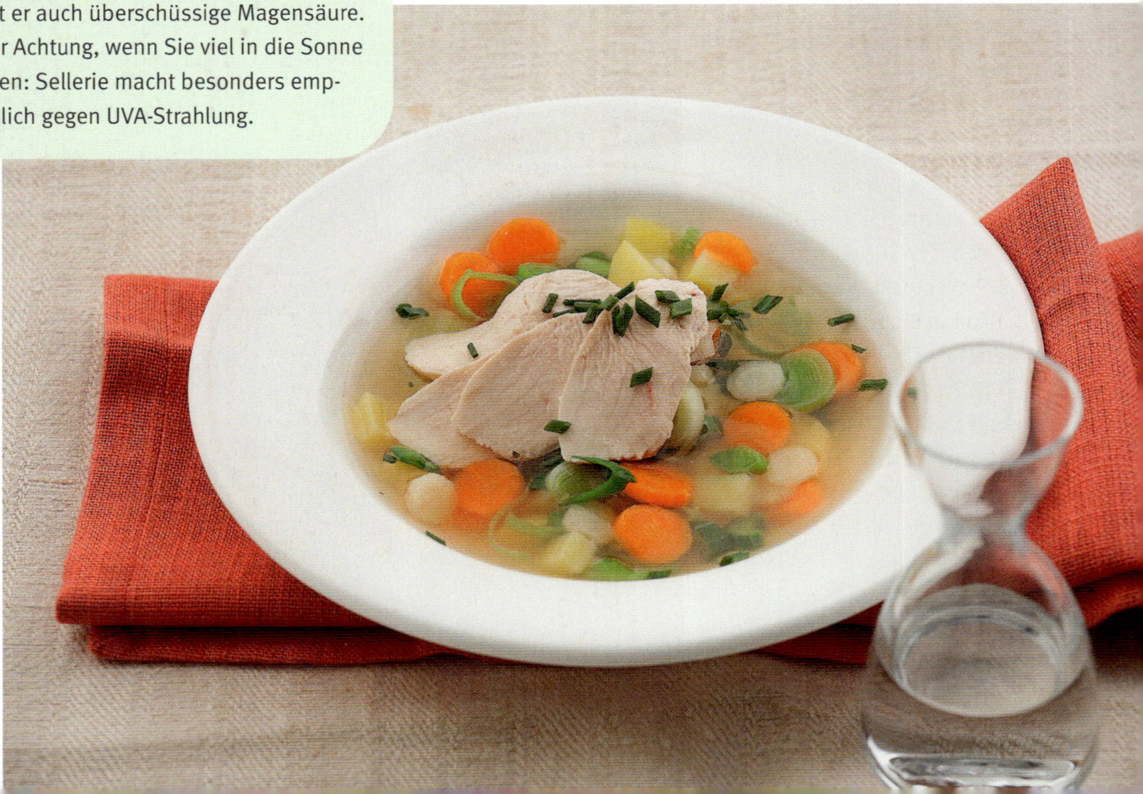

PUTE MIT THUNFISCHCREME

MITTAGESSEN FÜR 2 CA. 40 MINUTEN

ZUTATEN

1 Zwiebel
2 Lorbeerblätter
2 Nelken
300 g Putenbrust
1 Möhre (80 g)
1 Dose Thunfisch in Öl
Saft von ½ Zitrone
½ EL Kapern
1 EL Kapernlake
100 g Anchovisfilets
1 EL Crème fraîche
1 EL Mayonnaise
Salz
Pfeffer
2 Scheiben Ciabatta (à ca. 30 g)

Tipp

Wenn Sie auf das Weißbrot verzichten, können Sie diese Mahlzeit auch wunderbar als kohlenhydratarmes und eiweißreiches Abendessen zu sich nehmen.

PRO PORTION: 27 G KH / 65 G E / 26 G F / 612 KCAL

1 Die Zwiebel schälen und halbieren, jeweils mit einem Lorbeerblatt belegen und mit einer Nelke fixieren. Das Fleisch waschen und trockentupfen. Etwas Wasser im Topf zum Kochen bringen, die Zwiebel, das Fleisch und die Möhre bei mittlerer Hitze 20–25 Minuten darin garen. Das Fleisch herausnehmen und abkühlen lassen.

2 Den Thunfisch abgießen und in einem Mixbecher mit Zitronensaft, Kapern, Kapernlake und Anchovisfilets fein pürieren. Die Crème fraîche und die Mayonnaise unterrühren, mit Salz und Pfeffer würzen.

3 Die Putenbrust in 0,5 cm dicke Scheiben schneiden, auf 2 Tellern auslegen und mit der Thunfischsauce bestreichen.

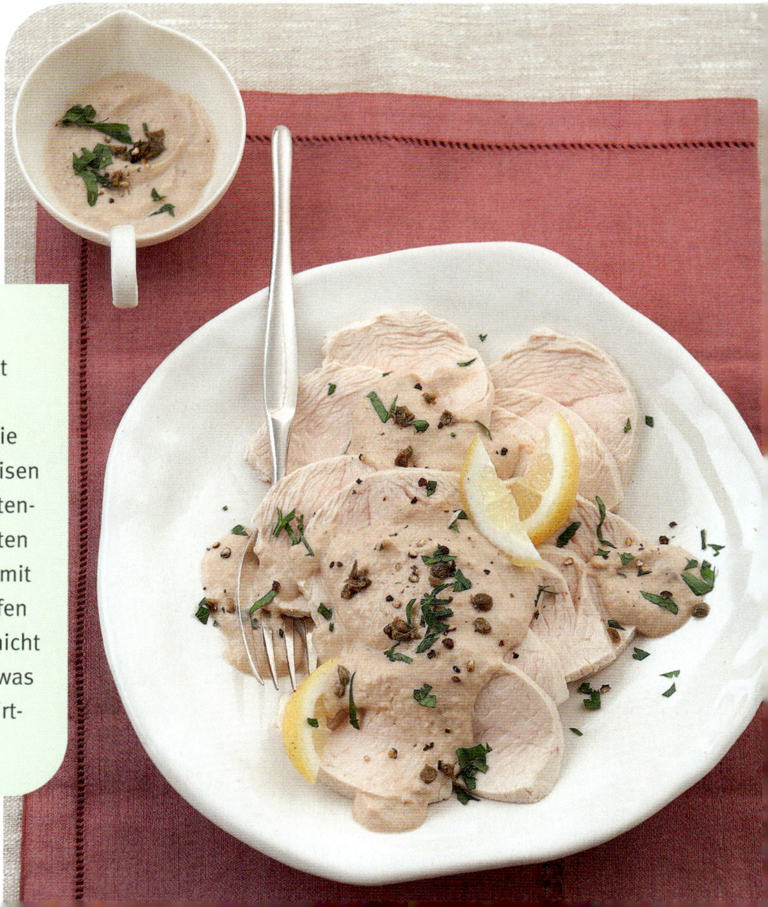

Putenfleisch schmeckt nicht nur gut, sondern ist auch sehr gesund. Es enthält nur ca. 1 Prozent Fett, viel hochwertiges Eiweiß, Vitamin B6, Niacin und B12 sowie die Mineralstoffe Kalium, Magnesium, Eisen und Zink. Das gilt umso mehr für Bio-Putenfleisch, das es immer öfter in gut sortierten Supermärkten und Metzgereien gibt. Damit tun Sie sich selbst etwas Gutes und kaufen Fleisch von glücklichen, gesunden und nicht von Medikamenten belasteten Tieren – was bei solchem aus konventioneller Landwirtschaft selten der Fall ist.

PUTENBRUST MIT WILDREIS

MITTAGESSEN FÜR 2 · CA. 40 MINUTEN

ZUTATEN

2 Tassen Wildreis (ca. 200 g)
Salz
1 Lorbeerblatt
ca. 5 g frischer Ingwer (eine dicke Scheibe)
100 g Knollensellerie
100 g Lauch
100 g Petersilienwurzel
100 g Möhre
1 EL Pflanzenöl
1 l Brühe
2 Puten- oder Poulardenbrustfilets à ca. 150 g
1 EL gehackte Gartenkräuter (z. B. Thymian und Rosmarin)
20 g frische Liebstöckelblätter
Zucker
50 g Butter, fettreduziert
1 EL gehackte Petersilie

PRO PORTION: 80 G KH / 30 G E / 38 G F / 690 KCAL

1 Den Reis mit 4 Tassen Wasser und einer Prise Salz, dem Lorbeerblatt und dem Ingwer in einem Topf aufkochen und bei geringer Hitze etwa 15 Minuten garen.

2 Inzwischen den Sellerie schälen, den Lauch gründlich waschen, die Petersilienwurzel und die Möhre abbürsten. Alles in mundgerechte Stücke schneiden. In einem zweiten Topf im Öl anbraten. Die Brühe angießen, kurz aufkochen. Das Fleisch waschen, trockentupfen, salzen und zum Gemüse geben. Alles in ca. 13 Minuten gar köcheln.

3 Die Filets aus dem Topf nehmen, mit den Kräutern bestreut in Alufolie wickeln und 5 Minuten ruhen lassen. Den Liebstöckel in feine Streifen schneiden und mit je einer Prise Salz und Zucker zum Gemüsefond geben.

4 Den Reis mit der Butter verfeinern, mit Salz und der Petersilie würzen, mit Fleisch und Gemüse anrichten.

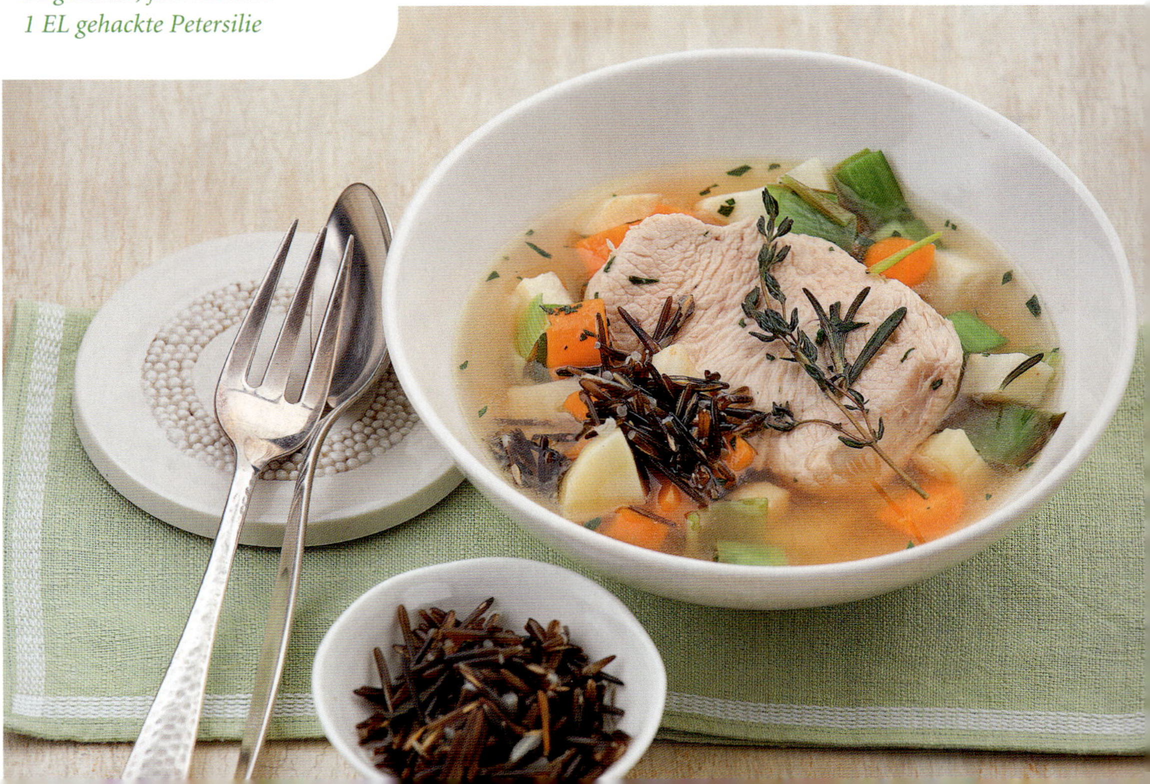

LINSENGEMÜSE MIT SEELACHS

MITTAGESSEN FÜR 2 · CA. 30 MINUTEN

ZUTATEN

1 Schalotte
30 g Lauch
30 g Möhre
30 g Sellerie
3 EL Öl
100 g rote Linsen
50 ml trockener Sherry
350 ml Gemüsebrühe
40 g Seelachsfilet
Salz
gemahlener Koriander
1 Zweig frischer Estragon
50 g Butter

Tipp

Rote Linsen garen sehr schnell. Wenn Sie andere Linsensorten verwenden, beachten Sie bitte die auf der Packung angegebenen Einweichzeiten. Anstelle von Linsen können Sie aber auch Perlgraupen verwenden. Für Feinschmecker: Statt Seelachs können Sie das Fleisch von 6–8 Jakobsmuscheln nehmen, das Sie ebenfalls in Würfel schneiden und anbraten oder im Ganzen in der Grillpfanne braten können.

PRO PORTION: 29 G KH / 24 G E / 37 G F / 542 KCAL

1 Die Schalotte schälen und wie den Lauch, die Möhre und den Sellerie in mundgerechte Stücke schneiden.

2 Im Topf 1 EL Öl erhitzen, das Gemüse darin andünsten. Die Linsen dazugeben, mit dem Sherry ablöschen. Immer wieder etwas Brühe angießen und alles gar köcheln.

3 Inzwischen den Seelachs waschen, trockentupfen und in Würfel schneiden, mit Salz und Koriander würzen. In einer Pfanne das restliche Öl erhitzen und die Seelachswürfel darin goldbraun anbraten.

4 Den Estragon abbrausen, trockenschütteln, die Blättchen abzupfen und hacken. Das gegarte Linsengemüse damit würzen und die Butter zugeben. Mit den Seelachswürfeln in tiefen Tellern anrichten.

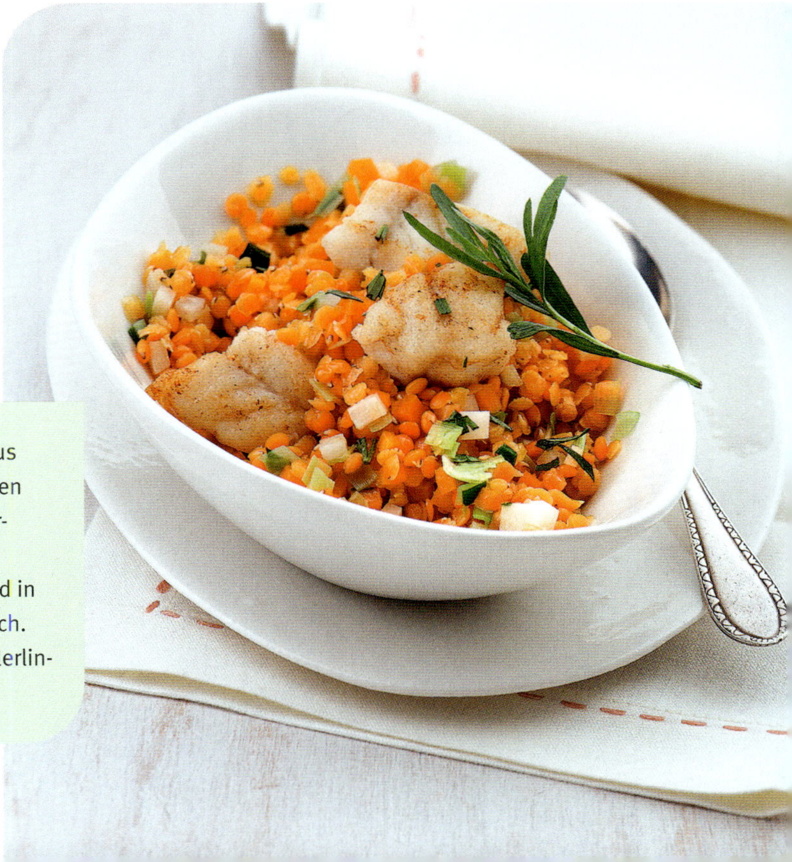

Linsen bestehen zu rund 25 Prozent aus Eiweiß, vielen gesunden Kohlenhydraten und sehr wenig Fett. Es gibt viele unterschiedliche Linsensorten. Die winzig kleinen, fast schwarzen Berglinsen sind in Gemüsegerichten besonders aromatisch. Für Suppen eignen sich die großen Tellerlinsen oder rote Linsen hervorragend.

PILZ-OMELETTE

ABENDESSEN FÜR 2 CA. 25 MINUTEN

ZUTATEN

250 g frische Mischpilze (Champignons, Pfifferlinge, Steinpilze)
2 Knoblauchzehen
6 getrocknete eingelegte Tomaten
3 Eier
80 ml Milch
Salz
Pfeffer
Muskatnuss
3 Zweige Basilikum
3 EL Rapsöl

Tipp

Als Beilage schmeckt Rucolasalat: 3 EL geröstete Pinienkerne mit einer Handvoll Rucolablättern, 3 EL Olivenöl, 1 EL Aceto balsamico, ½ TL Honig oder Zucker und einer Prise Salz vermengen, etwas Parmesan darüberhobeln.

PRO PORTION: 9 G KH / 15 G E / 33 G F / 394 KCAL

1 Den Backofen auf 160 °C vorheizen.

2 Die Pilze putzen, mit Küchenpapier abreiben und in Scheiben schneiden. Den Knoblauch schälen und klein schneiden. Die getrockneten Tomaten abtropfen lassen und halbieren. Die Eier mit der Milch verquirlen und mit Salz, Pfeffer und einer Prise Muskatnuss würzen.

3 Das Basilikum abbrausen, trockentupfen, die Blättchen abzupfen und grob hacken. Das Öl in einer ofenfesten Pfanne erhitzen, Pilze und Knoblauch darin 3 Minuten andünsten. Mit den getrockneten Tomaten, 1 Prise Muskatnuss, Salz, Pfeffer und Basilikum würzen.

4 Die Eier-Milch-Mischung darübergießen, im vorgeheizten Ofen 12 Minuten stocken lassen. Das Omelette aus dem Ofen nehmen, halbieren und auf Tellern anrichten.

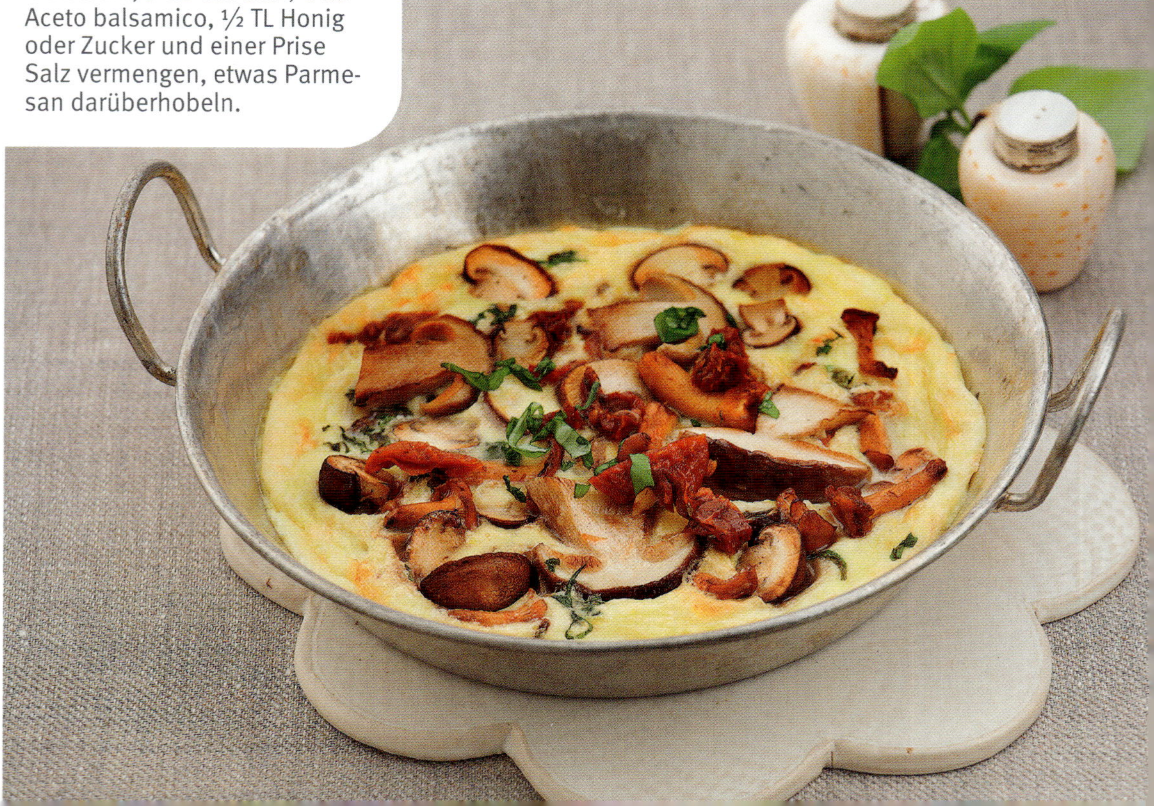

BOHNENSALAT MIT THUNFISCHSTEAKS

ABENDESSSEN FÜR 2 · CA. 25 MINUTEN

ZUTATEN

150 g frische Keniabohnen
150 g frische Stangenbohnen
Salz
1 rote Zwiebel
1 Knoblauchzehe
1 Tomate
4 EL Olivenöl
5 EL weißer Aceto balsamico
½ kleines Bund Petersilie
2 Thunfischsteaks à 150 g
Koriander

Tipp
Sollte Ihr Leitungswasser besonders kalkhaltig sein, kochen Sie es vorher einmal kurz auf, gießen es um und lassen es abkühlen, denn der Kalk schadet den Bohnen. Rechnen Sie auf 300 g Hülsenfrüchte etwa 1,2 bis 1,5 l Wasser.

Tipp
Eine feine asiatische Note bekommt Ihr Thunfisch übrigens, wenn Sie ihn vor dem Braten 5 Minuten in einer Mischung aus 2 EL Sojasauce und 1 El Sesamöl marinieren.

PRO PORTION: 14 G KH / 48 G E / 21 G F / 528 KCAL

1 Die Bohnen in mundgerechte Stücke schneiden und in wenig Salzwasser garen.

2 Inzwischen die Zwiebel und den Knoblauch schälen. Die Zwiebel in Streifen schneiden, den Knoblauch fein hacken. Die Tomate vierteln, von den Kernen befreien und würfeln. Alles in einer Schüssel mit den Bohnen sowie 3 EL Olivenöl und dem Balsamico mischen. Die Petersilie abbrausen, trockenschütteln, die Blättchen abzupfen und hacken.

3 Die Steaks waschen, trocken tupfen, mit Salz und Koriander würzen. Im restlichen Öl in der (Grill-)Pfanne von jeder Seite 3 Minuten braten. Mit dem Salat anrichten, mit der Petersilie bestreuen.

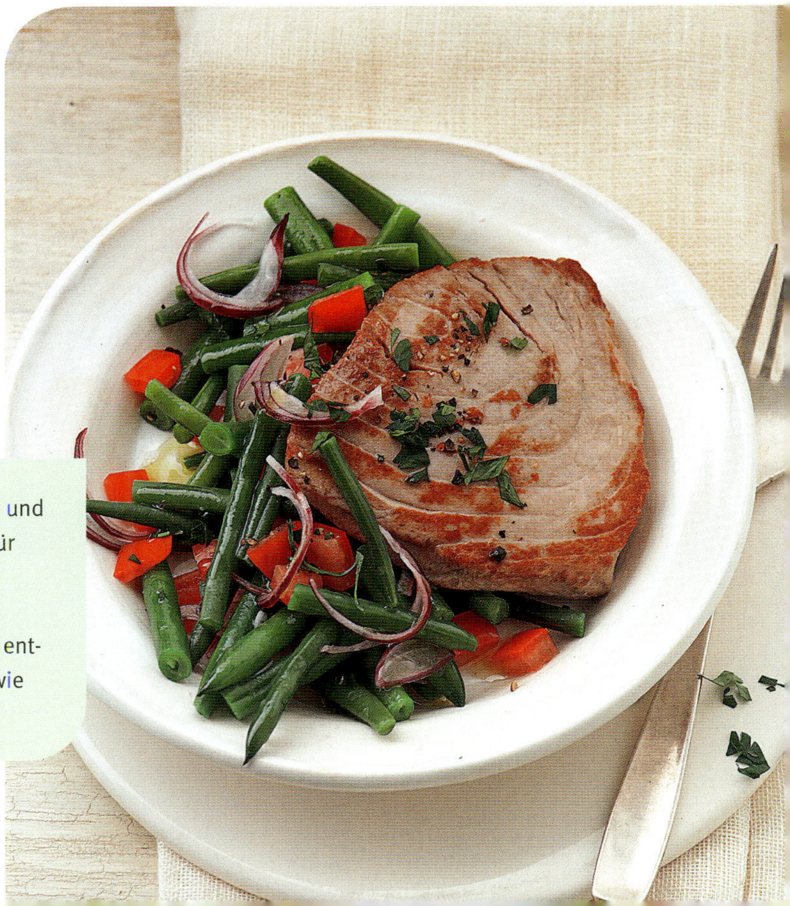

Bohnen zählen zu den Hülsenfrüchten und enthalten nur 1 bis 2 Prozent Fett, dafür viele langkettige Kohlenhydrate (etwa 50 %), viele Vitamine, Mineralien und Spurenelemente. Besonders die darin enthaltenen Glukokinine wirken ähnlich wie Insulin und senken den Blutzucker.

SCHNITZEL AUF TOMATEN-CARPACCIO

ABENDESSEN FÜR 2 · CA. 20 MINUTEN

ZUTATEN

1 EL Pinienkerne
4 reife Eiertomaten
1 Schalotte
8 frische Basilikumblätter
3 EL Olivenöl
1 TL Aceto Balsamico
Salz
Pfeffer
4 dünne Schweinehüftschnitzel à 60–80 g (alternativ Kalbsschnitzel oder Ziegenkäse zum Braten)
2 EL Rapsöl

PRO PORTION: 5 G KH / 26 G E / 29 G F / 387 KCAL

1 Die Pinienkerne in einer Pfanne ohne Fett goldbraun rösten. Etwas abkühlen lassen und fein hacken.

2 Die Tomaten waschen, abtrocknen, in dünne Scheiben schneiden und auf zwei Tellern auslegen.

3 Die Schalotte schälen und würfeln. 4 Basilikumblätter mit einem sehr scharfen Messer mit glatter Schneide in feine Streifen schneiden. Beides mit Olivenöl, Balsamico, Salz und Pfeffer in einer Schüssel verrühren und über die Tomatenscheiben verteilen.

4 Die Schnitzel waschen, trockentupfen, rundum salzen und pfeffern. Das Rapsöl in einer Pfanne erhitzen, die Schnitzel darin von beiden Seiten scharf anbraten, auf die Tomaten legen und jedes Stück mit einem Basilikumblatt garnieren.

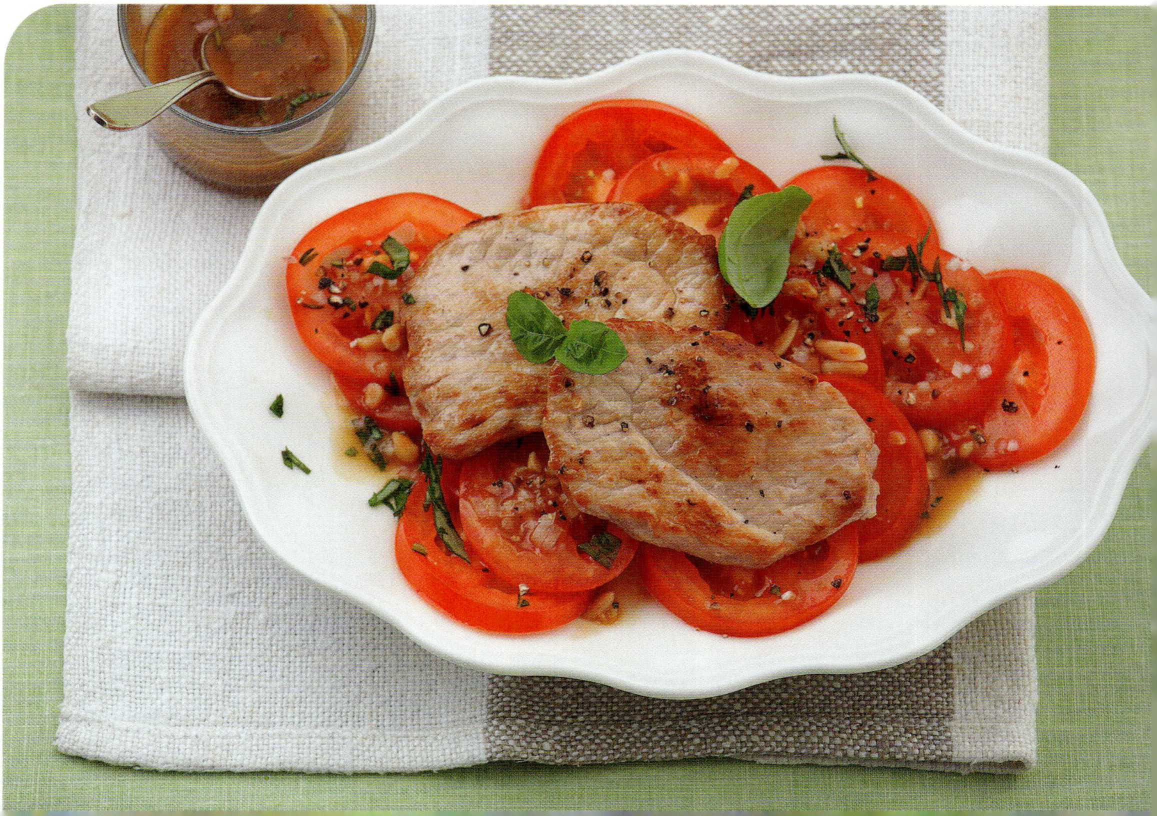

SALTIMBOCCA VOM RIND MIT ZUCCHINI

ABENDESSEN FÜR 2 CA. 25 MINUTEN

ZUTATEN

4 Rinderhüftsteaks (oder Kalbssteaks) à 70–90 g
Salz
Pfeffer
4 Scheiben Parmaschinken
4 große Salbeiblätter
800 g Zucchini
2 EL Olivenöl
25 g Pinienkerne
1 TL Rapsöl
außerdem: Holzzahnstocher zum Fixieren

Tipp

Ebenso üblich wie die gerollte Form ist es, Salbei und Schinken auf den flachen Steaks festzustecken. Dann zuerst die Schinken-Salbei-Seite 3 Minuten anbraten, das Fleisch anschließend wenden und nochmals 2 Minuten braten.

PRO PORTION: 10 G KH / 41 G E / 29 G F / 494 KCAL

1 Die Steaks plattklopfen, salzen und pfeffern. Auf jedes eine Scheibe Schinken und ein Salbeiblatt legen, das Fleisch umklappen, mit einem Zahnstocher fixieren.

2 Die Zucchini von Stiel- und Blütenansatz befreien, waschen, abtrocknen und in dünne Scheiben schneiden. Das Olivenöl in der Pfanne erhitzen, die Zucchinischeiben darin anbraten. Mit Salz und Pfeffer würzen, warm stellen.

3 Die Pinienkerne ohne Fett goldbraun rösten, anschließend die Pfanne mit Küchenpapier ausreiben. Die Fleischtaschen darin im Rapsöl von jeder Seite 3 Minuten braten.

4 Die Saltimbocca mit den Zucchini auf Tellern anrichten und mit Pinienkernen bestreut servieren.

Zucchini sollten immer gründlich gewaschen und mit Schale verzehrt werden, damit alle wertvollen Nährstoffe erhalten bleiben. Die zahlreichen Bitter- und Schleimstoffe in Zucchinis regen die Darmtätigkeit an; Selen, Betacarotin und Vitamin C stärken das Immunsystem. All das macht die Zucchini auch zum perfekten Gemüse für dunkle Wintermonate.

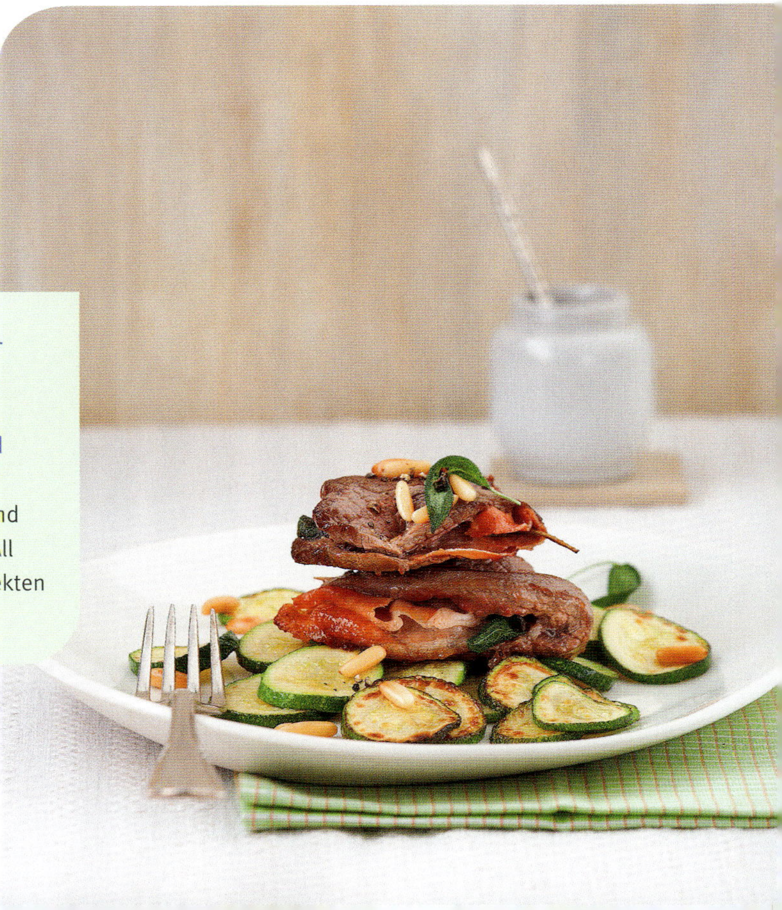

VERDURA ITALIANA

ABENDESSEN FÜR 2 — CA. 20 MINUTEN

ZUTATEN

5 Zwiebeln
50 g grüne Bohnen
50 g gelbe Wachsbohnen (oder Brechbohnen)
½ grüne Paprika
½ rote Paprika
1 mittelgroße Aubergine
1 mittelgroße Zucchini
2 EL Olivenöl
1 Knoblauchzehe
Salz
350 g passierte Tomaten
50 ml Tomatensaft
1 TL Kräuter der Provence
½ TL getrockneter Thymian
Pfeffer
2 EL Basilikum-Pesto

PRO PORTION: 21 G KH / 9 G E / 14 G F / 266 KCAL

1 Die Zwiebeln schälen und in Würfel oder Streifen schneiden. Die Bohnen waschen, putzen und quer halbieren. Das übrige Gemüse ebenfalls waschen, putzen und in kleine Stücke schneiden.

2 Das Olivenöl in einem Topf erhitzen und die Zwiebeln darin bei schwacher Hitze 2 Minuten unter gelegentlichem Rühren glasig dünsten. Den Knoblauch schälen und mit etwas Salz zerdrücken, zusammen mit den restlichen Zutaten (außer dem Pesto) in den Topf geben und alles ca. 15 Minuten zugedeckt bissfest köcheln.

3 Vor dem Servieren das Gemüse nach Belieben mit dem Pesto abrunden.

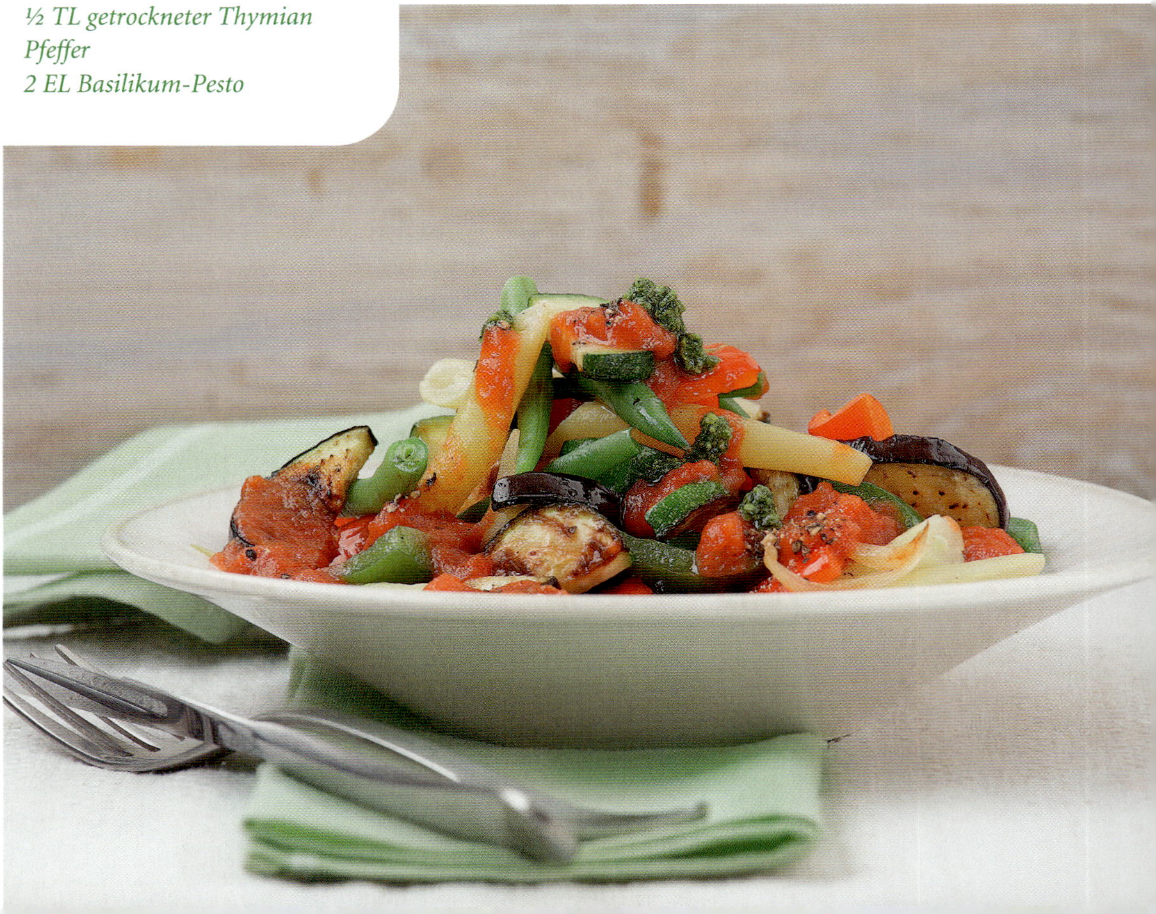

STEINPILZE AN SALATBOUQUET

ABENDESSEN FÜR 2 CA. 25 MINUTEN

ZUTATEN

150 g Mixsalat (z. B. Rucola, Feldsalat, Kopfsalat)
2 EL Aceto Balsamico
4 EL Olivenöl
25 ml Brühe
Salz
300–350 g frische Steinpilze (alternativ Champignons oder Kräuterseitlinge)
2 Knoblauchzehen
½ Schalotte
2 EL gehackte Gartenkräuter (z. B. Schnittlauch und Petersilie)
40 g Butter
Pfeffer
Muskatnuss
20 g Walnusskerne

PRO PORTION: 7 G KH / 8 G E / 42 G F / 438 KCAL

1 Den Salat putzen, waschen, gründlich trocken schleudern. Den Balsamico, 2 EL Olivenöl, die Brühe und Salz zu einem Dressing rühren.

2 Die Pilze putzen, mit Küchenpapier abreiben und in 1,5 cm dicke Scheiben schneiden. Den Knoblauch und die Schalotte schälen und würfeln. Das restliche Olivenöl in der Pfanne erhitzen, die Pilze darin anbraten. Knoblauch, Schalotte, Gartenkräuter und Butter dazugeben, mit Salz, Pfeffer und Muskatnuss würzen.

3 Den Salat mit dem Dressing mischen und mit den Pilzen auf Tellern anrichten. Geben Sie die Nüsse und nach Belieben noch einen Spritzer Balsamico über den Salat.

Tipp

Statt den Knoblauch zu würfeln, können Sie ihn auch mit etwas Salz zerdrücken. Dann als Letztes in die Pfanne geben und nur kurz anbraten – gibt ein herrlich würziges Aroma!
Sie können außerdem 1 EL Olivenöl durch die gleiche Menge Sonnenblumenkerne ersetzen, die Sie in der Pfanne mitbraten.

Kaufen Sie möglichst einheimische Pilze, denn gerade solche aus osteuropäischen Ländern erhalten oft viele Umweltgifte. Eine sichere Quelle sind auch Zuchtpilze. Achten Sie darauf, dass die Pilze einwandfrei und möglichst frisch sind, und verwenden Sie sie bald.

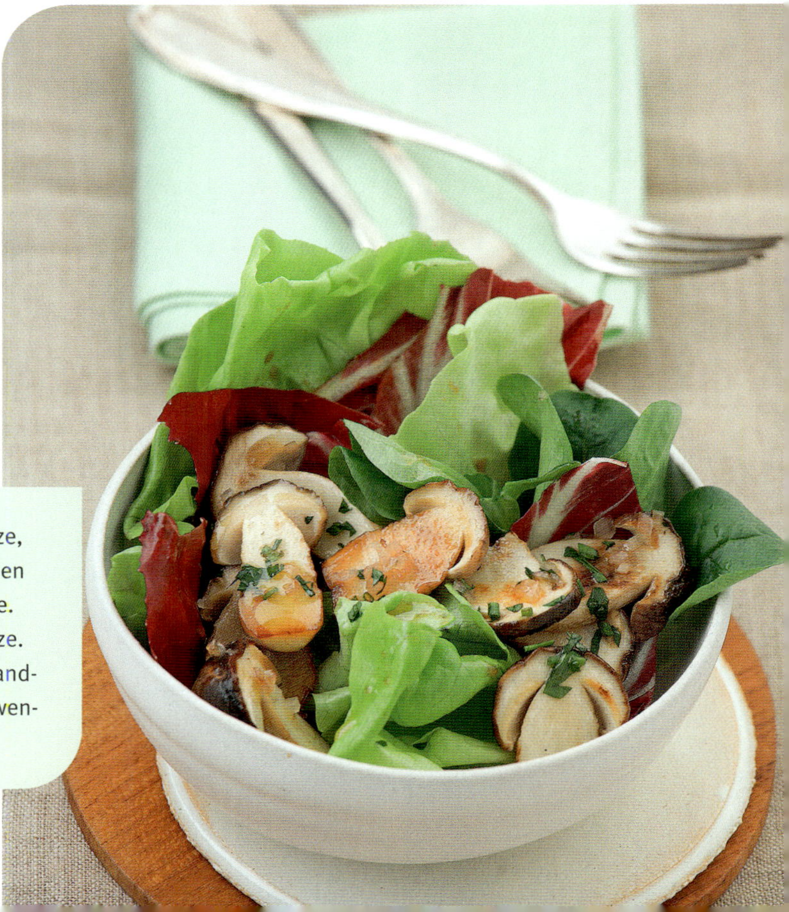

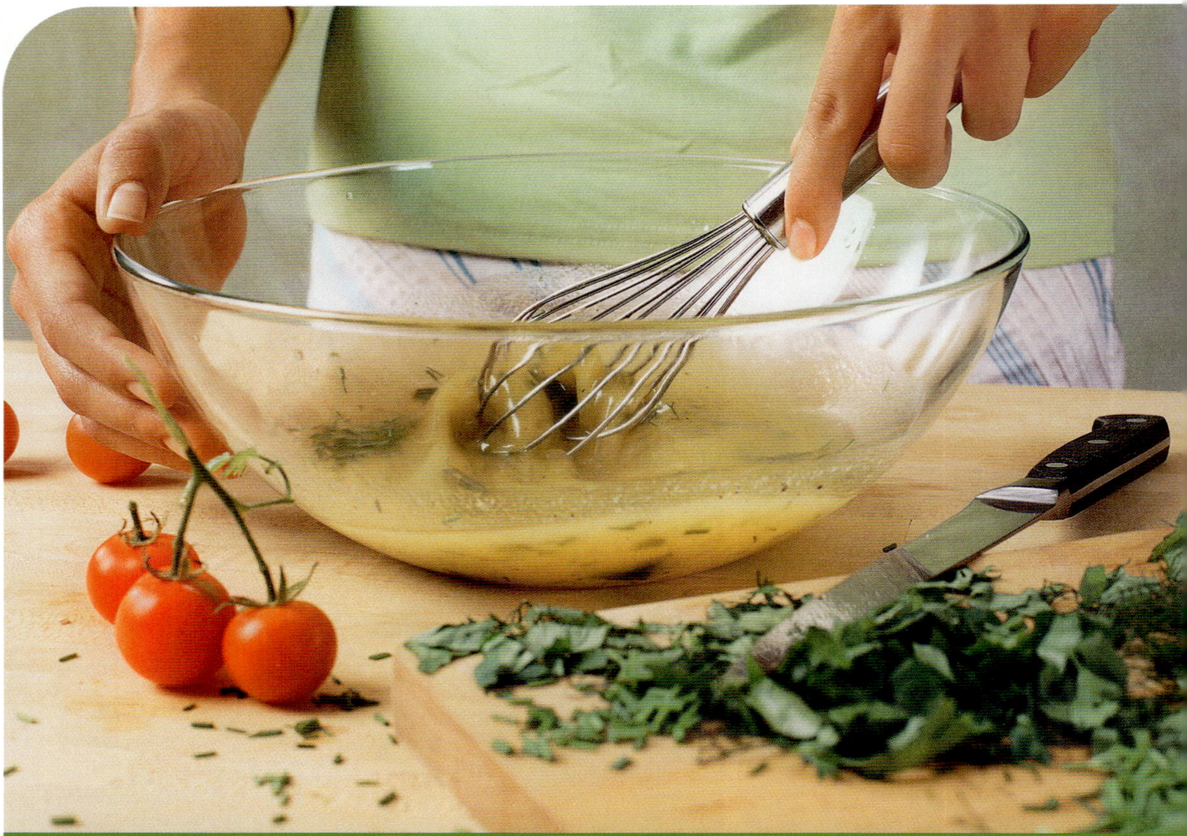

Die Anti-Jojo-Küche bei leichtem Übergewicht

Leicht übergewichtige Menschen (BMI zwischen 25 und 30) sollten etwas weniger Kilokalorien zu sich nehmen als stark Übergewichtige, weil ihr Körper durch die geringere Zahl an Kilos weniger verbraucht. Dies zeigt unsere Anti-Jojo-Formel (siehe Seite 12), mit der Sie Ihren individuellen Bedarf ausrechnen können. Mit den ab hier vorgestellten Rezepten und dem Frühstücksbaukasten auf Seite 91 bekommen Sie alle wichtigen Nährstoffe und müssen auf nichts verzichten. Nur an die jeweils angegebenen Tageszeiten und die Menge müssen Sie sich stets halten, damit Ihr Stoffwechsel auf hoher Flamme läuft. Essen Sie gleichmäßig und regelmäßig, dann werden auch die letzten überschüssigen Pfunde dahinschmelzen. Morgens genießen Sie ein ausgiebiges Frühstück, das Ihnen Energie für den Tag gibt – mit vielen Kohlenhydraten, gesundem Eiweiß und etwas Fett. Es ist Ihre Hauptmahlzeit! Mittags gibt es wieder einen Nährstoffmix, damit Sie auch am Nachmittag fit und leistungsfähig sind. Ihr Abendessen enthält die wenigsten Kalorien, dafür viel Eiweiß, das der Körper nachts für seine Regeneration und Reparaturarbeiten braucht.

KAROTTEN-ORANGEN-INGWER-SUPPE

MITTAGESSEN FÜR 2 CA. 30 MINUTEN

ZUTATEN

600 g Karotten (alternativ 600 g Hokkaidokürbis)
3 Orangen
10 g frischer Ingwer
700 ml Gemüsebrühe
2 TL Schmant
Salz
Zucker
2 Scheiben Vollkornbrot (à 50 g)

Tipp

Als leckeres Topping können Sie vor dem Servieren ein paar mit wenig Fett geröstete Brotwürfel auf die Suppe geben. Oder Sie rösten eine Handvoll (ca. 70 g) Kürbiskerne in einer trockenen Pfanne ohne Fett an, geben fein geschnittenen Ingwer und etwas Zucker hinzu und lassen den Zucker karamellisieren.

PRO PORTION: 55 G KH / 10 G E / 3 G F / 226 KCAL

1 Die Karotten waschen, putzen, je nach Dicke längs halbieren und in mundgerechte Stücke schneiden. Die Orangen schälen und das Fruchtfleisch von den weißen Häutchen befreien, gegebenenfalls Kerne entfernen. In mundgerechte Stücke schneiden. Den Ingwer dünn schälen und ebenfalls in kleine Stücke schneiden.

2 Die vorbereiteten Zutaten in einem Topf zusammen mit der Gemüsebrühe aufkochen und ca. 15 Minuten bei mittlerer Hitze garen.

3 Die Suppe mit dem Mixstab pürieren und mit Salz und ein wenig Zucker abschmecken. Pro Portion einen Klecks Schmant in die Mitte geben und ein Brot dazu reichen.

Der Hokkaido-Kürbis, auch Maronenkürbis genannt, ist einer der wertvollsten Vertreter der Kürbisfamilie. Sein festes, leuchtend orangefarbenes Fruchtfleisch ist gut bekömmlich und schmeckt herrlich nussig. Es enthält viel wertvolles Karotin, Vitamin A, B1, B2, B6, C, E, Folsäure, Magnesium, Eisen und Phosphor, regt Nieren und Blase an und entwässert. Hokkaido-Kürbisse brauchen Sie nicht zu schälen, und Sie können das Fruchtfleisch auch braten oder backen.

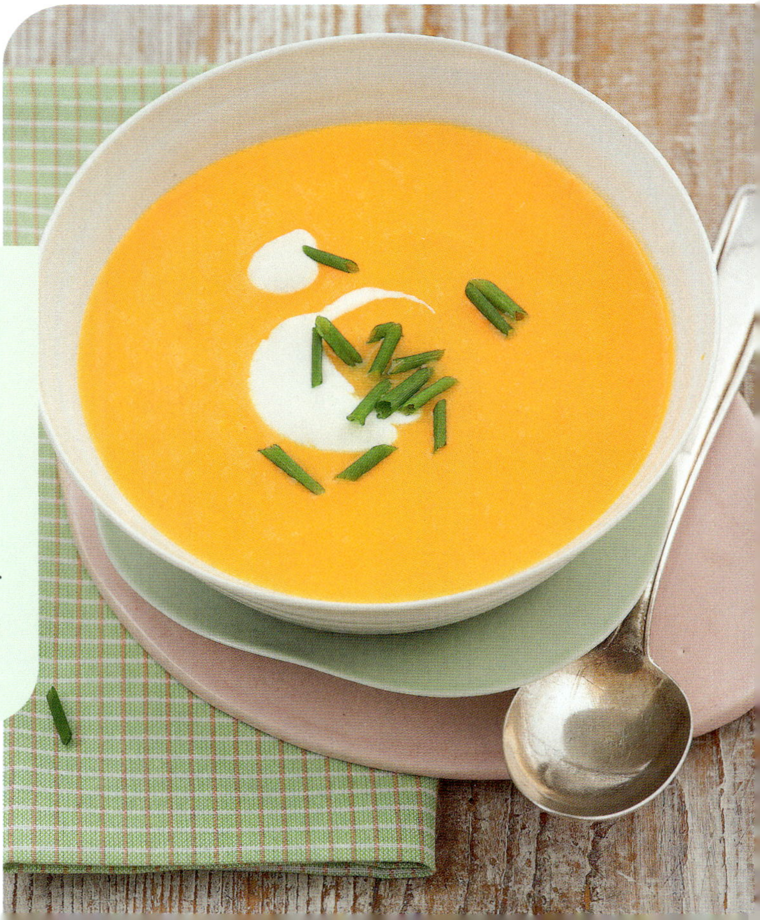

ZANDERFILET IN FOLIE

MITTAGESSEN FÜR 2 · CA. 25 MINUTEN

ZUTATEN

6 kleine Kartoffeln
2 mittelgroße Möhren
100 g Sellerie
1 Knoblauchzehe
2 TL Olivenöl
2 frische Zanderfilets à 150 g
50 ml trockener Weißwein
Saft von ½ Zitrone
2 Zweige Thymian
Salz
Pfeffer
10 g Butter
gehackte Petersilie

PRO PORTION: 52 G KH / 21 G E / 7 G F / 365 KCAL

1 Den Backofen auf 180 °C Umluft vorheizen.

2 Die Kartoffeln schälen, klein würfeln. Die Möhren mit der Gemüsebürste abbürsten, den Sellerie schälen, beides grob raspeln. Den Knoblauch schälen und hacken.

3 Zwei Stücke Alufolie (ca. DIN A4) mit je 1 EL Olivenöl bestreichen. Gemüse und Knoblauch darauf verteilen, einen breiten Rand lassen. Die Filets waschen, trockentupfen und auf das Gemüse legen. Mit dem Weißwein und dem Zitronensaft beträufeln, mit Thymian, Salz und Pfeffer würzen und die Butter in Flöckchen auf dem Fisch verteilen. Die Folien umklappen, den Rand mehrmals einschlagen. Im vorgeheizten Ofen 15 Minuten garen.

4 Aus dem Ofen nehmen, vorsichtig öffnen, den Inhalt mit Petersilie bestreuen und auf tiefen Tellern anrichten.

Tipp

Besonders schonend, auch fürs Aroma, ist das Garen im Vakuumbeutel. Geben Sie die Zutaten in einen Vakuumbeutel, schließen ihn nach Packungsanleitung und legen ihn zum Garen 13 Minuten in siedendes Wasser. Vorsicht beim Aufschneiden!

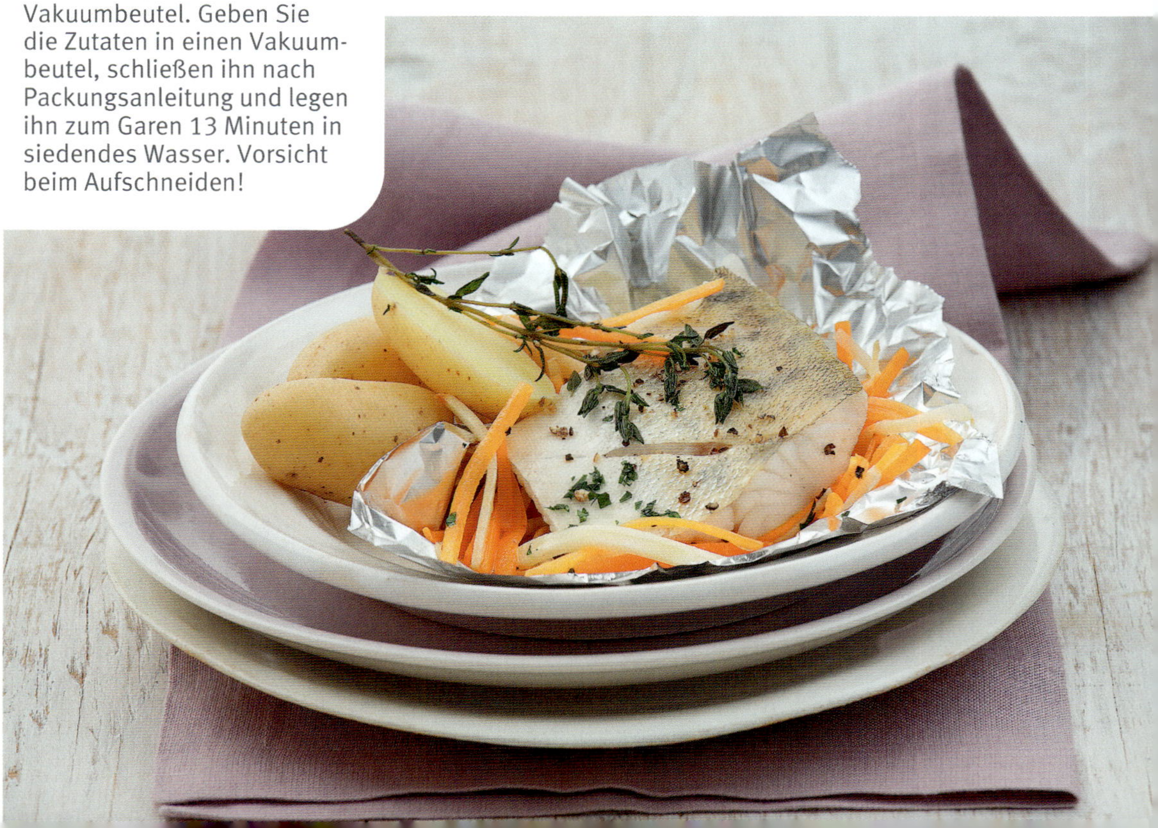

PERLGRAUPEN MIT POULARDENKEULE

MITTAGESSEN FÜR 2 CA. 30 MINUTEN

ZUTATEN

300 g Poulardenkeulen
300 g Brokkoli
1 Schalotte
1 TL Pflanzenöl
80 g Perlgraupen
60 ml Weißwein
250 ml Brühe
50 g Sahne
30 g Butter
Petersilie
Salz

Tipp

Brausen Sie den Brokkoli kurz vor der Zubereitung im Ganzen unter eiskaltem Wasser ab, dann nimmt er beim Garen eine wunderbare leuchtend grüne Farbe an. Den Stiel können Sie übrigens schälen und kleingeschnitten mitverwenden.

PRO PORTION: 36 G KH / 47 G E / 30 G F / 577 KCAL

1 Das Fleisch gegebenenfalls häuten, vom Knochen schneiden und klein würfeln.

2 Den Brokkoli waschen, putzen und in mundgerechte Röschen teilen, die Schalotte schälen und würfeln.

3 In einem Topf das Öl erhitzen und das Fleisch darin anbraten. Schalotte und Perlgraupen dazugeben und etwas mitdünsten. Mit dem Weißwein ablöschen und die Brühe angießen. 10 Minuten köcheln lassen.

4 Den Brokkoli zugeben und weitere 8 Minuten mitköcheln. Die Sahne dazugeben, mit der Butter und der Petersilie verfeinern, mit Salz würzen.

In der Zeit zwischen März und Juni können Sie den Brokkoli durch den köstlichen weißen oder grünen Spargel ersetzen, den es jetzt täglich frisch auf dem Gemüsemarkt gibt. Spargel hat ganz wenig Kalorien – nur 15 bis 20 pro 100 Gramm – dafür aber sehr viele Ballaststoffe. Das in ihm enthaltene Asparagin hilft außerdem den Nieren bei ihrer Entgiftungsarbeit.

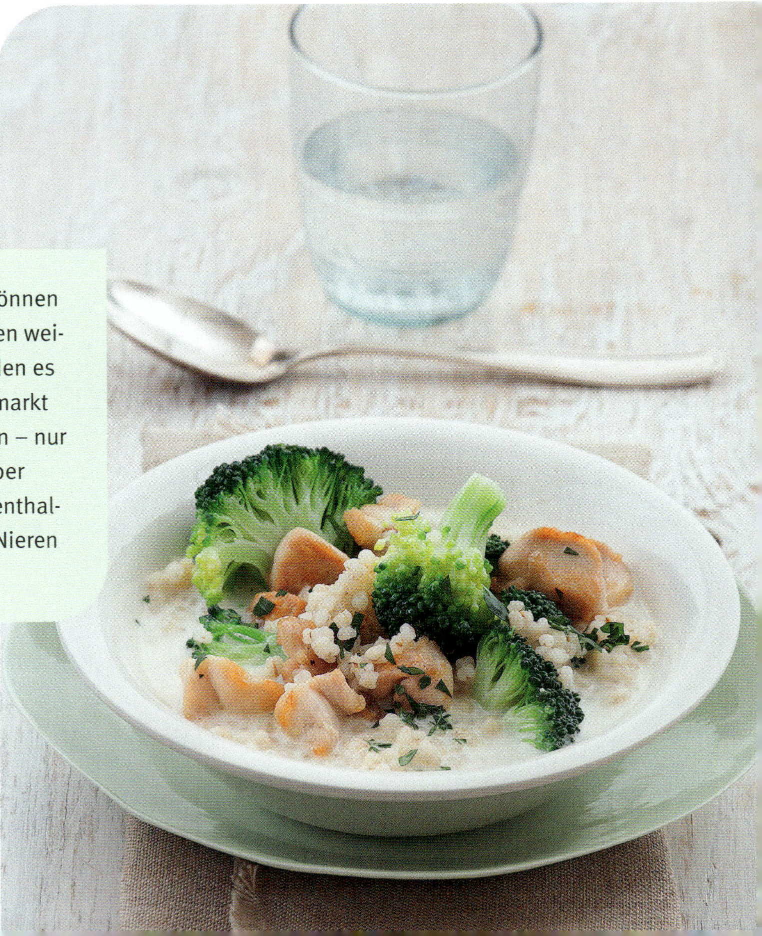

GRAUPEN-GEMÜSE-SUPPE

MITTAGESSEN FÜR 2 CA. 30 MINUTEN

ZUTATEN

2 Schalotten
50 g Sellerie
1 mittelgroße Kartoffel
1 Möhre
1 Pastinake oder Petersilienwurzel
½ kleine Stange Lauch
2 EL Olivenöl
70 g Perlgraupen
1,3 l Gemüsebrühe
Salz
frisch gehackte Petersilie

Tipp
Am besten schmeckt die Suppe, wenn Sie sie am Vortag zubereiten und am nächsten Tag aufwärmen. Das Aroma aller Zutaten kann sich auf diese Weise besonders gut entfalten.

PRO PORTION: 46 G KH / 7 G E / 13 G F / 335 KCAL

1 Die Schalotten und den Sellerie schälen. Die Kartoffel waschen und schälen. Die Möhre und die Pastinake beziehungsweise Petersilienwurzel mit der Gemüsebürste unter fließendem Wasser gründlich abbürsten und putzen. Alles klein würfeln. Den Lauch putzen, waschen und in Ringe schneiden.

2 Das Olivenöl in einem Topf erhitzen und das Gemüse darin 2 Minuten andünsten.

3 Die Perlgraupen in den Topf zum Gemüse geben, kurz mit anschwitzen, die Gemüsebrühe angießen und alles in ca. 20 Minuten zugedeckt gar köcheln.

4 Die Suppe vor dem Servieren mit Salz und der frisch gehackten Petersilie würzen.

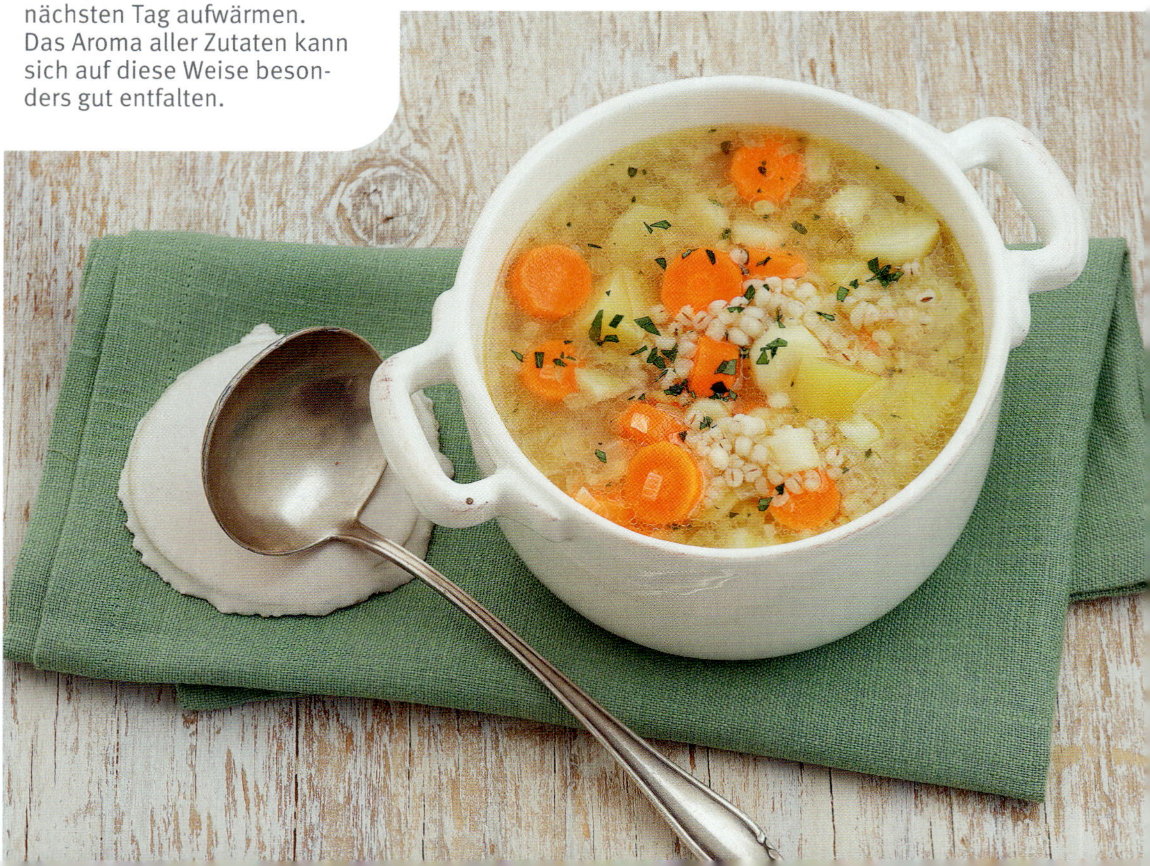

SCAMPI-REIS-PFANNE

MITTAGESSEN FÜR 2 — CA. 20 MINUTEN

ZUTATEN

9 EL Reis (100 g)
Salz
3 Möhren
50 g Sellerie
Gemüsebrühe
1 Zwiebel
2 EL Pflanzenöl
100 g Erbsen (TK)
Pfeffer
10 küchenfertige Scampi (300 g)
frisch gehackte Kräuter

Tipp

Bei den Garnelen gibt es unterschiedliche Größen – hier beziehen wir uns auf die mittelgroßen »Prawns«. Sie können aber auch entsprechend mehr von den kleinen »Shrimps« nehmen. Wählen Sie Wildfang oder Ware aus Bio-Aufzucht.

PRO PORTION: 52 G KH / 32 G E / 14 G F / 450 KCAL

1 Den Reis in 1 ½ Tassen leicht gesalzenem Wasser nach Packungsanleitung garen. Die Möhren mit der Gemüsebürste abbürsten, den Sellerie gründlich waschen und schälen. Beides in mundgerechte Stücke schneiden. In etwas Brühe ca. 7 Minuten bei geringer Hitze garen.

2 Die Zwiebel schälen und fein würfeln. 1 EL Öl in einer Pfanne erhitzen und die Zwiebel darin glasig dünsten. Die Erbsen, die Möhren, den Sellerie und den Reis ein paar Minuten mitdünsten. Mit Salz und Pfeffer würzen.

3 Die Scampi salzen. In einer Pfanne mit Öl rundherum anbraten. Den Gemüsereis mit den frischen Kräutern würzen und mit den Scampi auf Tellern anrichten.

Für jeden zweiten Menschen auf der Welt ist Reis das »tägliche Brot«. Reis ist eine enorm wertvolle Eiweißquelle, denn er liefert uns acht der neun essenziellen (lebenswichtigen) Aminosäuren. Wählen Sie unter den verschiedenen Vollkornreis-Sorten wie Langkornreis, dem süßlichen Mochi-Reis, dem roten Camargue-Reis ... Ein besonderer Genuss ist auch Wildreis. Reis ist ungekocht nahezu unbegrenzt haltbar; trocken und dunkel gelagert behält er seine Nährstoffe über lange Zeit.

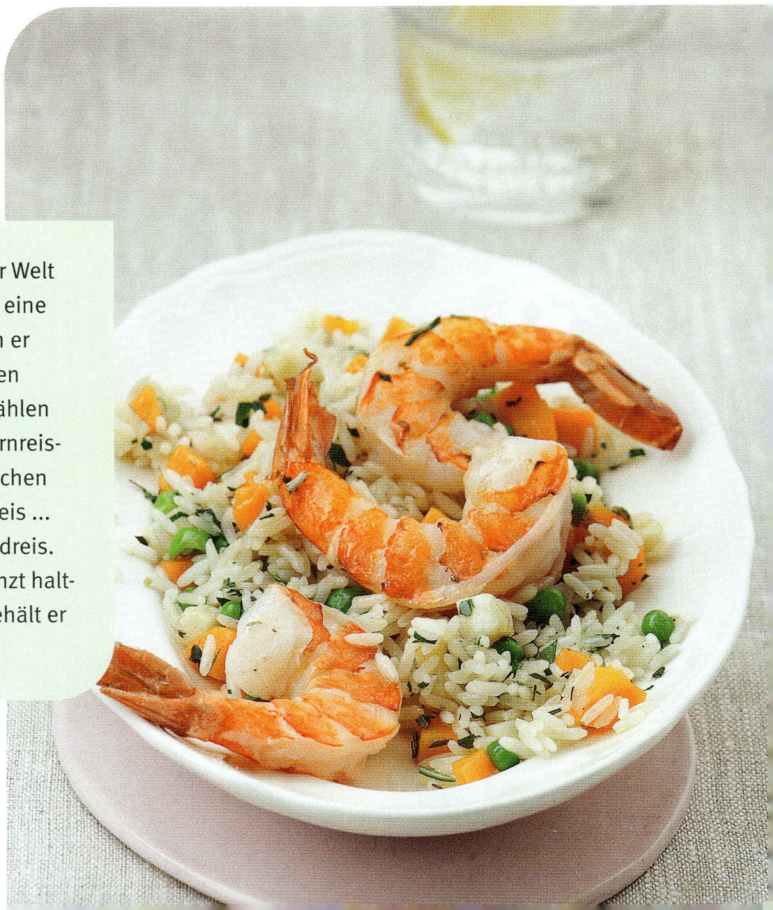

SCHARFE TOMATENSUPPE

ABENDESSEN FÜR 2 CA. 45 MINUTEN

ZUTATEN

1 Zwiebel
1 Knoblauchzehe
1 kleine, frische rote Chilischote
1 EL Olivenöl
2 TL Tomatenmark
280 g geschälte Tomaten (Glas)
100 ml Gemüsebrühe
Pfeffer
Salz
1 Prise Zucker
3 Basilikumzweige
2 TL saure Sahne

PRO PORTION: 11 G KH / 3 G E / 8 G F / 144 KCAL

1 Die Zwiebel und den Knoblauch schälen und würfeln. Die Chili vom Stielansatz befreien und klein schneiden. Das Öl in einem Topf erhitzen, alles darin andünsten.

2 Das Tomatenmark und die geschälten Tomaten zugeben, die Gemüsebrühe angießen. Mit Pfeffer, Salz und Zucker würzen und ca. 30 Minuten leise köcheln.

3 Die Tomatensuppe mit dem Pürierstab fein pürieren, anschließend nach Belieben noch durch ein Sieb streichen.

4 Das Basilikum abbrausen, trockenschütteln, die Blättchen abzupfen und in feine Streifen schneiden. Die Tomatensuppe in tiefe Teller geben, mit dem Basilikum bestreuen und mit je einem Klecks saure Sahne abrunden.

Reife Tomaten wirken anregend, entstressen und machen gute Laune. Im Freiland reif geerntete Tomaten erkennen Sie an einer leichten Grünfärbung am Stielansatz.

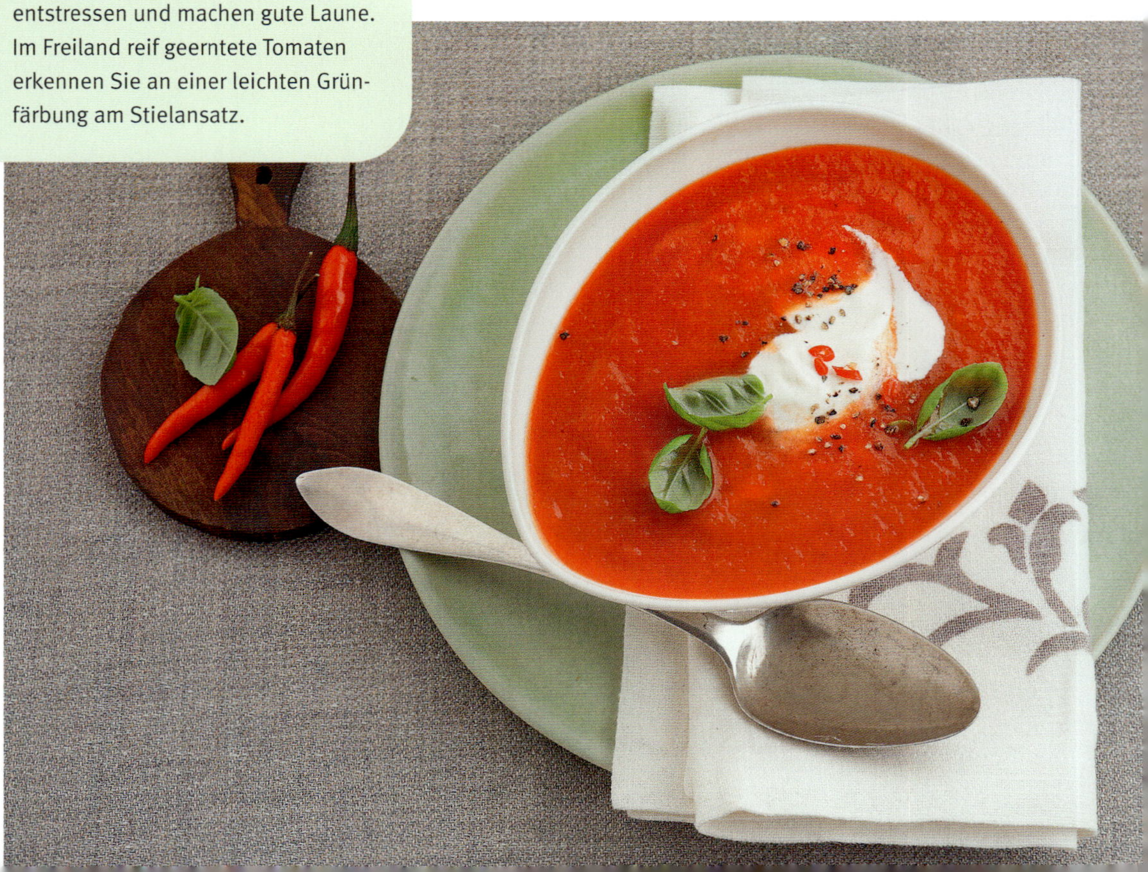

KRÄUTERRÜHREI MIT SCHINKEN UND KÄSE

ABENDESSEN FÜR 2 CA. 10 MINUTEN

ZUTATEN

4 Eier
etwas Milch
3 EL gehackte Kräuter (frisch oder TK), z. B. Petersilie, Dill
Salz
Pfeffer
Muskatnuss
1 Schuss Tabasco (grün)
1 Frühlingszwiebel
1 Tomate
30 g Schafskäse
1 Scheibe Kochschinken
1 TL Rapsöl

Tipp

Statt Schafskäse können Sie auch eine andere Käsesorte verwenden, etwa Gouda oder Mozzarella. Oder Sie ersetzen den Käse durch eine zweite Scheibe Schinken, damit sparen Sie auch zusätzlich Fett ein.

PRO PORTION: 7 G KH / 22 G E / 21 G F / 356 KCAL

1 Die Eier mit der Milch aufschlagen, 2 EL Kräuter unterrühren. Mit Salz, Pfeffer, Muskat und Tabasco würzen.

2 Die Frühlingszwiebel waschen, putzen, in Ringe schneiden. Die Tomate waschen, vom Stielansatz befreien und würfeln. Den Schafskäse und den Schinken in mundgerechte Stücke schneiden. Alles zur Eiermischung geben.

3 In einer beschichteten Pfanne das Rapsöl erhitzen und die Mischung darin bei mittlerer Hitze mit geschlossenem Deckel ca. 4 Minuten stocken lassen. Aus der Pfanne nehmen, halbieren, auf Teller legen und mit den restlichen Kräutern bestreut servieren.

Eier sind kleine Nährstoffpakete. Das enthaltene Eiweiß versorgt den Körper mit allen essenziellen Aminosäuren, außerdem liefern Eier B-Vitamine, Vitamin A und D sowie Zink und Eisen. Vor dem Cholesterin muss niemand Angst haben, der Eier in Maßen genießt – denn der Körper braucht es!

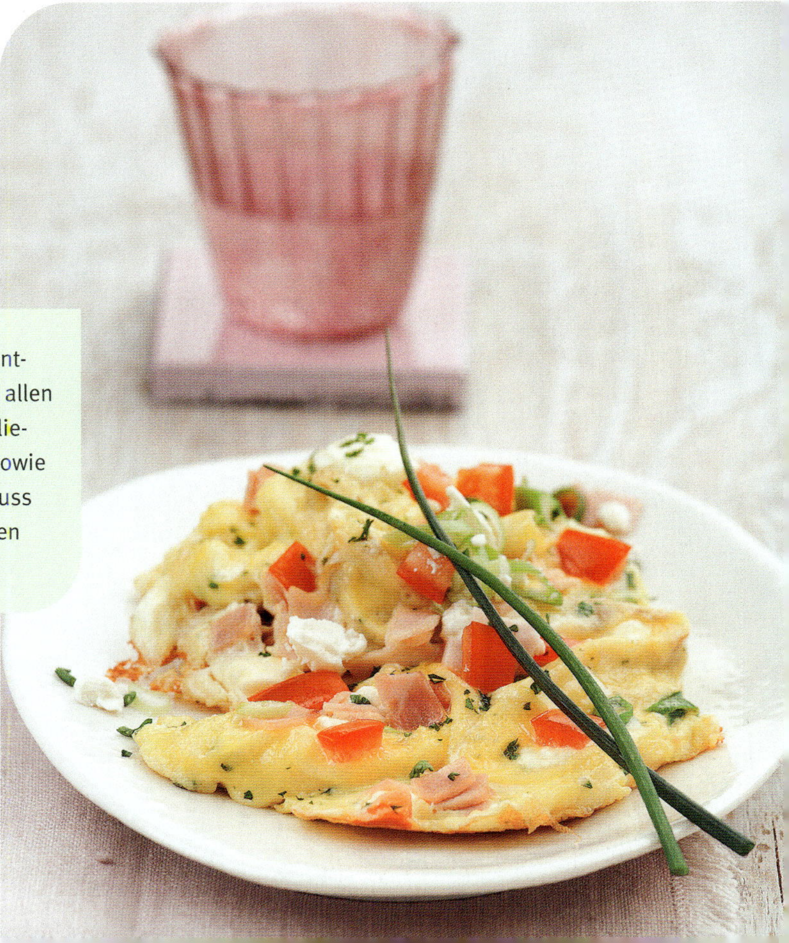

PUTENBRUST AUF AVOCADOSALAT

ABENDESSEN FÜR 2 · CA. 20 MINUTEN

ZUTATEN

1 TL Aceto balsamico
1 EL Zitronensaft
2 EL Rapsöl
Pfeffer
Salz
1 gut reife Avocado
1 rote Zwiebel
4 Tomaten
½ Bund Basilikum
2 Stücke Putenbrust à 150 g

Der »Zauberstoff« der Avocado heißt Mannoheptulose und hilft besonders wirkungsvoll, den Insulinspiegel niedrig zu halten. Die reife »Butter vom Baum« enthält aber auch viele B-Vitamine und wertvolle ungesättigte Fettsäuren. Ebenso besitzt die Avocado viel Glutathion, das vorzeitiger Zellalterung vorbeugen hilft.

PRO PORTION: 15 G KH / 20 G E / 23 G F / 346 KCAL

1 Den Balsamico mit dem Zitronensaft, 1 EL Rapsöl, Pfeffer und Salz zu einem Dressing rühren.

2 Die Avocado rundherum einschneiden, den Kern entfernen und das Fruchtfleisch mit einem Löffel aus der Schale heben. Die Zwiebel schälen. Die Tomaten waschen und halbieren. Alles in Streifen schneiden. Das Basilikum abbrausen, trockenschütteln, die Blättchen abzupfen und in feine Streifen schneiden. Alles mischen, auf Tellern anrichten und mit dem Dressing beträufeln.

3 Das Fleisch rundum salzen und pfeffern. In der Pfanne 1 EL Rapsöl erhitzen, das Fleisch darin auf beiden Seiten 3 Minuten anbraten, in Alufolie gehüllt einige Minuten ruhen lassen. Nach Belieben in 2 cm dicke Streifen schneiden und mit dem Salat anrichten.

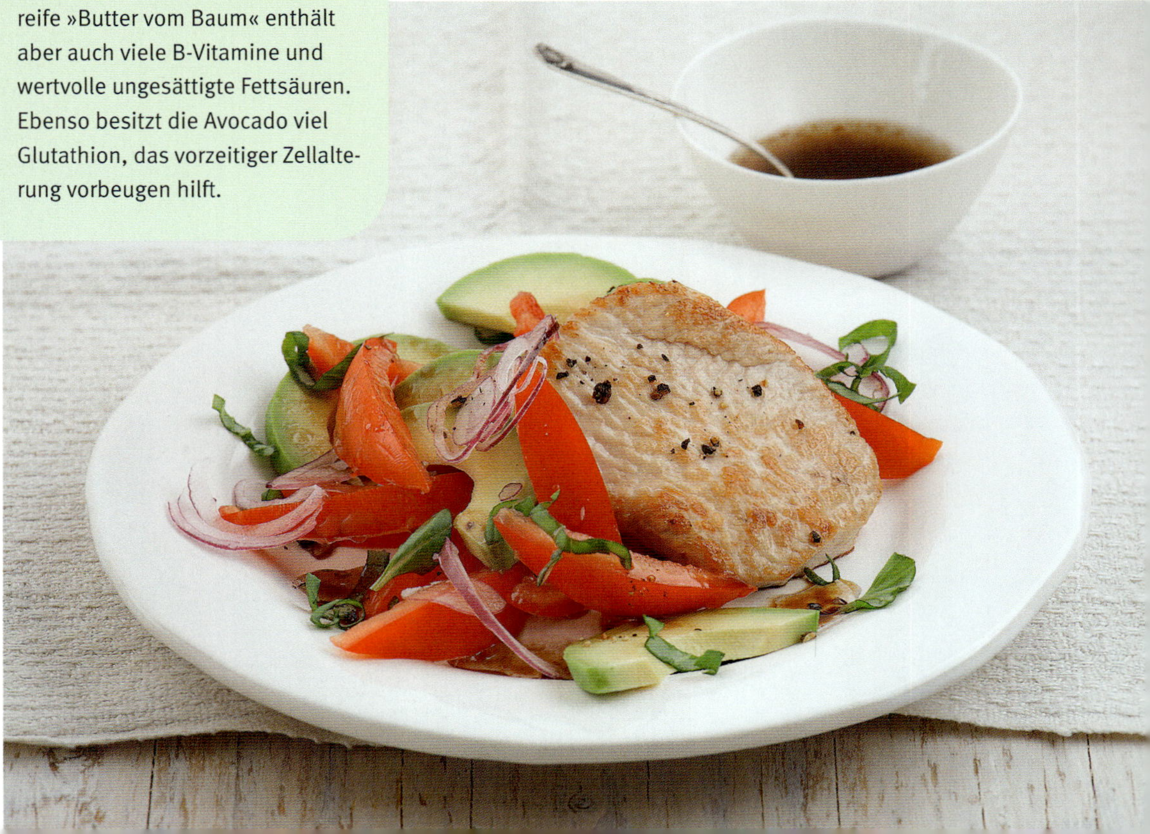

BLUMENKOHL-ZUCCHINI-CURRY

ABENDESSEN FÜR 2 CA. 25 MINUTEN

ZUTATEN

1 große Zwiebel
1 große Knoblauchzehe
Salz
1 kleiner Blumenkohl
1 kleine Zucchini
1 EL Olivenöl
2 TL Currypulver
1 TL Tomatenmark
⅛ l Brühe
125 g Naturjoghurt
1 EL frisch gehackte Petersilie

Tipp

Wenn es im Frühjahr Zucchini mit Blüten gibt, greifen Sie ruhig zu! Blanchieren Sie die Blüten vor dem Servieren wenige Sekunden in heißem Wasser und geben sie dann auf das Curry – ein schöner Blickfang. Sie können die Blüten aber auch im Ganzen in einem Omelette mitbacken (zum Schluss einfach umklappen) oder für ein leckeres Mittagessen dünn in Teig ausbacken.

PRO PORTION: 20 G KH / 14 G E / 20 G F / 229 KCAL

1 Die Zwiebel schälen und fein würfeln, den Knoblauch schälen und mit etwas Salz zerdrücken. Den Blumenkohl und die Zucchini waschen und putzen, Blumenkohl in Röschen teilen, Zucchini in dünne Scheiben schneiden.

2 Das Olivenöl in einem Topf erhitzen, die Zwiebeln bei geringer Hitze darin andünsten. Den Knoblauch und den Curry zugeben und 2 Minuten mitdünsten. Blumenkohl, Zucchini und Tomatenmark in den Topf geben, die Brühe angießen. Zugedeckt 8–10 Minuten bissfest köcheln.

3 Den Topf vom Herd nehmen, den Joghurt und die Petersilie unterrühren. In tiefe Teller geben.

Blumenkohl ist die bekömmlichste unter den Kohlsorten, besonders wenn er ungespritzt ist. Er enthält auch Spuren von Betacarotin, mehrere B-Vitamine, viele Spurenelemente und Mineralien. Bei einer Schilddrüsenüberfunktion sollte er nur in Maßen gegessen werden, da er auch reichlich Jod enthält.

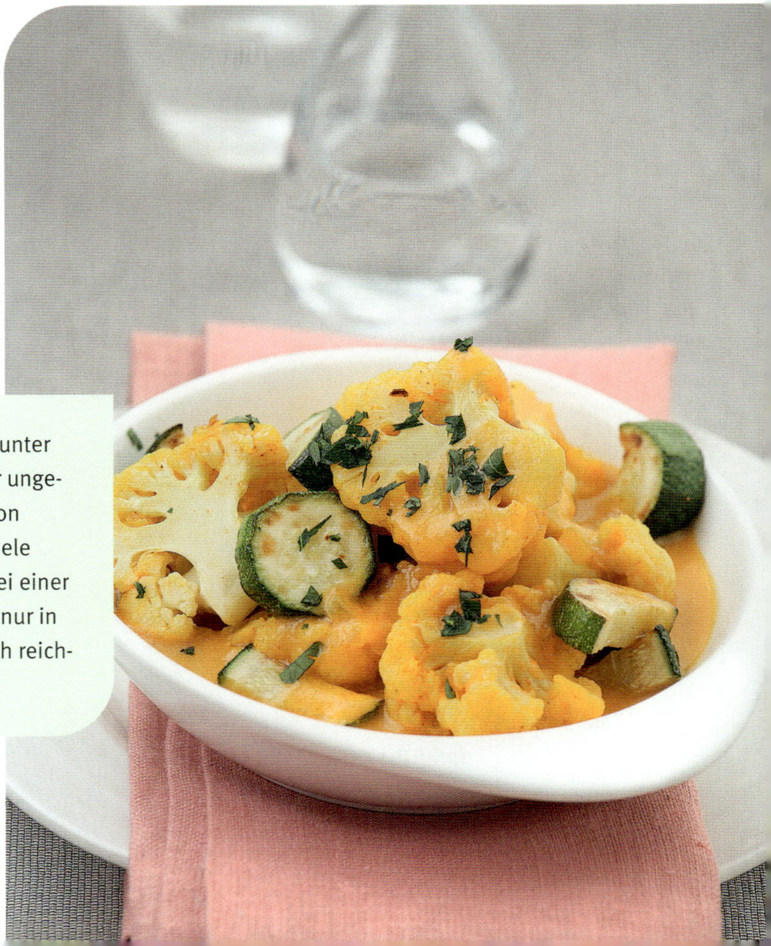

SALATVARIATIONEN MIT BALSAMICO

ABENDESSEN FÜR 2 · CA. 10 MINUTEN

ZUTATEN

300 g Salat der Saison (z. B. Lollo Rosso, Lollo Bianco, Mangold, Feldsalat oder Babyspinat)
85 g Olivenöl
25 ml Brühe oder Wasser
2 EL Aceto balsamico
Saft von ½ kleinen Zitrone
1 EL frische gehackte Kräuter (z. B. Oregano oder Basilikum)
Topping nach Belieben (siehe Step 3)

Tipp
Variieren Sie das Dressing zum Beispiel mit (Brunnen-) Kresse, Petersilie, Zitronenmelisse, Lavendel oder Bohnenkraut. Das intensive Aroma der frischen Kräuter hilft Ihnen dabei, Salz einzusparen.

PRO PORTION: 6 G KH / 4 G E / 43 G F / 440 KCAL

1 Den Salat waschen und in der Salatschleuder gründlich trockenschleudern.

2 In einer großen Schüssel die übrigen Zutaten zu einem Dressing rühren. Die Salatblätter mundgerecht zerzupfen und mit dem Dressing vermischen.

3 Je nach Geschmack können Sie den Salat kreativ verfeinern, zum Beispiel mit frischen Kräutern, ein paar Croûtons, gerösteten Nüssen, Fruchtstreifen oder in Würfel geschnittenem Käse wie Roquefort oder geriebenem Parmesan. Gehen Sie aber sparsam mit den Zutaten fürs Topping um, damit Ihr Salat nicht zur Kalorienbombe wird.

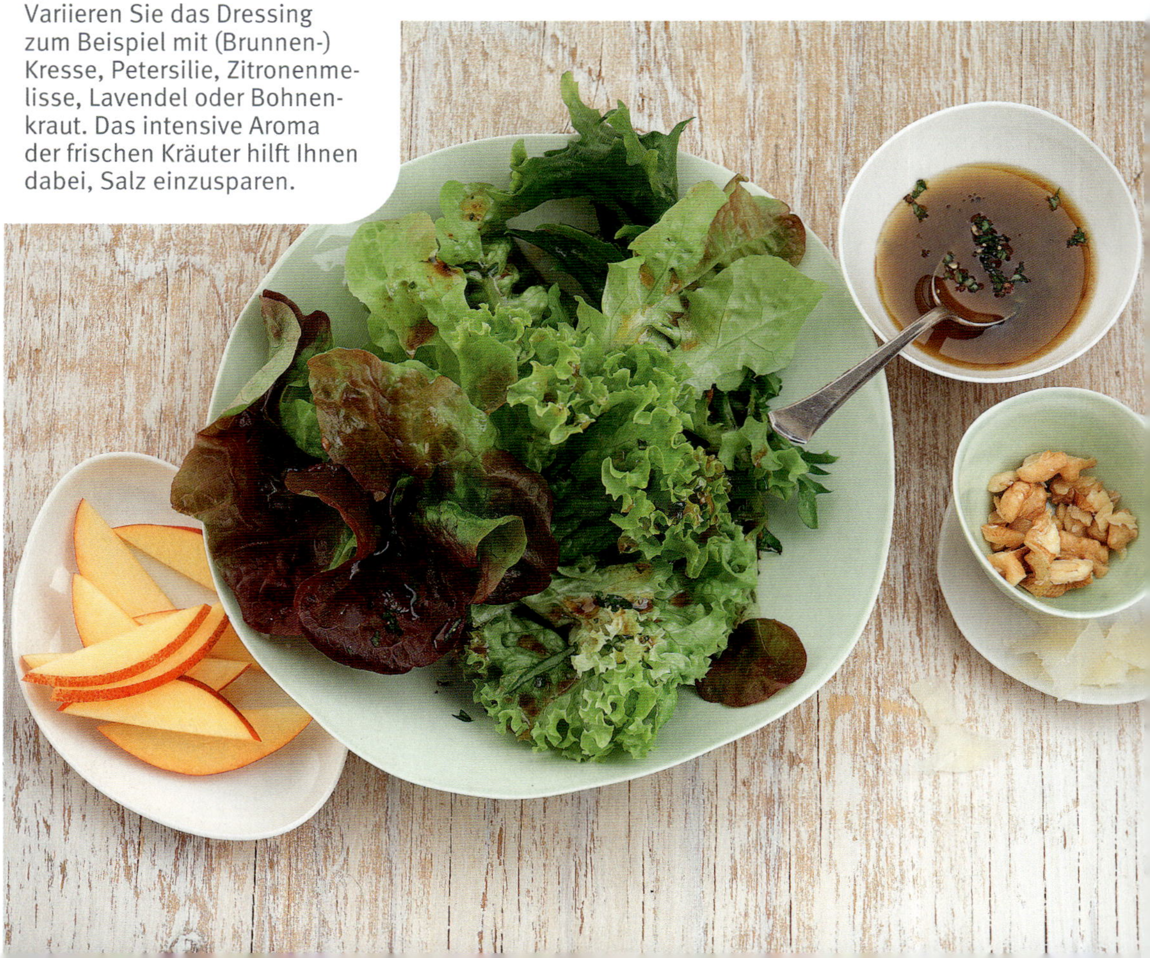

CREVETTEN-CURRY-MANGO-SALAT

ABENDESSEN FÜR 2 CA. 17 MINUTEN

ZUTATEN

1 gut reife Mango (alternativ 1 kleine Ananas)
1 TL Zitronensaft
1 Knoblauchzehe
Salz
450 g Crevetten in Salzlake
1 TL Currypulver
80 g Joghurt
4 große Kopfsalatblätter

Tipp

Es gibt verschiedene Möglichkeiten, eine Mango zu schälen. Hier die zwei besten: Entweder Sie halbieren die Frucht längs, schneiden den Kern heraus und ziehen die Schale dünn mit einem Sparschäler ab. Oder Sie halbieren die Mango, entnehmen den Kern und schneiden das Fruchtfleisch gitterartig ein, ohne dabei die Schale zu verletzen. Nun können Sie die Würfel gut von der Schale abschneiden. Ohne klebrige Finger wird es bei einer wirklich reifen Frucht kaum gehen – aber für das herrliche Aroma und die gesunden Vitalstoffe lohnt es sich!

PRO PORTION: 17 G KH / 45 G E / 3 G F / 285 KCAL

1 Die Mango schälen und den Kern entfernen. Die Hälfte des Fruchtfleischs in kleine Würfel schneiden, die andere Hälfte im Mixbecher mit dem Zitronensaft pürieren.

2 Den Knoblauch schälen und klein schneiden. Mit etwas Salz zerdrücken.

3 Die Crevetten abgießen und abtropfen lassen, mit den Mangostücken, dem Mangopüree, dem Knoblauch, dem Currypulver und dem Joghurt in einer Schüssel vermengen.

4 Die Salatblätter waschen, gut trocknen und den Crevettensalat darauf anrichten.

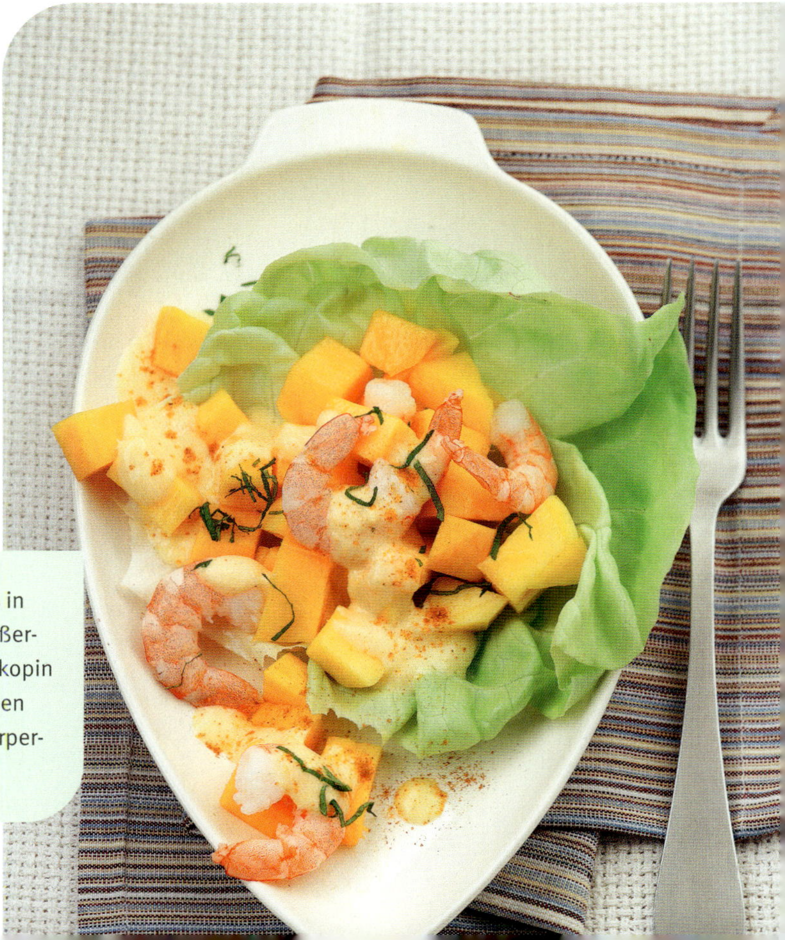

Mangos sind die absoluten Superstars in Sachen Provitamin A. Sie enthalten außerdem unschlagbar viel Betacarotin, Leukopin und Flavone. Diese Mischung stellt einen hervorragenden Schutz für alle Ihre Körperzellen dar.

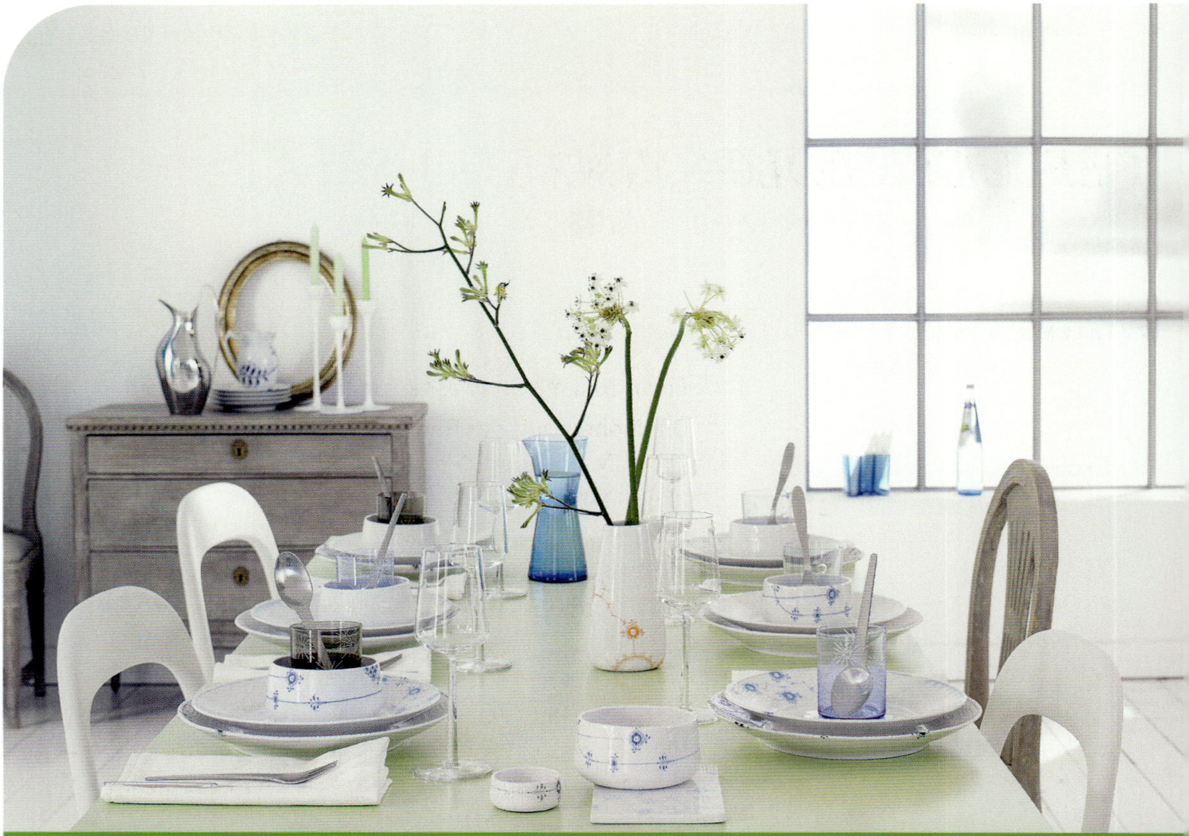

Lebenslang fit mit der Anti-Jojo-Küche

Glückwunsch – Sie haben Ihr Wunschgewicht erreicht und Ihren Stoffwechsel von Sparflamme auf Turbo-Leistung gebracht. Deshab dürfen Sie abends auch wieder getrost Kohlenhydrate genießen. Hier noch ein paar Tipps, wie Sie in der Küche zaubern und variieren können.

- Würzen Sie Salatsaucen ruhig mal mit etwas mehr hochwertigem Öl (siehe Seite 98 und 107) als im Rezept vorgegeben!
- Wenn der große Hunger kommt, schwelgen Sie vor allem in Gemüse – auch hiervon darf es immer mehr sein! Sie können ruhig auch mal Kohlenhydrate wie Kartoffeln nachlegen, in der Regel sollten Sie dem kohlenhydratarmen Gemüse jedoch den Vortritt lassen.
- Wenn Sie mal kalorienreich geschlemmt haben, lassen Sie am nächsten Tag bei einer Mahlzeit (am besten abends) die Kohlenhydrate weg.
- Suppen dürfen ruhig mal durch etwas fettreduzierte Crème fraîche bereichert werden!
- Natürlich können Sie nach wie vor die anderen Rezepte aus diesem Buch verwenden. Legen Sie dann einfach eine Kartoffel drauf, nehmen noch einen Esslöffel Öl oder etwas anderes dazu.

GEFLÜGEL-BOLOGNESE

2 PORTIONEN CA. 25 MINUTEN

ZUTATEN

Salz
2 Möhren
80 g Knollensellerie
1 Zwiebel
1 Knoblauchzehe
80 g Putenbrust
1 TL Rapsöl
150 g geschälte Tomaten (Glas)
1 Zweig Rosmarin
100 ml Gemüsebrühe
Salz
Pfeffer
180 g Makkaroni (Vollkorn)
2 EL frisch geriebener Parmesan

PRO PORTION: 80 G KH / 30 G E / 6 G F / 487 KCAL

1 Einen Topf mit Salzwasser für die Nudeln aufsetzen.

2 Die Möhren mit der Gemüsebürste abbürsten. Den Sellerie, die Zwiebel und den Knoblauch schälen und würfeln. Das Fleisch in kleine Würfel schneiden.

3 Das Öl in einer Pfanne erhitzen, das Fleisch darin anbraten. Das vorbereitete Gemüse kurz mit anbraten. Die Tomaten, den Rosmarin und die Brühe zugeben. Alles bei geschlossenem Deckel 10 Minuten köcheln lassen, mit Salz und Pfeffer würzen.

4 Inzwischen die Makkaroni nach Packungsanleitung in Salzwasser bissfest garen. Abgießen, auf zwei Teller verteilen und die Bolognese daraufgeben. Nach Belieben mit ein wenig Parmesan bestreuen.

Tipp

Nudeln sollten Sie unbedingt immer al dente, also bissfest kochen, damit die Kohlenhydratketten im Getreide nicht zu stark aufgebrochen werden. So braucht der Organismus länger für die Verarbeitung der Nudeln, und der Insulinspiegel schießt nicht so in die Höhe. Den gleichen Effekt hat es übrigens auch, wenn man Nudeln, Reis oder Kartoffeln kalt isst.

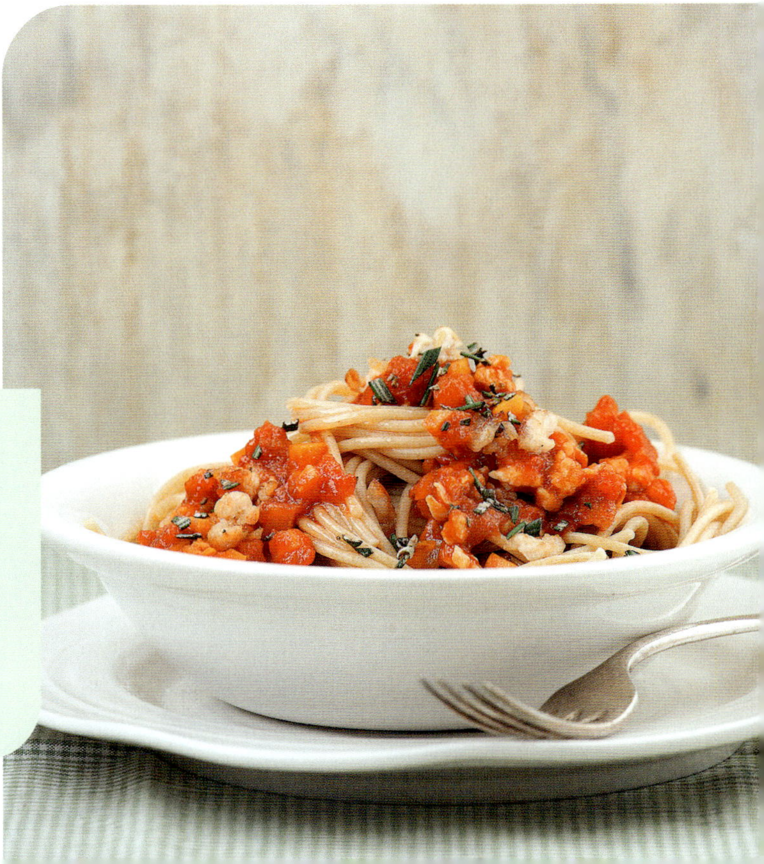

Natürlich können Sie statt der Dosentomaten auch frische Tomaten nehmen. Holen Sie sie aber frisch vom Bauernmarkt oder aus der Gärtnerei. Außerhalb der Tomatensaison sind gute Konserven die bessere Wahl, da sie aus vollreifen Früchten hergestellt werden und mehr Vitamine und Aroma enthalten als Gewächshaustomaten.

LAMMFILET MIT REISNUDELSALAT

2 PORTIONEN · CA. 25 MINUTEN

ZUTATEN

100 g Reisnudeln
Salz
6 Lammfilets à ca. 60 g
Pfeffer
1 EL Öl
1 Bund Rucola
2 Tomaten
3 getrocknete Tomaten
5 Blätter Basilikum
3 EL Olivenöl
1 EL Aceto balsamico

Tipp

Gerade bei Verdauungsproblemen können Sie Basilikum auch als Tee zubereiten, indem Sie etwa eine Handvoll frische Blätter in 1 l Wasser für wenige Sekunden aufkochen, abseihen und gleich trinken.

PRO PORTION: 46 G KH / 38 G E / 30 G F / 624 KCAL

1 Die Nudeln nach Packungsanleitung in Salzwasser garen, abgießen und abkühlen lassen. Die Lammfilets waschen, trockentupfen, rundum mit Salz und Pfeffer würzen. 1 EL Öl in einer Pfanne erhitzen, das Fleisch darin von jeder Seite 5 Minuten braten. Warm stellen.

2 Den Rucola abbrausen, trockentupfen und von harten Stielenden befreien. Die Tomaten waschen, vierteln, von Stielansatz und Kernen befreien und das Fruchtfleisch würfeln. Die getrockneten Tomaten jeweils einmal längs durchschneiden.

3 Die Reisnudeln in einer Schüssel mit den Tomaten, dem Rucola, dem Basilikum, dem Olivenöl und dem Balsamico mischen. Die Lammfilets nach Belieben in Streifen schneiden und mit dem Reisnudelsalat auf Tellern anrichten.

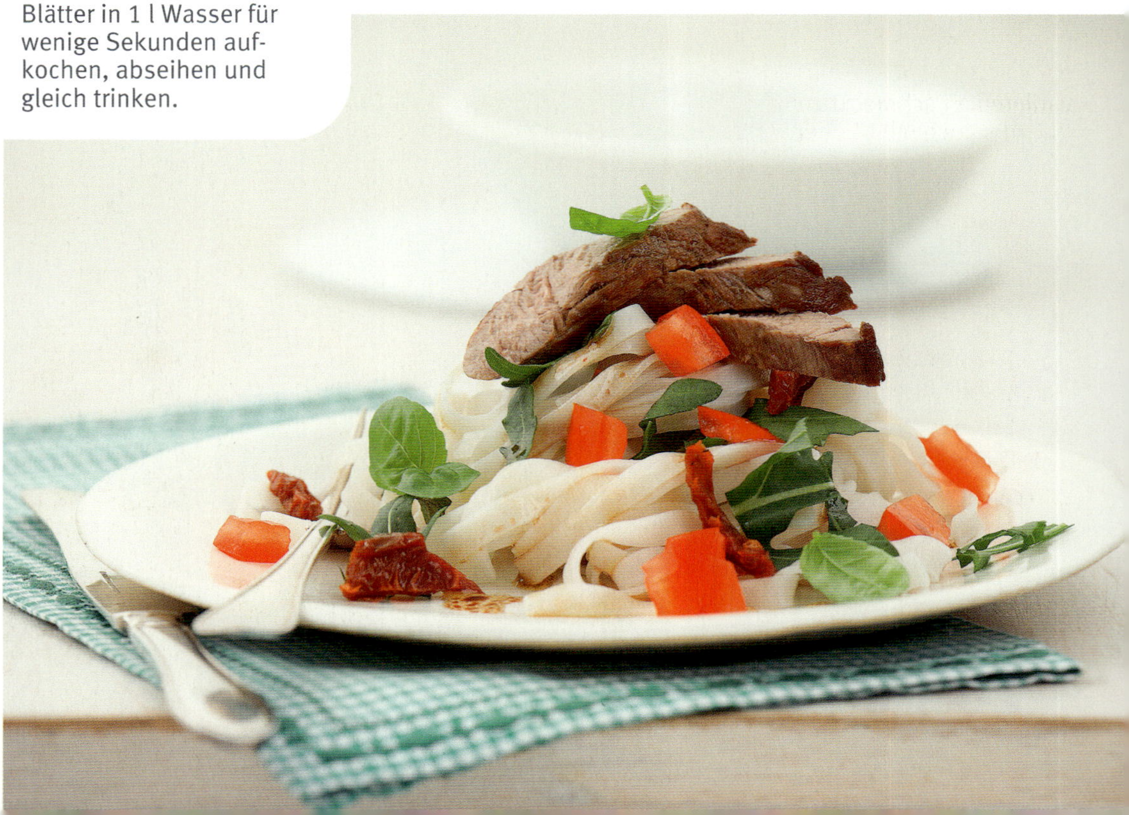

KALBSTAFELSPITZ-GEMÜSETOPF

2 PORTIONEN · CA. 50 MINUTEN

ZUTATEN

6 junge Kartoffeln
60 g Knollensellerie
6 junge Möhren
80 g Petersilienwurzel
1 Stange Stangensellerie
300 g Kalbstafelspitz
1 EL Olivenöl
2 l Brühe oder Wasser
1 Frühlingszwiebel (ca. 80 g)

Tipp
Weichen Sie eine Handvoll getrocknete Kichererbsen über Nacht ein und garen sie dann mit dem Gemüse. Kräftiger wird der Eintopf, wenn Sie stattdessen 4 EL Bulgur mitgaren.

Tipp
Sie können die Gemüsesorten für diesen Eintopf natürlich je nach Saison und Geschmack variieren. Er schmeckt zum Beispiel auch mit Blumenkohl, Kohlrabi oder Lauch. Außerdem können Sie ein Lorbeerblatt und 3 bis 5 weiße Pfefferkörner mitköcheln.

Beim Tafelspitz handelt es sich um das spitz zulaufende, zarte Schwanzstück vom Rind. Es ist besonders zart und fein und besonders in der österreichischen Küche sehr beliebt. Sie können den Eintopf aber natürlich auch mit »einfacherem« Rindfleisch, etwa aus der Hüfte oder der Schulter, zubereiten.

PRO PORTION: 75 G KH / 39 G E / 11 G F / 559 KCAL

1 Die Kartoffeln und den Sellerie schälen, die Möhren und die Petersilienwurzel mit der Gemüsebürste unter fließendem Wasser abbürsten, den Stangensellerie waschen. Alles in mundgerechte Stücke schneiden.

2 Das Fleisch waschen, trockentupfen und in Würfel schneiden.

3 In einem Topf das Öl erhitzen, Gemüse und Fleisch darin kurz anbraten. Die Brühe angießen und alles 40–60 Minuten auf mittlerer Stufe köcheln.

4 Inzwischen die Frühlingszwiebel waschen, putzen und in feine Ringe schneiden. Den Eintopf in Suppenteller geben und mit den Frühlingszwiebeln garnieren.

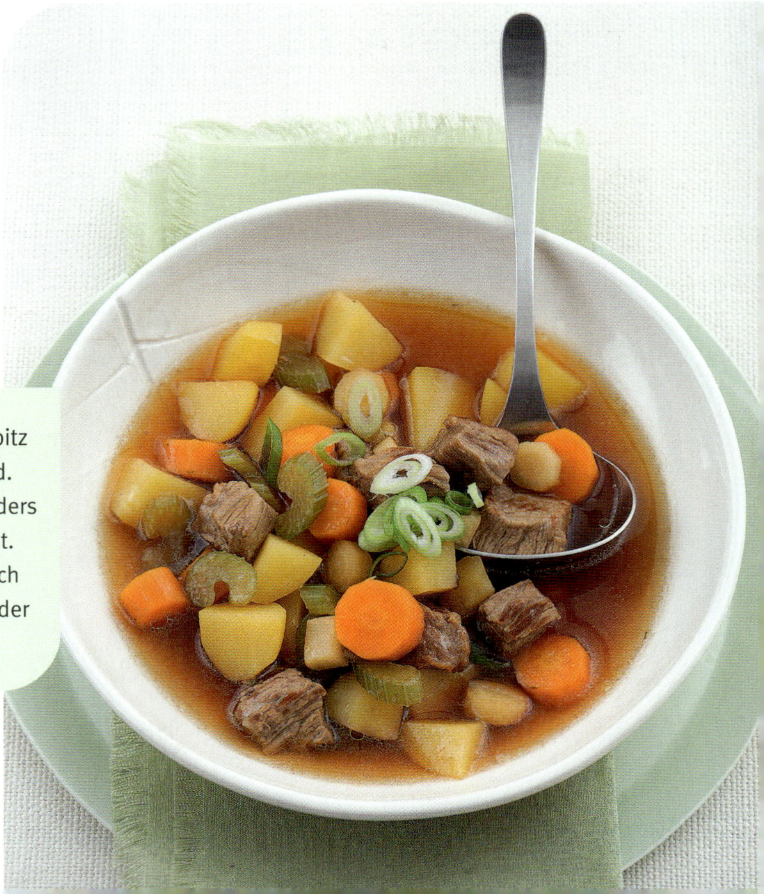

SPAGHETTI MIT SCAMPI-SAUCE

2 PORTIONEN — CA. 20 MINUTEN

ZUTATEN

150–180 g Spaghetti (evtl. Vollkorn)
Salz
1 Zwiebel
1–2 Knoblauchzehen
4 reife Eiertomaten
4 EL Olivenöl
8 Riesengarnelen (küchenfertig)
10 ml Gemüsebrühe
Pfeffer
½ Bund Basilikum

Olivenöl ist ein Gesundbrunnen mit vielen Vitaminen, Mineralien und Spurenelementen. In einem Esslöffel Öl stecken 90 kcal, weshalb Sie damit sehr bewusst umgehen sollten. Verwenden Sie natives, kaltgepresstes Olivenöl mit der Bezeichnung »extra vergine«.

PRO PORTION: 72 G KH / 25 G E / 22 G F / 596 KCAL

1 Die Spaghetti nach Packungsanweisung in Salzwasser al dente kochen. Die Zwiebel und den Knoblauch schälen und fein würfeln. Die Tomaten waschen, halbieren, vom Stielansatz befreien und würfeln.

2 2 EL Öl in einer Pfanne erhitzen, die Garnelen darin 2 Minuten anbraten. Herausnehmen, das restliche Öl in die Pfanne geben, Tomaten, Zwiebeln und Knoblauch darin glasig düsten. Die Brühe angießen, alles bei geringer Hitze 10 Minuten köcheln. Mit Salz und Pfeffer würzen.

3 Inzwischen das Basilikum abbrausen, trockentupfen, die Blättchen klein zupfen. Die Garnelen mit der Tomatensauce vermengen, die Nudeln mit der Sauce auf tiefen Tellern mit dem Basilikum bestreut servieren.

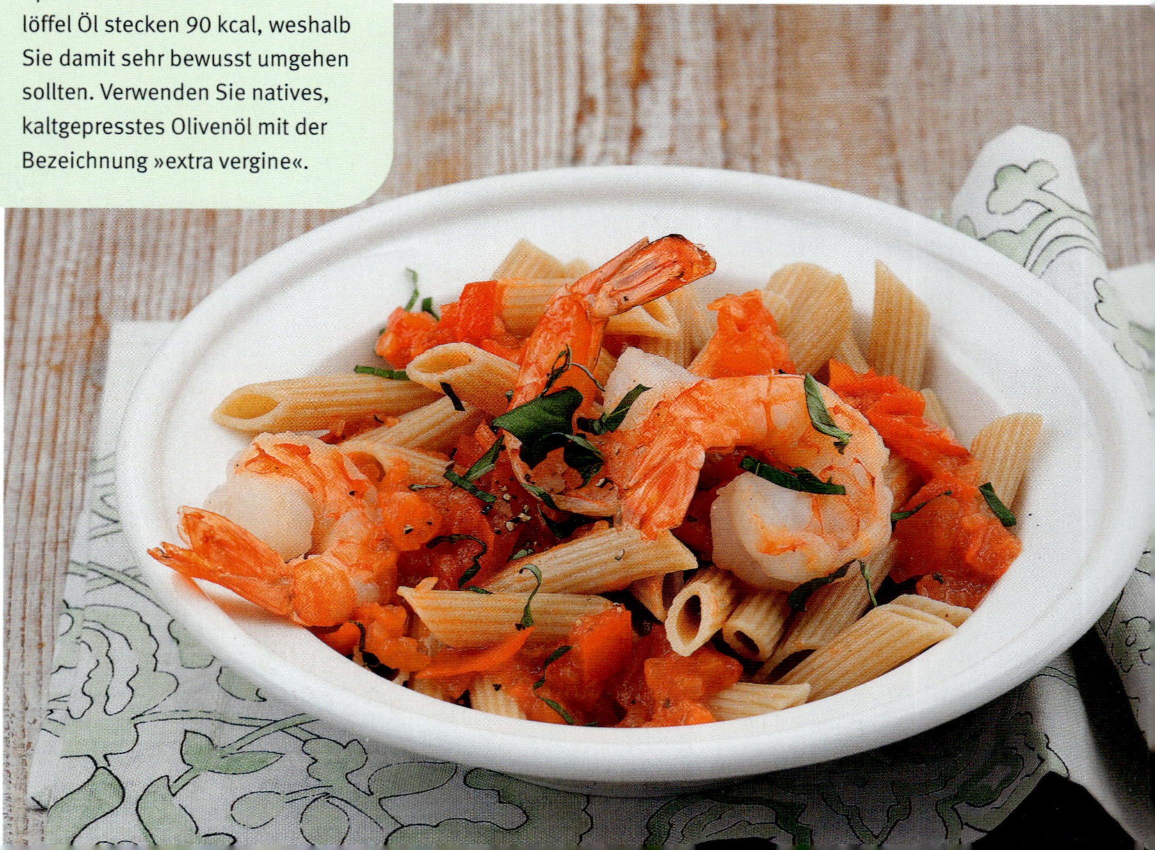

VERDURA MISTA

2 PORTIONEN · CA. 20 MINUTEN

ZUTATEN

3 mittelgroße Kartoffeln
1 Zwiebel
150 g Sellerie
2 Möhren
1 kleiner Kopf Brokkoli (500 g)
½ kleiner Kopf Blumenkohl (400 g)
1 Stange Lauch oder 3 Frühlingszwiebeln
1 EL Pflanzenöl
60 g Erbsen (TK)
Salz
Pfeffer
1 EL gehackte Petersilie oder Liebstöckel

PRO PORTION: 49 G KH / 21 G E / 7 G F / 390 KCAL

1 Kartoffeln, Zwiebel und Sellerie schälen, Möhren abbürsten. Alles mundgerecht schneiden. Brokkoli und Blumenkohl waschen, putzen und in Röschen teilen. Lauch/Frühlingszwiebeln waschen, putzen und in Ringe schneiden.

2 Das Öl in einer Pfanne erhitzen und die Kartoffeln darin ca. 7 Minuten anbraten. Sellerie und Möhren dazugeben und mitbraten. Falls das Gemüse anzubrennen droht, einfach mit einem Schluck Brühe oder Wasser ablöschen.

3 Blumenkohl, Brokkoli und Erbsen in Salzwasser bissfest blanchieren. Lauch oder Frühlingszwiebeln in die Pfanne geben, kurz darauf auch Blumenkohl, Brokkoli und Erbsen. Unter Rühren fertig garen, mit Salz und Pfeffer würzen. Mit Petersilie oder Liebstöckel bestreut servieren.

Tipp

Sie können das Gericht variieren, indem Sie die Kartoffeln durch gekochten Reis ersetzen. Anstelle von Kartoffeln schmecken aber auch Fleischwürfel oder Geflügelkeulen; in diesem Fall verfeinern Sie das Gericht zum Schluss noch mit einem Schuss Sahne.

Lauch war schon den alten Ägyptern eine Leibspeise. Er gilt er als Muntermacher und hebt die Stimmung. Lauch enthält das seltene B1-Vitamin, viel Vitamin C und Eiweiß. Die schwefelhaltigen Stoffe regen die Verdauung an und fördern die Zellregeneration. Wenn Sie Bedenken haben, dass der Lauch mit Nitraten belastet ist, träufeln Sie vor dem Garen etwas Zitronensaft über die Lauchringe. Er verhindert, dass sich aus Nitrat krebserregende Nitrosamine bilden.

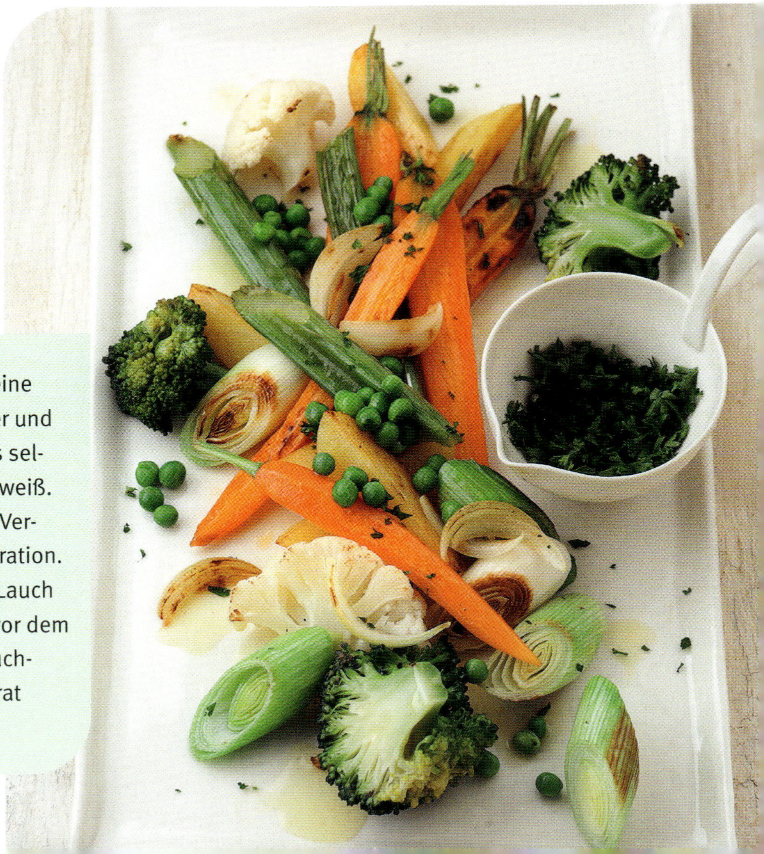

ASIANUDELSALAT MIT POULARDE

2 PORTIONEN CA. 30 MINUTEN

ZUTATEN

100 g Reisnudeln
Salz
20–30 g frischer Ingwer
80 g Sellerie
80 g Möhren
3 Frühlingszwiebeln
50 g Champignons
3 EL Öl
Pfeffer
60 ml Brühe
7 EL Sweet Chili-Chicken-Sauce
2 TL Sesamöl
2 TL Sojasauce
80 g Sojasprossen
50 g Putenbrust
50 ml Sahne (fettarm)
10 g gehacktes Koriandergrün
2 Poulardenbrustfilets à 120–160 g

PRO PORTION: 59 G KH / 43 G E / 12 G F / 514 KCAL

1 Den Backofen auf 200 °C vorheizen. Die Nudeln in Salzwasser bissfest garen. Abgießen und beiseite stellen.

2 Den Ingwer und den Sellerie schälen, die Möhren mit der Gemüsebürste abbürsten und alles in feine Streifen schneiden. Die Frühlingszwiebeln putzen und wie die Champignons in feine Streifen schneiden.

3 In einer Pfanne 2 EL Öl erhitzen, das Gemüse mit dem Ingwer darin 3 Minuten scharf anbraten, salzen und pfeffern. Die Brühe mit der Chilisauce, dem Sesamöl und 2 TL Sojasauce mischen und angießen. Die Nudeln und Sojasprossen in die Pfanne geben, warm stellen.

4 Die Putenbrust würfeln, mit Sahne, Koriander und einer Prise Salz im Mixer zu einer Farce zerkleinern.

5 Die Filets häuten und flachklopfen. Zwei Stücke Alufolie (ca. DIN A4) mit Öl bestreichen, die Filets darauflegen, mit Salz und Pfeffer würzen. Die Farce darauf verteilen. Die Folie straff einrollen, die Enden zudrehen. Ca. 20 Minuten im vorgeheizten Ofen garen. Aus der Folie nehmen, in Scheiben schneiden und mit dem Salat servieren.

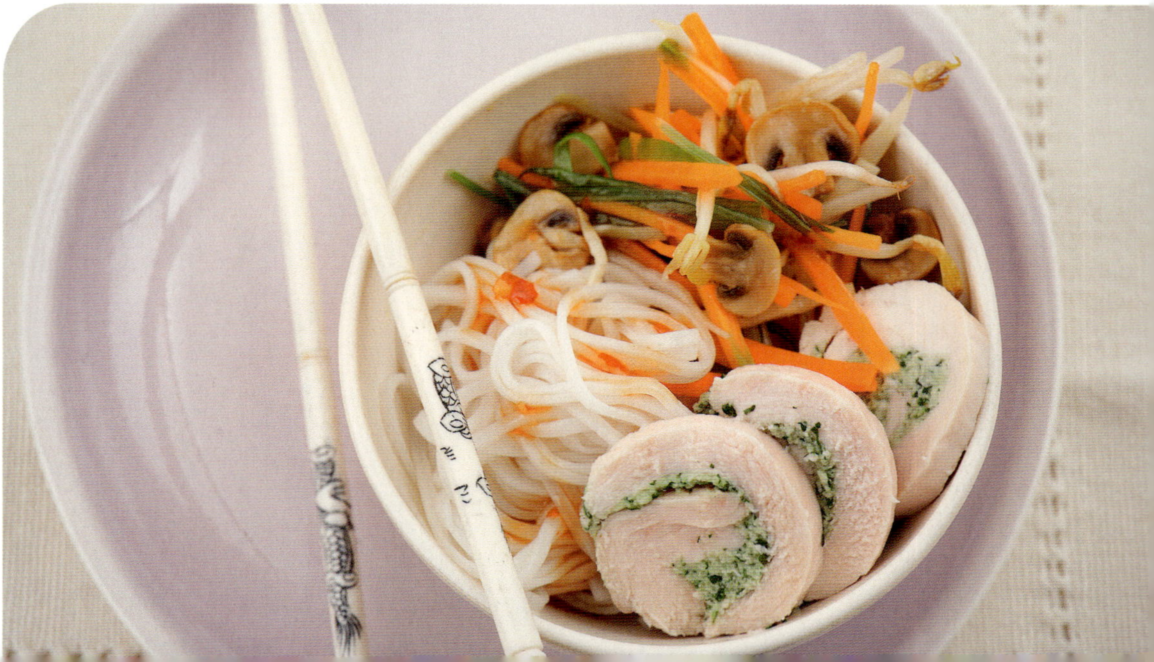

LACHSSTEAK MIT SPINAT

2 PORTIONEN CA. 25 MINUTEN

ZUTATEN

6 mittelgroße junge Kartoffeln
Salz
1 Knoblauchzehe
3 EL Olivenöl
Saft von ½ Zitrone
2 Lachssteaks à 150 g (alternativ Schwertfisch- oder Thunfischsteaks)
Pfeffer
1 Schalotte
200 g Spinat (TK, aufgetaut und abgetropft)
Muskatnuss
20 g Butter
1 EL gehackte Petersilie

Tipp

Wenn Sie keine Grillpfanne besitzen, können Sie den Fisch im Backofen bei 220 °C garen, oder Sie braten ihn mit wenig Fett in einer normalen Pfanne. Statt TK-Spinat können Sie je nach Saison auch frischen nehmen. Blanchieren Sie ihn vor dem eigentlichen Garen und drücken ihn über einem Sieb aus, um einen Teil der Oxalsäure zu entfernen, die den Kaliumstoffwechsel negativ beeinflusst. Nehmen Sie an einem Spinat-Tag grundsätzlich viel Kalium auf, zum Beispiel über Milchprodukte.

PRO PORTION: 58 G KH / 23 G E / 26 G F / 553 KCAL

1 Die Kartoffeln waschen, dünn schälen und in wenig Salzwasser gar kochen. Die Knoblauchzehe schälen, in Stücke schneiden und mit etwas Salz zerdrücken. Mit 2 EL Olivenöl und dem Zitronensaft zu einer Marinade rühren.

2 Die Steaks waschen und trockentupfen, rundum mit Salz und Pfeffer würzen. Eine Grillpfanne ohne Fett erhitzen, die Steaks darin von jeder Seite ca. 2 Minuten grillen.

3 Die Schalotte schälen und in Würfel schneiden. In einer zweiten Pfanne das restliche Olivenöl erhitzen, die Schalotte darin andünsten. Den Spinat zugeben, nach Packungsanleitung garen, mit Muskat und Salz würzen.

4 Die Kartoffeln abgießen, die Butter in Flöckchen und die Petersilie darüberstreuen. Mit den Steaks auf Tellern anrichten, die Marinade über den Lachs träufeln.

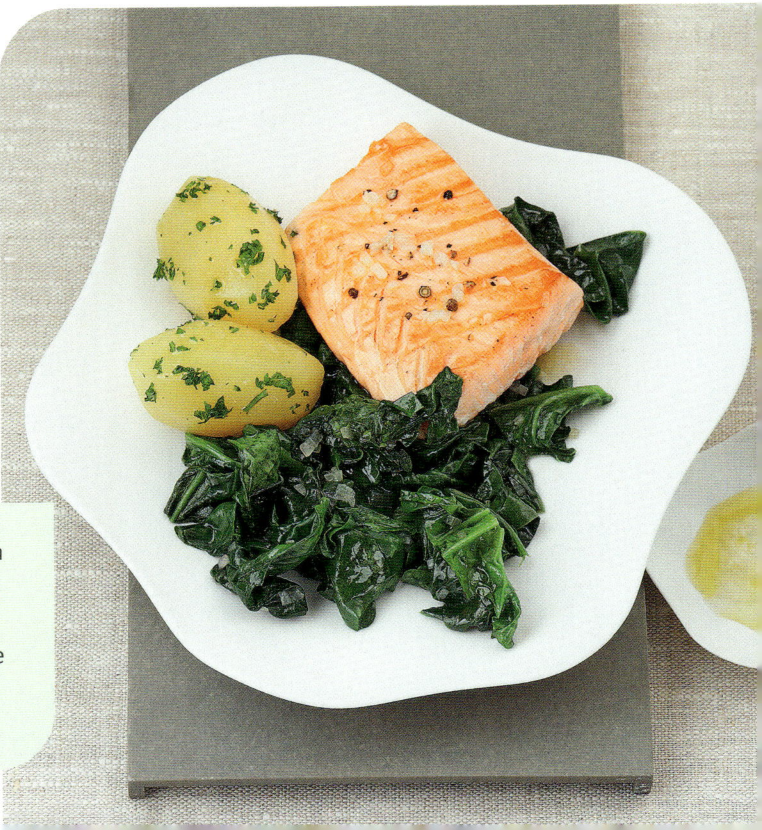

Frisches Korianderkraut ähnelt der glatten Petersilie. Sein kräftiges, moschusartiges und leicht zitroniges Aroma spricht nicht jeden sofort an – geben Sie ihm aber eine Chance! Ansonsten können Sie es durch Petersilie oder Kerbel ersetzen.

FISCH MIT GEMÜSE AUS DEM OFEN

2 PORTIONEN CA. 45 MINUTEN

ZUTATEN

2 Zwiebeln
2 TL Pflanzenöl, zum Beispiel Leinöl oder Sojaöl
1 TL Senf
400 g junge Kartoffeln
4 Tomaten
200 g Champignons
250 g Zanderfilet
Salz
Pfeffer
50 g geriebener Käse (30 % Fett i. Tr.)

PRO PORTION: 54 G KH / 41 G E / 12 G F / 479 KCAL

1 Den Backofen auf 180 °C vorheizen.

2 Die Zwiebeln schälen und in sehr feine Würfel schneiden, mit dem Pflanzenöl und dem Senf zu einer Marinade verquirlen.

3 Die Kartoffeln waschen und dünn schälen. Die Tomaten waschen und vom Stielansatz befreien, die Pilze putzen und mit Küchenpapier abreiben. Das Gemüse in Scheiben schneiden und in einer Auflaufform verteilen.

4 Das Fischfilet auf das Gemüse legen und mit der Marinade beträufeln. Alles mit Salz und Pfeffer würzen und mit dem Käse bestreuen.

5 Im vorgeheizten Ofen 35 Minuten garen.

Wenn es saisonbedingt gerade junge Kartoffeln gibt, bevorzugen Sie diese, denn sie lassen den Blutzucker langsamer ansteigen als gelagerte Kartoffeln.

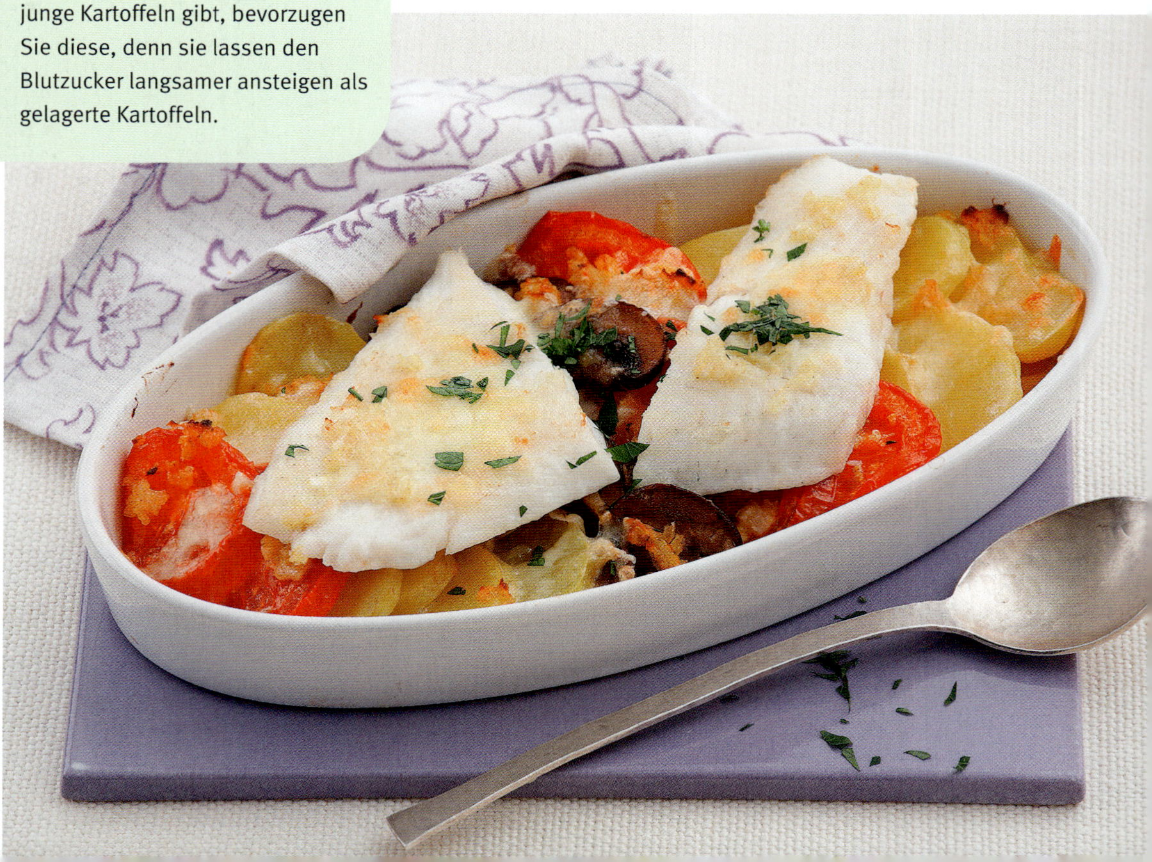

GEMÜSE-TORTILLA

2 PORTIONEN CA. 25 MINUTEN

ZUTATEN

150 g Kartoffeln
3 EL Pflanzenöl
Salz
100 g Champignons
2 Tomaten
1/2 rote Paprika
½ gelbe Paprika
2 Frühlingszwiebeln
1 Gemüsezwiebel
4 Eier
120 ml Milch (fettarm, 1,5 %)
45 g Mehl

Tipp

Wenn Sie junge Kartoffeln mit sehr zarter Schale verwenden, können Sie auf das Schälen verzichten. Bürsten Sie die Knollen einfach gründlich unter fließendem Wasser mit der Gemüsebürste ab.

PRO PORTION: 52 G KH / 25 G E / 30 G F / 570 KCAL

1 Den Backofen auf 180 °C vorheizen. Die Kartoffeln waschen, schälen, halbieren und in dünne Scheiben schneiden. Das Öl in einer ofenfesten Pfanne erhitzen, die Kartoffeln darin goldbraun braten, mit Salz würzen.

2 Inzwischen die Pilze putzen und in Scheiben schneiden. Das Gemüse waschen und putzen, die Zwiebel schälen, alles in Streifen schneiden. In die Pfanne geben und noch 2 Minuten mitbraten.

3 Die Eier mit der Milch und 1 Prise Salz verquirlen, das Mehl unterrühren. Gleichmäßig über den Pfanneninhalt verteilen, die Pfanne in den vorgeheizten Ofen stellen und die Tortilla in 8–10 Minuten stocken lassen.

Im Winter sind Kartoffeln neben Kohl, Sauerkraut und Zitrusfrüchten unsere beste Vitamin-C-Quelle. Die Ballaststoffe in der Kartoffel regen die Verdauung wirkungsvoll an. Wenn Sie geschälte Kartoffeln verwenden möchten, sollten Sie die Knollen immer vor dem Schälen gründlich waschen, damit nicht durch das spätere Waschen zu viele Nährstoffe ausgeschwemmt werden.

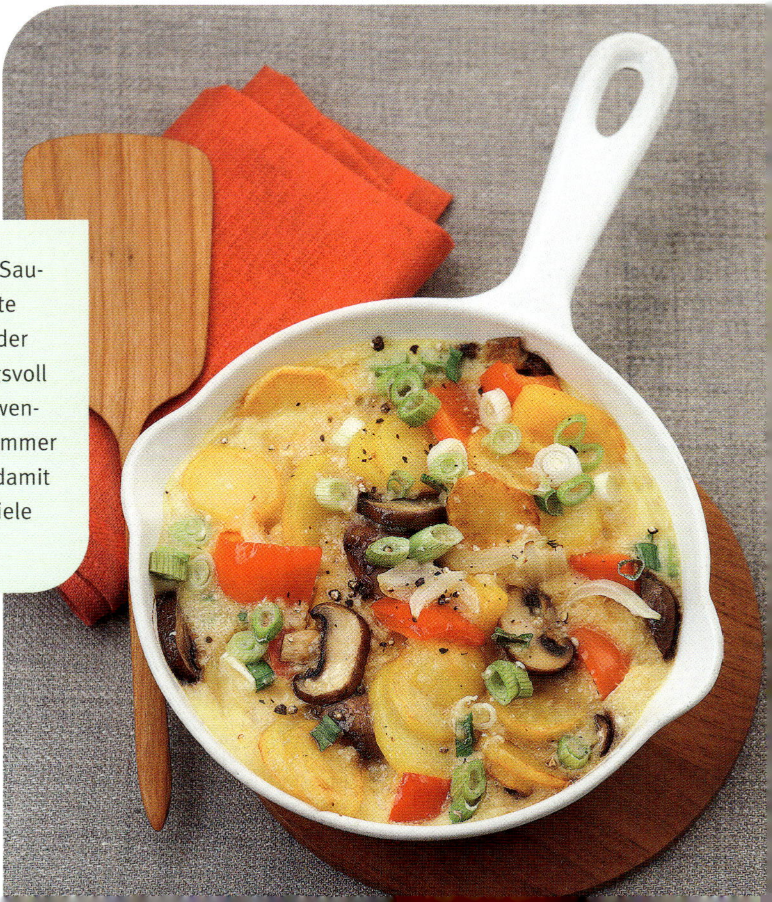

PUTENGESCHNETZELTES MIT PFIFFERLINGEN

2 PORTIONEN CA. 30 MINUTEN

ZUTATEN

100 g Pfifferlinge
1 Zwiebel
1 Knoblauchzehe
5 mittelgroße Kartoffeln
Salz
250–300 g Putenbrust
Pfeffer
Muskatnuss
1 EL Öl
10 ml Weinbrand
75–100 ml Sahne (fettreduziert)
50 ml Milch
30 g Butter
60 g Erbsen (tiefgefroren)
2 EL frische Schnittlauchröllchen

PRO PORTION: 51 G KH / 56 G E / 24 G F / 643 KCAL

1 Die Pilze putzen, halbieren oder vierteln. Die Zwiebel und den Knoblauch schälen und fein würfeln, die Kartoffeln schälen, halbieren, in Salzwasser garen.

2 Inzwischen das Fleisch in Streifen schneiden, mit Salz, Pfeffer und etwas geriebener Muskatnuss würzen. In einer Pfanne das Öl erhitzen, das Fleisch darin 3 Minuten anbraten. Zum Abtropfen auf ein Sieb legen, den Bratensaft aufbewahren.

3 Pilze, Zwiebeln und Knoblauch in der gleichen Pfanne 2 Minuten anbraten. Mit dem Weinbrand ablöschen. Die Sahne und die Milch angießen, die Butter und die Erbsen unterrühren. Alles 5 Minuten köcheln. Fleisch und Bratensaft zugeben, 2 Minuten köcheln. Mit den Kartoffeln anrichten, den Schnittlauch darüberstreuen.

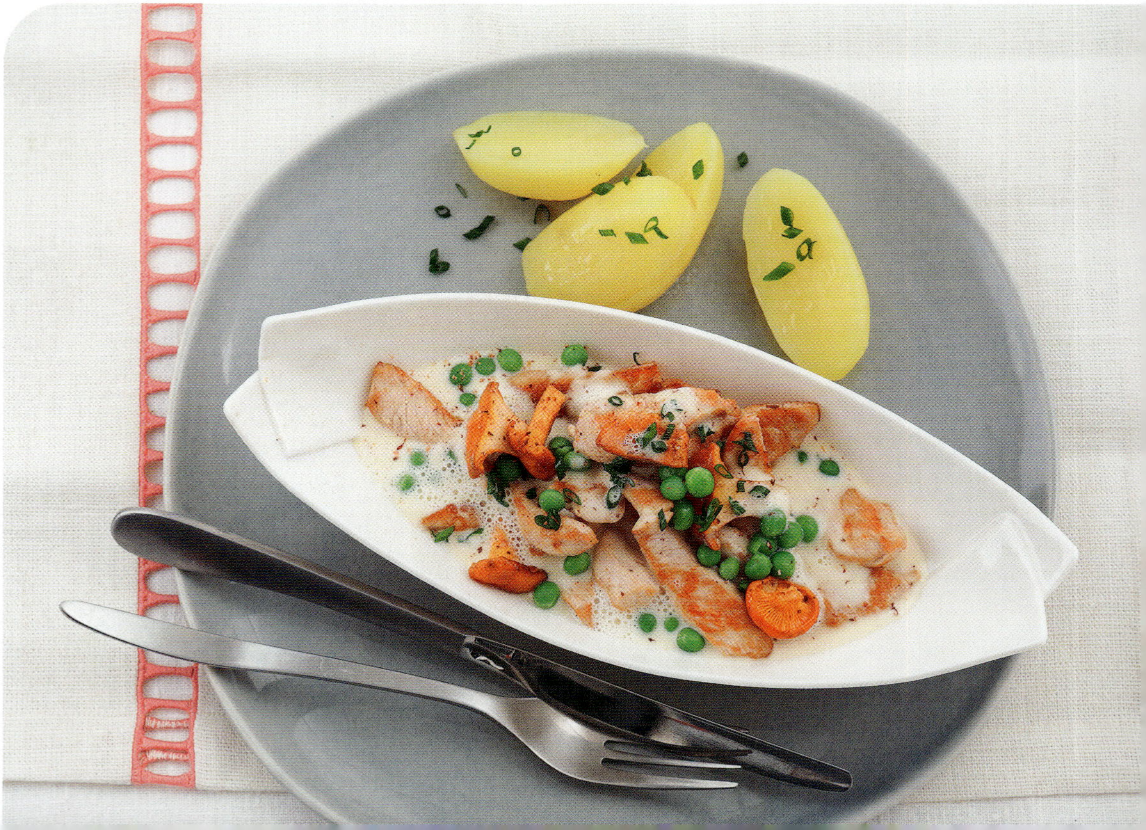

SEEHECHT MIT BROTSALAT

2 PORTIONEN · CA. 30 MINUTEN

ZUTATEN

Für den Brotsalat:
8 sehr dünne Scheiben Vollkornbrot
2 Bund Rucola
12 Cherrytomaten
6 Oliven ohne Stein
2 EL Olivenöl
Zitronensaft
Salz
Pfeffer
½ TL Zucker

Für den Fisch:
150 g Seehechtfilet (alternativ Seeteufelfilets)
Salz
gemahlener Koriander
1EL Olivenöl
1 EL gehackte frische Kräuter (z. B. Thymian, Rosmarin, Salbei)

Für die Avocadocreme:
1 gut reife Avocado
1 EL Sahne (oder Crème fraîche)
1 TL Zitronensaft
Salz
Pfeffer

Tipp
Statt Rucola können Sie auch klein gezupfte Radicchio-Blätter nehmen oder beides mischen. Die im Radicchio enthaltenen Bitterstoffe regen die Entgiftung und den Stoffwechsel an.

PRO PORTION: 78 G KH / 42 G E / 24 G F / 685 KCAL

1 Den Backofen auf 180 °C vorheizen, das Brot 5 Minuten backen. Den Rucola abbrausen, harte Stiele entfernen, die Tomaten waschen und vierteln. Die Oliven in Ringe schneiden. Aus den übrigen Zutaten ein Dressing rühren.

2 Die Filets waschen, trockentupfen, in Streifen schneiden, mit Salz und Koriander würzen. Das Öl in einer ofenfesten Pfanne erhitzen, den Fisch von jeder Seite 2 Minuten anbraten. Die Kräuter untermischen, 5 Minuten in den heißen Ofen stellen. Das Fleisch in Alufolie ruhen lassen.

3 Die Avocado halbieren, vom Kern befreien und das Fruchtfleisch aus der Schale heben. Zusammen mit Sahne oder Crème fraîche, Zitronensaft, Salz und Pfeffer mit dem Pürierstab zu einer Creme pürieren.

4 Die Salatzutaten mischen, mit den Fischstreifen auf den Tellern anrichten. Dazu die Avocadocreme reichen.

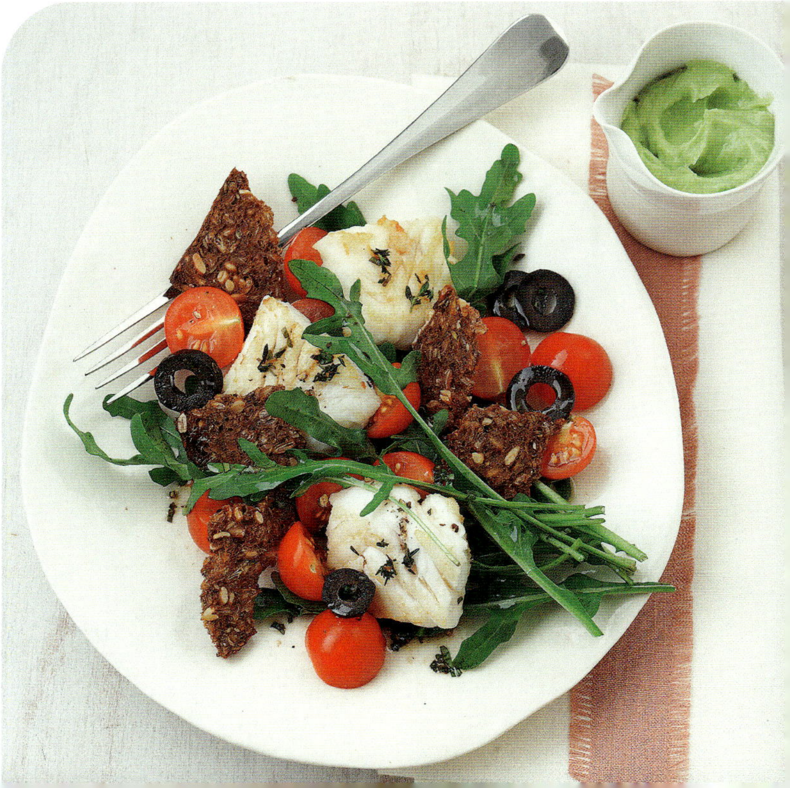

RADICCHIO-RISOTTO

2 PORTIONEN CA. 20 MINUTEN

ZUTATEN

1 Kopf Radicchio (150 g)
2 Schalotten
2 EL Olivenöl
8 EL Risottoreis
50 ml trockenen Weißwein
600 ml Brühe
Salz
Pfeffer
40 g Butter
80 g Parmesan

PRO PORTION: 45 G KH / 16 G E / 30 G F / 535 KCAL

1 Den Radicchio waschen, welke Blätter entfernen, den Kopf je nach Größe halbieren oder vierteln, den Strunk herausschneiden und die Blätter quer in Streifen schneiden.

2 Die Schalotten schälen und würfeln. Das Olivenöl in einer Pfanne (Emaille oder beschichtet) erhitzen und die Schalotten darin andünsten. Den Reis dazugeben, kurz mit andünsten, mit dem Weißwein ablöschen und mit der Brühe auffüllen. Mit Salz und Pfeffer abschmecken. Den Deckel auf die Pfanne setzen und das Risotto bei geringer Hitze ca. 8–10 Minuten köcheln.

3 Die Radicchiostreifen in die Pfanne geben und unterrühren, die Pfanne vom Herd nehmen und das Risotto mit der Butter und dem Parmesan verfeinern.

Radicchio ist gut geeignet, wenn Sie auch im Winter frischen Salat essen wollen. Er ist viel gesünder als Kopfsalat aus dem Treibhaus! Radicchio besteht wie fast alle Salate aus bis zu 90 Prozent Wasser. Aber die restlichen 10 Prozent haben es in sich: Sie enthalten viele Ballaststoffe, Vitamine, Mineralien und Spurenelemente und gesunde Bitterstoffe.

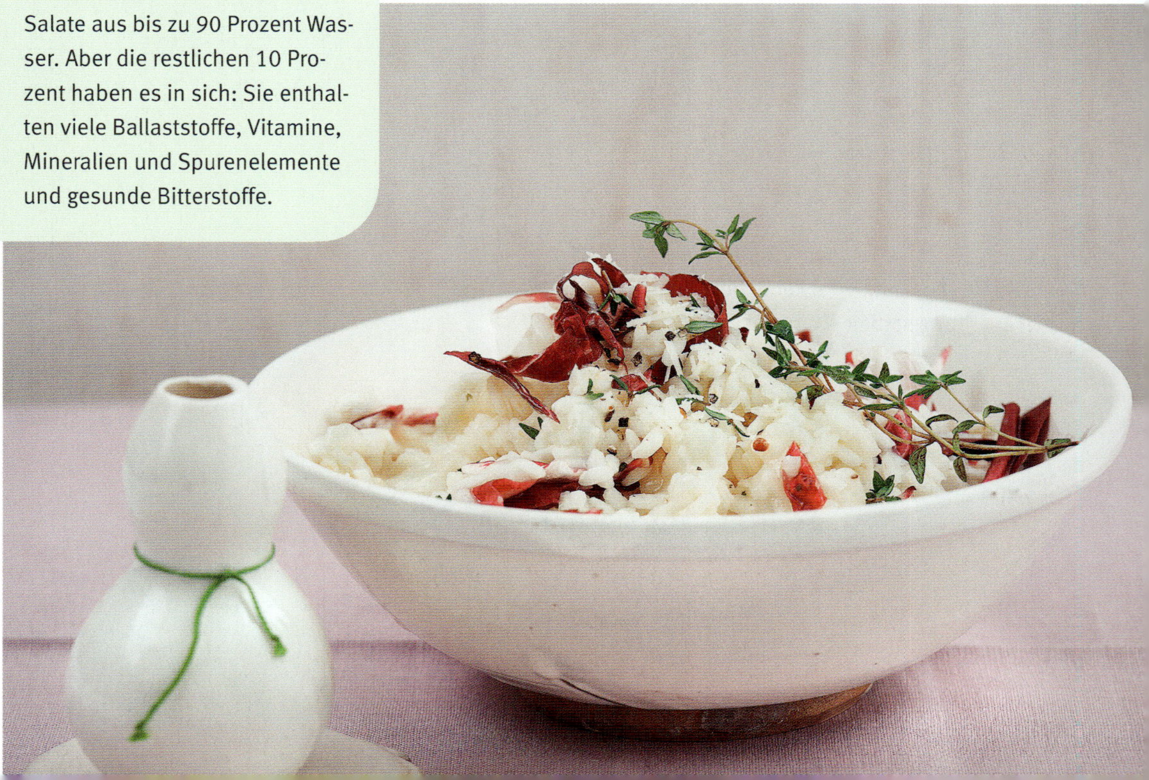

CURRY-HUHN

2 PORTIONEN CA. 60 MINUTEN

ZUTATEN

1 Bio-Huhn (ca. 150 g Fleisch pro Person)
4 EL Curry
Salz
4 EL Öl
3 Zwiebeln
100 g Jasmin-Duftreis
10 g frischer Ingwer
1 Lorbeerblatt
70 g Butter
1 EL Schnittlauchröllchen
80 ml Sahne (oder Crème fraîche)
4 EL Brühe
Salz
Pfeffer

PRO PORTION: 31 G KH / 40 G E / 54 G F / 796 KCAL

1 Den Backofen auf 160 °C vorheizen. Das Huhn gut waschen und abtrocknen. Curry, 1 TL Salz und das Öl verrühren, das Huhn damit einreiben.

2 Die Zwiebeln schälen, halbieren, in Streifen schneiden. In einer Auflaufform verteilen und das Huhn darauflegen. Im vorgeheizten Ofen 35–45 Minuten goldgelb garen.

3 Inzwischen den Reis mit 3 Tassen Wasser, dem Ingwer und dem Lorbeerblatt in einem Topf aufkochen, bei geringer Hitze 12–14 Minuten unter gelegentlichem Rühren garen. Mit 20 g Butter und dem Schnittlauch verfeinern.

4 Das Huhn aus dem Ofen nehmen, mit Alufolie bedeckt einige Minuten ruhen lassen. Die Zwiebeln mit dem Fleischsaft vom Huhn in einem Topf mit der Sahne, der Brühe und der restlichen Butter kurz aufkochen, kurz weiterköcheln. Mit Salz, Pfeffer und Curry abschmecken. Das Huhn tranchieren, mit Reis und Sauce servieren.

Curry ist eine Mischung aus mindestens 20 scharfen und aromatischen Gewürzen. Suchen Sie nach »echtem« Curry, dessen Hauptbestandteil Kurkuma an erster Stelle auf der Zutatenliste steht. Dieser hilft der Leber bei ihrer Entgiftungsarbeit. Curry hat viele anregende Wirkungen: Er hilft bei der Verdauung, fördert die Gallenfunktion und steigert den Speichelfluss. Curry sollte unbedingt bereits zum Anbraten verwendet werden, weil sich nur dann das Aroma richtig entwickeln kann.

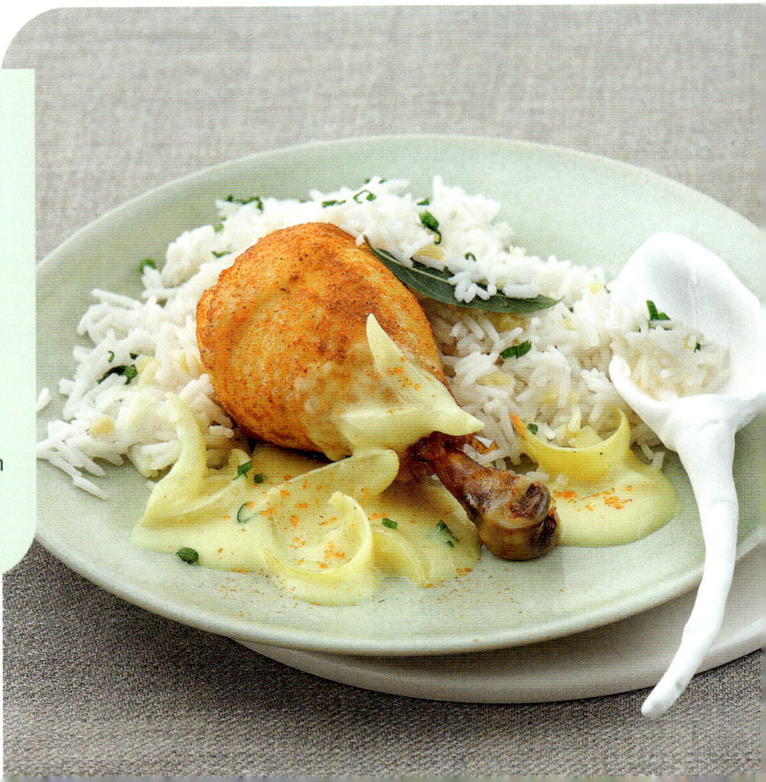

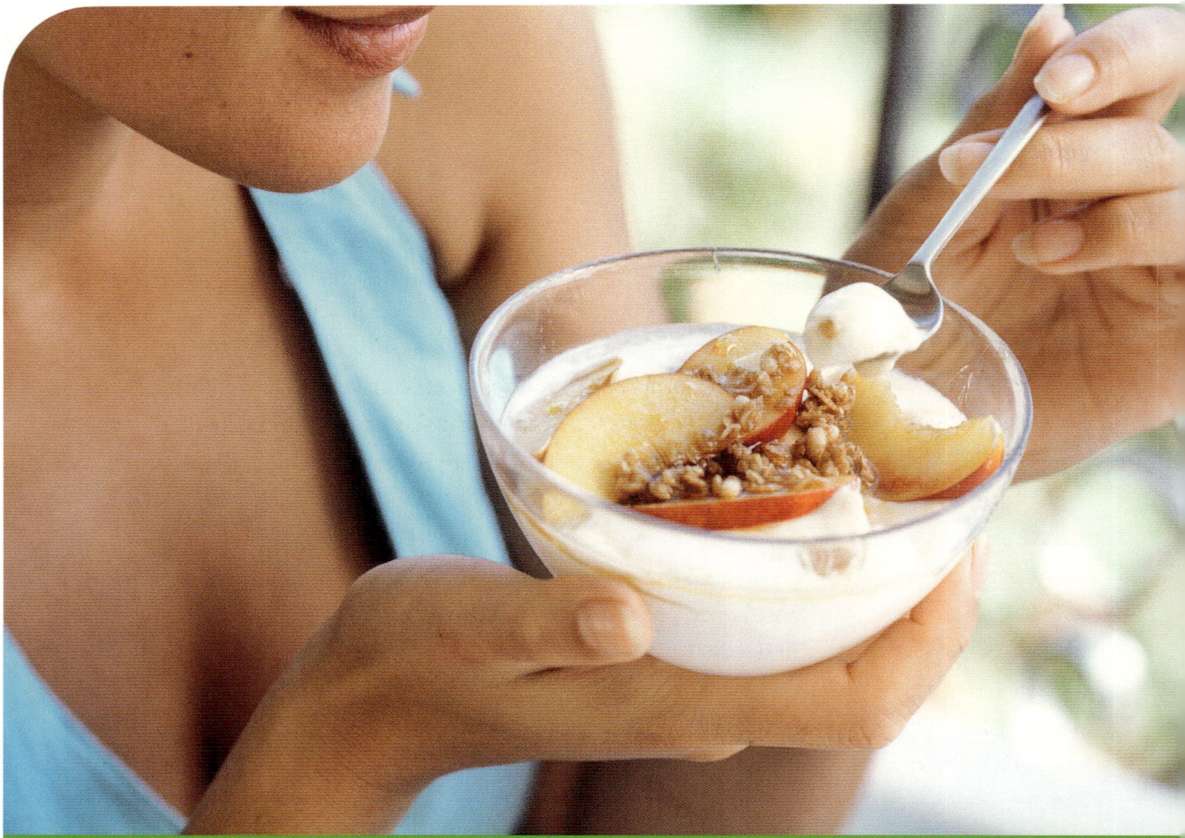

Wer abnehmen will, muss verdauen

Die Verdauung beginnt schon beim Kauen: Im Mund sorgen die Enzyme und Elektrolyte des Speichels sowie spezielle Bakterien für eine erste Aufbereitung der Nahrung. Forscher am Forsyth Institute in Boston fanden jetzt heraus, dass Übergewichtige eine extrem große Besiedelung mit einem Bakterium im Mund haben, das Entzündungsreaktionen auslöst und so den Stoffwechsel beeinträchtigt!

Durch das Zusammenziehen der Muskeln des Magens und speziell durch die Magensäure wird die Nahrung weiter zersetzt und zu einem Brei verarbeitet. Aus dem Magen kommt der Speisebrei in den Zwölffingerdarm, in dem die Verdauungssäfte aus Galle und Bauchspeicheldrüse ihre Arbeit aufnehmen. Portionsweise gelangt der Brei dann in den Dünndarm. Dieser spielt letztlich die Hauptrolle bei der Verdauung, denn dort werden alle wichtigen Stoffe herausgefiltert und in den Körperkreislauf geleitet. Alles was übrig bleibt, wird an den Dickdarm abgegeben und später ausgeschieden. Der Darm schafft diese Arbeit nicht ohne eine unendlich große Zahl an winzigen Helfern.

SO UNTERSTÜTZEN SIE DAS ÖKOSYSTEM IHRES KÖRPERS

Etwa 10 bis 100 Billionen Bakterien leben als bakterielles Ökosystem im Darm. Wie wichtig sie für den Stoffwechsel sind, zeigten die Forscher Bernhard Samuel und Jonathan Gordon eindrucksvoll. Sie fanden heraus, dass selbst die zugeführte Kalorienmenge mit der Nahrung nichts darüber aussagt, wie viel davon wirklich in den Zellen und im Stoffwechsel ankommt. Entscheidend ist nach Meinung der Forscher die Zusammensetzung der Darmflora, die bestimmt, wie viele Kalorien in den Kreislauf eingeschleust werden. Der Forscher John di Baise von der Mayo-Klinik in Phoenix fand heraus, dass Übergewichtige andere Bakterienarten beherbergen als Normalgewichtige.

Verdauung ist individuell

Einige Menschen vertragen einen fetten Gänsebraten ohne Probleme, andere vertragen nicht mal den Gedanken daran. Manche Menschen vertragen Milch, andere bekommen Blähungen und Bauchschmerzen davon. Oft haben gerade schlanke Menschen Probleme, fetthaltige, schwere Mahlzeiten zu verdauen.

Viele Menschen haben auch Schwierigkeiten mit »vollwertiger« Ernährung, speziell mit den Schalen von Getreide oder Nüssen. Auch Rohkost ist nicht für alle geeignet. Es stimmt natürlich, dass rohes Obst und Gemüse mehr Vitalstoffe enthält. Nach den Forschungen des Anthropologen Richard Wrongham von der Harvard-University in Cambridge ist aber gerade das Aufwärmen und Zubereiten der Nahrung für viele Menschen unbedingt notwendig, damit sie alles gut verarbeiten können. Denn die Verdauungsleistung ist abhängig von den individuellen Stoffwechselbedingungen und den Enzym- und Bakterienverhältnissen im Dünndarm. Sollten Sie nach dem Genuss eines bestimmten Lebensmittels immer wieder Probleme haben wie Völlegefühl, Blähungen oder Sodbrennen, dann lassen Sie die Finger davon. Denn nicht alles, was gesund scheint, dient auch Ihrem Stoffwechsel.

Bringen Sie Ihren Darm auf Trab!

Damit Ihre Verdauung optimal klappt, haben wir für Sie ein einfaches, aber wirkungsvolles Drei-Stufen-Programm zusammengestellt, mit dem Sie Ihren Darm trainieren und so Ihre Zellen ausreichend versorgen können.

1. **Verarbeitung und Transport unterstützen:** Die optimale Verdauung und Verarbeitung der Nahrung beginnt im Mund. Schlingen Sie nichts hinunter, und atmen Sie beim Essen

ABFÜHRMITTEL SIND FATAL

Alle bekannten Abführmittel setzen am Dickdarm an, wo die flüssigen Verdauungsreste zum Kot verfestigt und weitertransportiert werden. Ein Typ von Abführmitteln irritiert die Darmtätigkeit und regt sie dadurch an. Das Problem ist, dass der Körper sich daran recht schnell gewöhnt und die Probleme dann wieder die alten sind. Ein zweiter Typ sorgt dafür, dass der Dickdarm dem Verdauungsbrei weniger Wasser entzieht, sodass der Stuhl weicher bleibt. Dadurch wird dem Körper Wasser entzogen, das dem Stoffwechsel dann fehlt. Funktioniert Ihr Stoffwechsel, klappt es auch bald wieder reibungslos mit der Verdauung.

normal weiter. Denn beim Schlingen gelangt viel zu viel Luft in den Bauchraum und nimmt dem Darm seine Bewegungsfreiheit. Kauen Sie also die Nahrung richtig durch und machen Sie zwischendurch bewusst kleinere Pausen. Das klappt nur, wenn Sie sich zum Essen eine Auszeit von allem anderen nehmen!

Sie können die Arbeit des Darms unterstützen, indem Sie sich viel bewegen, vor allem zu Fuß. Denn gerade durch Gehen oder Walken werden sämtliche Muskeln im Rumpf bewegt und spannen sich an. Dadurch wird der Darm regelrecht massiert, der Speisebrei wird geknetet, bleibt weich und auch der Transport in Richtung Ausgang wird so gefördert. Auch leichte Bauchmassagen fördern die Bewegung des Darms: Legen Sie die Hand flach auf den Unterbauch und kreisen mit ganz leichtem Druck im Uhrzeigersinn um den Nabel.

Halten Sie außerdem den Speisebrei flüssig und weich, indem Sie ausreichend Wasser trinken (siehe Seite 101). So unterstützen Sie nicht nur die Verdauung, sondern garantieren auch, dass die wichtigen Nährstoffe zu ihrem Ziel, den Zellen, gelangen. Probieren Sie auch mal unseren Tee aus, der die Arbeit der Verdauung fördert. Das Rezept habe ich von meinem Freund Jean Pütz, und der schwört seit vielen Jahren darauf: 20 g Holunderblüten, 10 g Malvenblüten, 10 g Fenchelsamen, 10 g Anissamen, 10 g Süßholzwurzel mischen. 1 TL in einer großen Tasse mit Wasser aufbrühen, 6 bis 8 Minuten ziehen lassen und am besten abends in kleinen Schlucken trinken.

2. **Für gesunde und vitale Bakterien sorgen:** Vor über hundert Jahren entdeckte der russische Wissenschaftler Ilya Illich Metschnikow, dass speziell Milchsäurebakterien wichtige Bakterien sind und sogar Krankheitserreger im Darm bekämpfen können. Heute finden Sie dieses Wissen als Marketing-Idee unter dem Namen »probiotisch« in jedem Supermarkt-Kühlregal in angereicherten Drinks oder Joghurts. Spezielle Bakterienstämme darin wie die Bifidobakterien oder Laktobazillen sollen gegen Verstopfung helfen und die Darmfunktionen stärken. Dieses teure Vergnügen ist überhaupt nicht notwendig. Täglich zwei Esslöffel eines nicht hitzebehandelten und nicht pasteurisierten Naturjoghurts haben genau die gleiche Wirkung. Auch Molke oder Kefir liefern neue und wirkungsvolle Bakterien für Ihren Darm. Die beste Zeit dafür ist abends vor dem Zubettgehen, wenn die Verarbeitungsprozesse richtig einsetzen.

   Auch die Darmbakterien brauchen täglich Nahrung. Um die guten Bakterien zu stärken, brauchen sie die Ballaststoffe Inulin und Oligofruktose. Rohes Sauerkraut (gut durchkauen!), Spargel, Zwiebeln, Lauch, Artischocken und auch Chicorée sind für die guten Bakterien die beste Nährstoffquelle. Dadurch vermehren sie sich schnell und bekämpfen so erfolgreich die schlechten Bakterien.

   Geben Sie sich und Ihren Darmbakterien Zeit, sich auf neue Gewohnheiten einzustellen: Stellen Sie also nicht von heute auf morgen von Fastfood auf Rohkost, von hohem Fleischkonsum auf Tofu um. Steigern Sie die Mengen langsam. Nach einer Eingewöhnungszeit von wenigen Tagen bis Wochen werden Ihre Bakterien auch mit den neuen Dingen fertig.
3. **Mit Ballaststoffen die Verdauung fördern:** Unsere heutige Ernährung basiert oftmals auf hohem Fleischgenuss. Laut Vergleichsstudien ist speziell der Fleischkonsum für viele Darm-

krankheiten verantwortlich. In Japan, wo sehr wenig Fleisch gegessen wird, ist zum Beispiel Darmkrebs fast unbekannt. Studien zeigen, dass gerade zu viel rotes Fleisch und Fastfood die Darmfunktionen langfristig schädigen. Ausgewogene Mahlzeiten haben außerdem einen hohen Anteil an Ballaststoffen. Trotz ihres Namens belasten diese den Organismus und den Verdauungsvorgang keineswegs, sondern unterstützen ihn in hohem Maße.
Ballaststoffe stammen in der Regel aus dem Baugerüst von Pflanzen, Gemüse oder Obst und sorgen für die Festigkeit, Struktur und die äußere Gestalt von Äpfeln und Birnen oder Artischocken, Auberginen, Spargel, Zwiebeln und Co. Deshalb verlangen ballaststoffreiche Nahrungsmittel gründliches und längeres Kauen und Zerkleinern. Dadurch wird in der Mundhöhle mehr Speichel zugeführt und die Vorverdauung optimal eingeleitet. Ballaststoffe verweilen in der Regel auch etwas länger im Magen. Die Folge ist, dass mehr Magensaft produziert wird, und vor allen Dingen hält der Sättigungseffekt viel länger an.

Ballaststoffe besitzen darüber hinaus gute Quelleigenschaften und nehmen während der Verdauung viel Wasser auf. Das Volumen des Speisebreis wird dadurch größer und bewirkt auf dem weiteren Verdauungsweg eine stärkere Ausscheidung von Verdauungssäften sowie eine intensivere Darmbewegung. Dies führt dazu, dass die gesamte Darmpassage verkürzt wird. Die Quellstoffe in den Ballaststoffen helfen außerdem bei der Entgiftung, denn sie binden Schwermetalle und Pestizide sowie Stoffwechsel-Abfallprodukte und nehmen sie mit zum Ausgang.
Nicht zuletzt senken Ballaststoffe sogar die Blutfettwerte sowie den Blutzuckerspiegel, weil sie dafür sorgen, dass Glukosemoleküle nur sehr langsam in das Blut gelangen und so weniger Insulin ausgeschüttet wird. Ballaststoffe beeinflussen also auch direkt den gesamten Stoffwechselvorgang und aktivieren ihn.
Ideal sind ungefähr 40 Gramm Ballaststoffe pro Tag. Etwa die Hälfte sollte aus Gemüse und Obst und die andere Hälfte aus Getreideprodukten wie Brot stammen.

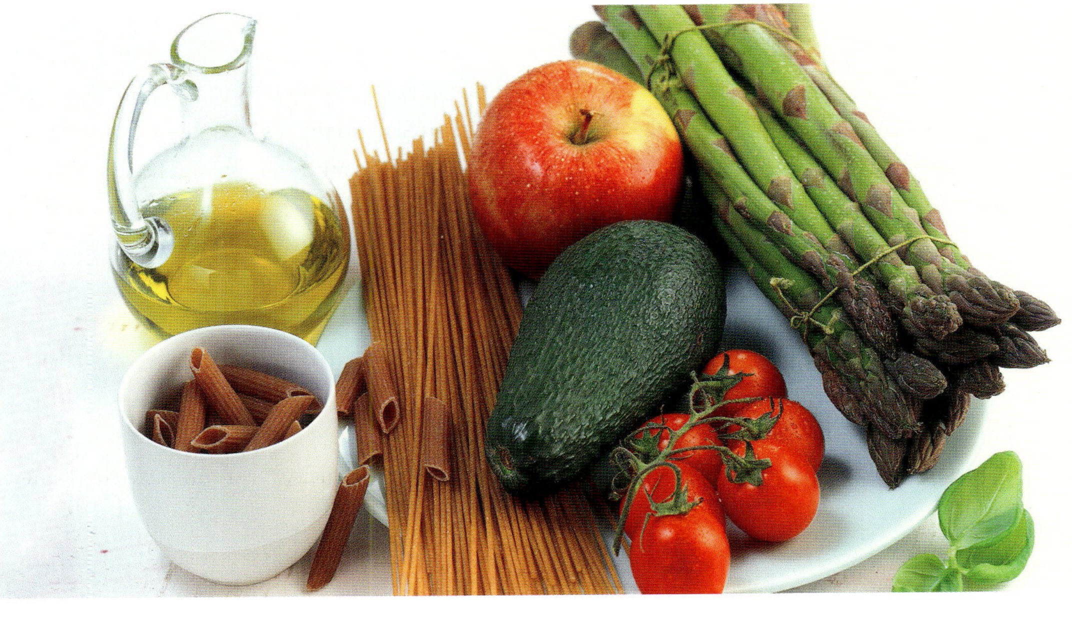

DIE TOP-BALLASTSTOFF-LIEFERANTEN

Gemüse: grüne Bohnen, Erbsen, Fenchel, Rote Beten, Linsen, Kartoffeln, Sprossen, Lauch, Möhren, Sellerie.
Getreide: Weizenkleie, Roggenkleie, Haferkleie, Roggenvollkorn(mehl), Weizenvollkorn(mehl), Gerstengraupen, Mais, Vollkornreis.
Obst: Erdbeeren, Himbeeren, Brombeeren, Heidel- und Stachelbeeren, Trockenobst
Ölfrüchte: Leinsamen, Sesamsamen, Sonnenblumenkerne und alle Nüsse.

Oft liegen die wichtigen Nährstoffe, aber auch die Ballaststoffe, in den Schalen von Obst und Gemüse, denn hier sind sowohl die unlöslichen Ballaststoffe (Zellulose) als auch die Pektine (lösliche Ballaststoffe) zu finden. Waschen Sie Äpfel, Zucchini, Auberginen und Gurken gründlich, aber schälen Sie sie nach Möglichkeit nicht! Bei Produkten aus biologischem Anbau ist das ohnehin nicht nötig.

Wer abnimmt, muss entgiften

Schwermetalle oder Umweltgifte wie Pestizide oder die Weichmacher in Kunststoffen reichern sich in den Organen und besonders auch in den Speicherfetten an. Der Körper deponiert sie dort, weil sie so weniger Schaden anrichten können. Je »fettlöslicher« ein Gift ist, umso höher sind dessen Konzentrationen in der Leber, der Galle oder im Fettgewebe.
Im Jahre 2002 entdeckten und beschrieben britische Forscher im European Journal of Biochemistry, dass sich mit zunehmendem Alter parallel zur Gewichtsabnahme die Fähigkeit des Organismus verschlechtert, den Körper zu entgiften und von Schadstoffen frei zu halten. Deshalb sollten Sie die Entgiftung unterstützen, wenn Sie abnehmen wollen. Denn gerade das Gift aus dem Fettgewebe wird sonst wieder in den Kreislauf des Stoffwechsels abgegeben. Viele Menschen fühlen sich aus diesem Grund gerade zu Beginn des Abnehmens unwohl, weil dann plötzlich eine richtige Giftschwemme den Organismus überlastet. Übrigens reichern sich die Giftstoffe aus den Fettspeichern auch in der Muttermilch an. Deshalb sollten Stillende in den ersten Monaten nach der Geburt nur ganz, ganz langsam abnehmen, um ihrem Baby die Schadstofflawine zu ersparen.

Unterstützen Sie die Ausleitung: Die Aufgabe des Lymphsystems, das aus vielen winzigen Gefäßen, großen Lymphbahnen und Lymphknoten besteht, ist es, Abfallstoffe abzutransportieren und das Gewebs- und Zellwasser zu reinigen. Die in den Fettdepots beim Abnehmen frei werdenden Giftstoffe können nur über die Lymphe den Organismus verlassen. Je mehr Fettzellen ein Mensch besitzt, umso mehr Speicherplatz besitzt er für Abfallstoffe und Gifte. Übergewichtige weisen deshalb oft riesige Giftdepots auf, denen sie gerade während des Abnehmens nur über viel Bewegung und viel Trinken beikommen – beides regt den Lymphfluss an und unterstützt ihn.
Probieren Sie mal Brennnesseltee, der die Entgiftung und Ausleitung unterstützt. Trinken Sie bis zu drei bis vier Wochen (nicht länger!) täglich eine große Tasse Brennnesseltee, der auch reichlich Eisen, Kalzium und Vitamin C enthält. Köstlich sind zarte Brennnesselblättchen auch fein gehackt als Zutat zur Nudelsauce.

Die Top-Mineralien gegen Gifte: Wichtig für eine funktionierende Entgiftung des Organismus ist vor allem ein ausgeglichener Mineralstoffhaushalt. Speziell niedrige Selen-, Zink- und Kalziumwerte im Blut geben den Weg frei für die Aufnahme von Giftstoffen in den Körper und die Zellen.

- Magnesium ist unentbehrlich für alle Zellen und besonders auch für Herz und Leber. Es aktiviert den Stoffwechsel und regt die Durchblutung an. Magnesium ist in grünem Gemüse, Aprikosen und Bananen enthalten.
- Kalzium verhindert die Einlagerung von Umweltgiften, besonders von Blei, und aktiviert den Entgiftungsprozess. Blattgemüse, Hülsenfrüchte, Sesam und Soja sowie Milch enthalten viel Kalzium.
- Kalium ist das »Sondereinsatzkommando« des Stoffwechsels. Es fängt Säuren in Zellen und Bindegewebe, unterstützt und entgiftet sie. Gute Quellen sind frisches Gemüse und Obst.
- Zink: Ist genügend vorhanden, läuft die Entgiftung wie geschmiert, denn Zink stimuliert das Enzym Carboanhydrase, wodurch der Organismus entsäuert und »entschlackt« wird. Zink regt auch die Funktion von Leber und Niere stark an. Meeresfrüchte, Hartkäse oder Vollkornprodukte sind gute Quellen.
- Vitamin C: Bei allen Entgiftungsprozessen ist reichlich davon nötig. Zitrusfrüchte, Beeren, Paprika, Spinat und Brennnesseln enthalten viel von diesem wichtigen Antioxidans.

Öl zieht Schadstoffe aus dem Körper.

Probieren Sie doch auch mal eine alte Methode aus den Mittelmeerländern – das Ölziehen. Jeden Morgen vor dem Zähneputzen nehmen Sie einen großen Esslöffel natives, kaltgepresstes Bio-Olivenöl in den Mund und spülen alle Ecken des Mundes damit für 5 bis 10 Minuten aus. Ziehen Sie das Öl durch die Zähne, kauen, gurgeln und spülen Sie. Nicht herunterschlucken! Sogar die Zähne werden wieder weiß, denn das Öl arbeitet wie ein Bleichmittel.

Auch das hilft beim Ausleiten:

- Trinken Sie morgens direkt nach dem Aufstehen ein großes Glas lauwarmes Wasser.
- Recken Sie sich schon im Bett ganz ausgiebig und wippen beim Zähneputzen oder beim Ölziehen auf den Zehen.
- Artischocke, Kresse, Granatapfel, Löwenzahn, Koriander sind tolle Giftfänger, ebenso wie Knoblauch, Sojabohnenprodukte, Sprossen, Chicorée, Endiviensalat und Brokkoli.
- Gehen Sie vor dem Abendessen täglich eine halbe Stunde spazieren.
- Essen Sie abends einen Naturjoghurt, um den Darm mit gesunden Bakterien zu versorgen.
- Gehen Sie regelmäßig in die Sauna!

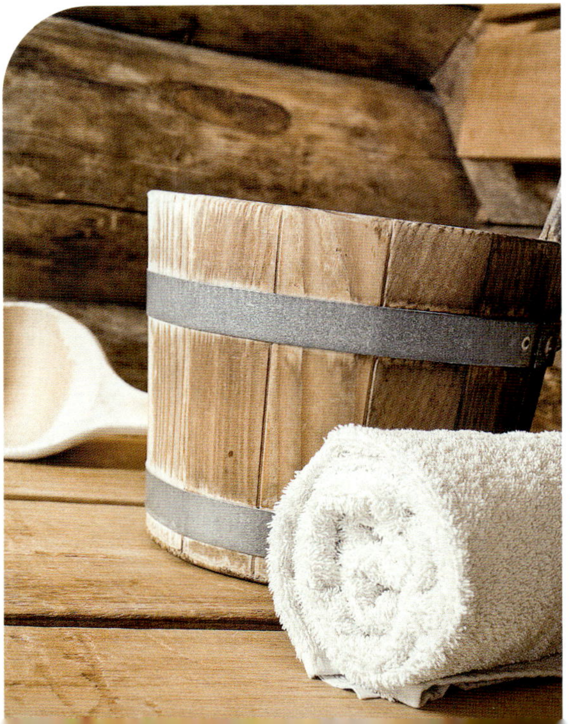

BÜCHER, DIE WEITERHELFEN

Adam, Olaf/Braun, Yvonne: Die Zucker-Fett-Falle. Wie Sie den größten Dickmacher besiegen; GRÄFE UND UNZER VERLAG

Bichler, Anne/Rüdiger, Margit: Heilentschlacken. Kuren bei chronischen Beschwerden; GRÄFE UND UNZER VERLAG

Criscione, Leoluca/Dürr-Gross, Marion: Gesund essen und dick sterben. Aufklärung eines scheinbaren Paradoxes; Vitasanas

Elmadfa, Ibrahim u. a.: Die große GU-Nährwert-Kalorien-Tabelle; GRÄFE UND UNZER VERLAG

Frank, Gunter: Lizenz zum Essen. Warum Ihr Gewicht mehr mit Stress zu tun hat als mit dem, was Sie essen; Piper

Froböse, Ingo: Das neue Rücken-Akut-Training. so werden Sie schnell schmerzfrei; GRÄFE UND UNZER VERLAG

Froböse, Ingo: Versteckte Krankheiten. Wie Sie sie stoppen, bevor sie ausbrechen; GRÄFE UND UNZER VERLAG

Grillparzer, Marion: Die Diät Nanny. Glücklich, satt und 30 Kilo leichter; GRÄFE UND UNZER VERLAG

Grimm, Hans-Ulrich: Die Ernährungslüge. Wie uns die Lebensmittelindustrie um den Verstand bringt; Droemer Knaur

Grimm, Hans-Ulrich: Die Suppe lügt. Die schöne neue Welt des Essens; Droemer Knaur

Hebebrand, Johannes/Simon, Claus Peter: Irrtum Übergewicht; Zabert Sandmann

Hyman, Mark: Die Megabolic-Diät. Automatisch schlank mit dem Power-Stoffwechsel; Goldmann

Knop, Uwe: Hunger und Lust. Das erste Buch zur Kulinarischen Körperintelligenz; Books on demand

Müller-Nothmann, Sven-David/Weißenburger, Christiane: Ernährungsratgeber Schilddrüse. Genießen erlaubt; Schlütersche

Münzing-Ruef, Ingeborg: Kursbuch gesunde Ernährung. Die Küche als Apotheke der Natur; Heyne

Pape, Detlef/Quadbeck, Beate/Cavelius, Anna: Die Hormon-Formel. Wie Frauen wirklich abnehmen; GRÄFE UND UNZER VERLAG

Pape, Detlef/Schwarz, Rudolf/Trunz-Carlisi, Elmar/Gillessen, Helmut: Schlank im Schlaf; GRÄFE UND UNZER VERLAG

Pape, Detlef/Schwarz, Rudolf/Heßmann, Gabriele/Trunz-Carlisi, Elmar/Gillessen, Helmut: Schlank im Schlaf. Das Kochbuch; GRÄFE UND UNZER VERLAG

Sabersky, Annette/Zittlau, Jörg: Versteckte Dickmacher. Wie die Nahrungsmittelindustrie uns süchtig macht; Droemer Knaur

Thust, Thomas/Schlett, Siegfried: Entgiften und Entschlacken; GRÄFE UND UNZER VERLAG

Wähnert, Andreas: Iss Dich schlank; Books on demand

ADRESSEN, DIE WEITERHELFEN

Prof. Dr. Ingo Froböse
Deutsche Sporthochschule Köln, Institut für Rehabilitation und Behindertensport / Zentrum für Gesundheit
Am Sportpark Müngersdorf 6, 50933 Köln;
www.ingo-froboese.de

Moveguard Deutsche Sporthochschule Köln
Am Sportpark Müngersdorf 6, 50933 Köln;
www.moveguard.de

Zentrum für Gesundheit (ZfG) der Deutschen Sporthochschule Köln
Am Sportpark, Müngersdorf 6, 50933 Köln;
www.zfg-koeln.de

www.bmi-rechner.net
Hier können Sie online zuverlässig und schnell Ihren BMI ausrechnen lassen.

Bundesministerium für Gesundheit (BMG)
Referat Öffentlichkeitsarbeit, 11055 Berlin;
www.bmg.bund.de
Die Kampagne »Bewegung und Gesundheit« finden Sie unter: www.die-praevention.de

Bundeszentrale für gesundheitliche Aufklärung (BzgA)
Ostermerheimer Str. 200, 51109 Köln,
www.bzga.de
Mithilfe der Suchfunktion oder beim Stöbern können Sie sich hier zu vielen aktuellen Ernährungs- und Gesundheitsthemen schlau machen.

Deutsche Gesellschaft für Ernährung e. V.
Godesberger Allee 18, 53175 Bonn; www.dge.de
Viele interessante Tipps und Links zu Ernährung und Gesundheit sowie Medien zum Bestellen.

Deutscher Turner-Bund e. V.
Otto-Fleck-Schneise 8, 60528 Frankfurt am Main;
www.dtb-online.de
In der Rubrik »Sportarten« Beschreibungen und Links zu vielen spannenden Freizeitsportarten.

Deutsche Gesellschaft für Sportmedizin und Prävention (Deutscher Sportärzte-bund) e. V.
Königswarter Str. 16, 60316 Frankfurt/Main;
www.dgsp.de
Hier erfahren Sie unter anderem viel zu Prävention und dem aktuellen Stand der Sportmedizin.

Erfahren Sie bei Ihrer Krankenkasse, welche Unterstützung beim Abnehmen, Fitwerden und Entspannen angeboten wird:

AOK-Bundesverband
Kortrijker Str. 1, 53177 Bonn; www.aok.de

Barmer Ersatzkasse
Lichtscheider Str. 89, 42285 Wuppertal;
www.barmer.de

Deutsche Angestellten Krankenkasse (DAK)
Nagelsweg 27–31, 20097 Hamburg; www.dak.de

IKK-Bundesverband, KdöR
Friedrich-Ebert-Str., 51429 Bergisch Gladbach;
www.ikk.de

Techniker Krankenkasse (TK)
Bramfelder Str. 140, 22305 Hamburg;
www.tk-online.de

ADFC Allgemeiner Deutscher Fahrrad-Club e. V.,
Bundesgeschäftsstelle
Grünenstr. 120, 28199 Bremen
www.adfc.de
Viele Tipps zu Radfahren und Fitness, Verkehr, Veranstaltungen und Routen.

Berufsverband der Yogalehrenden in Deutschland e. V. (BDY)
Jüdenstr. 37, 37073 Göttingen; www.yoga.de
Hier können Sie online bundesweit nach Yogalehrern suchen.

Deutscher Dachverband für Taijiquan & Qigong
Am Elisabethgehölz 12, 20535 Hamburg;
www.tai-chi-zentrum.de
Die zentrale Anlaufstelle für alle an Taiji Interessierten, mit umfassenden Suchmöglichkeiten.

Deutscher Pilates-Verband e. V.
Alte Darmstädter Str. 12a, 64367 Mühltal/Trautheim; www.pilates-verband.de
Hier können Sie bundesweit nach einem qualifizierten Pilates-Lehrer suchen.

Deutscher Wanderverband
Wilhelmshöher Allee 15–159, 34121 Kassel;
www.wanderverband.de
Viele Infos zu Routen, erforderlichen Wanderkenntnissen und Wandergruppen.

Verband Deutscher Kneippheilbäder und Kneippkurorte
Kölner Str. 13, 53902 Bad Münstereifel;
www.kneippverband.de
Tolle Angebote zu entspannenden Wellness-Wochenenden.

www.thera-band.de
Hier können Sie Thera-Bänder, Trainingsmatten, Hanteln, Gymnastikbälle und vieles mehr bestellen oder einen Händler in Ihrer Nähe finden.

www.thermenverzeichnis.de
Suchen Sie deutschlandweit nach einer Therme in Ihrer Nähe.

Österreich

Österreichische Gesellschaft für Ernährung
Zimmermanngasse 3, 1090 Wien; www.oege.at
Infos zur Ernährung mit Sonderthema Erkrankungen und Unverträglichkeiten.

Österreichischer Fachverband für Turnen
Schwarzenbergplatz 10, 1040 Wien;
www.austriangymfed.at
Kurse, Vereine, Sportevents und -nachrichten.

Berufsverband der Yogalehrenden in Österreich
Neustiftgasse 14/St.2/II, 1070 Wien; www.yoga.at

Unter »Mitglieder« finden Sie ausgebildete Yogalehrer in Österreich.

Schweiz

Schweizerische Gesellschaft für Ernährung
Schwarztorstr. 87, 3001 Bern; www.sge-ssn.ch
Ernährungsratgeber und -tests sowie fundierte Ernährungsinfos für viele Lebenslagen.

Schweizerischer Turnverband
Bahnhofstr. 38, 5001 Aarau, www.stv-fsg.ch
Viele Infos zu Sportarten, Vereinen und Sportevents.

Schweizer Yogaverband
Seilerstr. 24, 3011 Bern; www.swissyoga.ch
Hier finden Sie qualifizierte Yogalehrer in der Schweiz.

ADRESSEN ZUR GRUNDUMSATZMESSUNG

www.fitmate.net/grundumsatz
Hier können Sie sich nach Angabe Ihres Wohnortes bequem Adressen zur Grundumsatzmessung in Ihrer Nähe zuschicken lassen.

Deutschland

Institut für Sportmedizin & Prävention
Marschnerstr. 29, 04109 Leipzig
Telefon: 0341-9731660

Sport-Gesundheitspark Berlin e. V.
Forckenbeckstr. 21, 14199 Berlin
Telefon: 030-8979170
E-Mail: kontakt@sport-gesundheitspark.de

SportXpert Jörg Mikoleit
Lehnsgrund 45, 45149 Essen
Telefon: 0177-3052969
E-Mail: mikoleit@sportxpert.de

Dipl. Sportwiss. Gregor Akkerman
Albersallee 132a, 47533 Kleve
Telefon: 02821-6699099
www.effektiv-bewegen.de

KOM*SPORT Kompetenzzentrum Sport
Roonstr. 104, 50674 Köln
Telefon: 0221-46753531
www.komsport.de

Moveguard GmbH
Kölner Weg 45, 50858 Köln
Telefon: 0221-2824918
www.moveguard.de

ASV Köln e. V.
Olympiaweg 3, 50933 Köln-Müngersdorf
Telefon: 0221-7199160
www.asv-koeln.de

Zentrum für Gesundheit
Deutsche Sporthochschule Köln
(siehe Seite 152)

miles – Institut für Leistungsdiagnostik
Beethovenstr. 11, 58239 Schwerte
Telefon: 02304-776188 und 0172-2788847
www.miles-germany.de

COSMED SRL
Settmeckestr. 21, 59846 Sundern
Telefon: 02933-7864387
www.cosmed.it

Valere Institut
Hanauer Landstr. 161–173
60314 Frankfurt am Main
www.valere-institut.de

Institut für Sportdiagnostik & Gesundheitsmanagement
Zeughausstr. 16, 66740 Saarlouis
www.healthmanagement-tamberg.com

Prof. Dr. med. S. C. Bischoff
Wollgrasweg 49b, 70597 Stuttgart
Telefon: 0711-4594101
E-Mail: bischoff@zkes-praxis.de

AMIKUS
Schlesische Str. 129, 94315 Straubing
Telefon: 09421-1868421
www.amikus-online.de

movefit GbR
Michelinstr. 108, 96103 Hallstadt
Telefon: 0160-5861482 und 0177-6123085
www.movefit-bamberg.de

Österreich

GET UP Fitness OG
Trabrennstr. 4, 1020 Wien
Telefon: 0660-7631903
www.get-up.at

Vitalsport Sport-Therapie-Center
Herbeckstrasse 88–90, 1180 Wien
Telefon: 01-4792700
www.vitalsport.at

medgroup Klosterneuburg
OA Dr. Petra Fabritz
Rathausplatz 4, 3400 Klosterneuburg
Telefon: 02243-2068525

ASKÖ-Fit/Club Aktiv gesund
Salurner Str. 2a, 6020 Insbruck
Telefon: 0512-58911212
www.askoe-tirol.at

Dr. Thomas Scheiring
Marktplatz 7, 6410 Telfs
Telefon: 05262-66710
E-Mail: t.scheiring@gmx.at

Mag. Erwin Rasch
Fabriksgelände 9, 7201 Neudörfl
Telefon: 0664-3325821
E-Mail: e.rasch@sportundtest.at

Mag. Manfred Schwarzhofer
Riemstr. 20, 7522 Strem
Telefon: 0664-4425842

Dr. Nashat Kirbaa
Marktpassage 1, 8724 Spielberg
Telefon: 03512-82430
E-Mail: drkirbaa@aon.at

Institut millet
Webgasse 6, 1060 Wien
Telefon: 01-5975084
www.institut-millet.com

Schweiz

SportClinic Zürich
Tödistr. 49, 8002 Zürich
Telefon: 044-2096030
E-Mail: medizin@sportclinic.ch

Praxis für Ernährungsfragen
Wachsbleichestr. 46, 9400 Rorschach
Telefon: 071-8455316
www.ernaehrungsfragen.ch

medfit.ch GmbH
St. Gallerstr. 72, 9325 Roggwil
Telefon: 071-4500303
www.medfit.ch

Trainingsberatung Larizza
Dorfstr. 1, 3054 Schüpfen
Telefon: 076-3459950
www.filippotraining.ch

SACHREGISTER

ÜBUNGSREGISTER

Übungen bei starkem Übergewicht

Übungen bei leichtem Übergewicht

REZEPTREGISTER

Rezepte bei starkem Übergewicht

Rezepte bei leichtem Übergewicht

Rezepte lebenslang

Projektleitung: Sarah Fischer
Lektorat: Barbara Kohl
Bildredaktion: Henrike Schechter
Journalistische Mitarbeit: Ulrike Schöber
Umschlaggestaltung und Layout: independent Medien-Design, Horst Moser, München
Satz: Liebl Satz+Grafik, Emmering
Herstellung: Renate Hutt
Reproduktion: Repro Ludwig, Zell am See
Druck und Bindung: Druckhaus Kaufmann, Lahr

ISBN 978-3-8338-2056-4

1. Auflage 2011

Dank

Ein besonderer Dank des Autors geht an Frau Ulrike Schöber und Frau Dana Kosminski für die tatkräftige Unterstützung. Außerdem für die tollen Rezepte an Saemi Moussa vom Restaurant »Il Paradiso« in Pulheim, zu dem der Autor auch gerne privat ausgeht und sich verwöhnen lässt.

Wichtiger Hinweis

Die Gedanken, Methoden und Anregungen in diesem Buch stellen die Erfahrung bzw. Meinung des Autors dar. Sie wurden vom Autor nach bestem Wissen erstellt und mit größtmöglicher Sorgfalt geprüft. Sie bieten jedoch keinen Ersatz für persönlichen kompetenten medizinischen Rat. Jede Leserin, jeder Leser ist für das eigene Tun und Lassen auch weiterhin selbst verantwortlich. Weder Autor noch Verlag können für eventuelle Schäden, die aus den im Buch gegebenen praktischen Hinweisen resultieren, eine Haftung übernehmen.

Bildnachweis

Fotoproduktionen
Rezepte: Carsten Eichner
Fitness: Nicolas Olonetzky

Weitere Fotos: Corbis: S. 6/7, S. 20, S. 31, S. 36; Getty: S. 8, S. 13, S. 28, S. 75, 97, S. 151, U4; GU-Archiv: S. 149 (Harry Bischof), S. 32 ob., S. 32 mi., S. 32 u., S. 35 li. S. 35 re. (Leonhard Lenz), S. 101 (Nicolas Olonetzky), S. 29 (Ingrid Schobel); Jump: S. 33, S. 38; Jupiterimages: S. 10; Masterfile: S. 78; Mauritius: S. 108; Picturepress: S. 132; Plainpicture: S. 14, S. 24, S. 84/85, Innenklappe vorne; Privat: Klappe hinten; Stockfood: S. 17, S. 86, S. 94, S. 95, S. 101, S. 103, S. 105, S. 120, S. 146

Syndication:
www.jalag-syndication.de

Die GU-Homepage finden Sie im Internet unter www.gu.de

DAS ORIGINAL MIT GARANTIE GU

Unsere Garantie

Alle Informationen in diesem Ratgeber sind sorgfältig und gewissenhaft geprüft. Sollte dennoch einmal ein Fehler enthalten sein, schicken Sie uns das Buch mit dem entsprechenden Hinweis an unseren Leserservice zurück. Wir tauschen Ihnen den GU-Ratgeber gegen einen anderen zum gleichen oder ähnlichen Thema um.

Liebe Leserin und lieber Leser,

wir freuen uns, dass Sie sich für ein GU-Buch entschieden haben. Mit Ihrem Kauf setzen Sie auf die Qualität, Kompetenz und Aktualität unserer Ratgeber. Dafür sagen wir Danke! Wir wollen als führender Ratgeberverlag noch besser werden. Daher ist uns Ihre Meinung wichtig. Bitte senden Sie uns Ihre Anregungen, Ihre Kritik oder Ihr Lob zu unseren Büchern. Haben Sie Fragen oder benötigen Sie weiteren Rat zum Thema? Wir freuen uns auf Ihre Nachricht!

Wir sind für Sie da!
Montag – Donnerstag: 8.00 – 18.00 Uhr;
Freitag: 8.00 – 16.00 Uhr
Tel.: 0180-5 00 50 54*
Fax: 0180-5 01 20 54*
E-Mail:
leserservice@graefe-und-unzer.de

*(0,14 €/Min. aus dem dt. Festnetz/ Mobilfunkpreise maximal 0,42 €/Min.)

P.S.: Wollen Sie noch mehr Aktuelles von GU wissen, dann abonnieren Sie doch unseren kostenlosen GU-Online-Newsletter und/oder unsere kostenlosen Kundenmagazine.

GRÄFE UND UNZER VERLAG
Leserservice
Postfach 86 03 13
81630 München

GRÄFE UND UNZER
Ein Unternehmen der
GANSKE VERLAGSGRUPPE